유아 및 아동을 위한

운동발달지침서

Lois Bly, M.A., PT 저
고주연 외 공역

BABY TREATMENT
BASED ON NDT PRINCIPLES

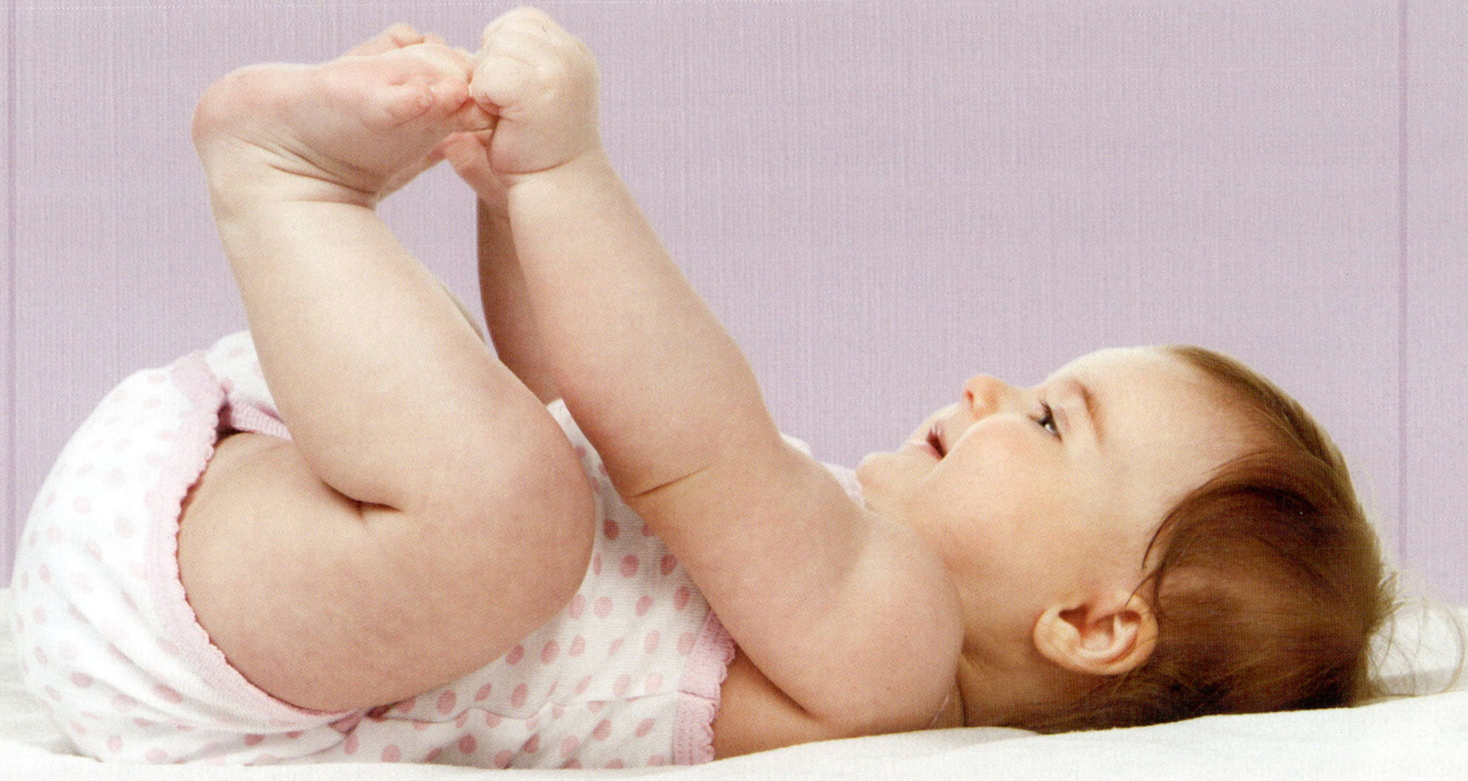

영유아기 아이들의 올바른 운동능력은 나비의 힘찬 날개짓에 비유할 수 있습니다.
뒤집기, 앉기, 걷기와 같은 운동기술이 바르게 발달할 때 언어 · 인지기술도 적절히 표현할 수 있습니다.
이 책은 우리 아이들의 운동발달에 날개를 달아주는 실용적인 지침서가 될 것입니다.

학지사메디컬
HAKJISA MEDICAL

Baby Treatment Based on Ndt Principles
by Lois Bly, M.A., PT

Originally published by PRO-ED, Inc., Austin, TX, United States of America.

유아 및 아동을 위한 운동발달지침서
BABY TREATMENT

2021년 2월 20일 1판 1쇄 발행
2025년 9월 5일 1판 2쇄 발행

지은이 | Lois Bly, M.A., PT
옮긴이 | 고주연 외
펴낸이 | 김진환
펴낸곳 | 학지사메디컬
04031 서울특별시 마포구 양화로 15길 20 마인드월드빌딩
대표전화_ 02-330-5188 팩스_ 02-326-0338
등 록 | 2010년 2월 8일 제313-2010-36호
메 일 | hakjisamd@hakjisamd.co.kr
홈페이지 | http://www.hakjisamd.co.kr

ISBN 978-89-6069-913-7 93510

가 격 | 37,000원

유아 및 아동을 위한

운동발달지침서

Lois Bly, M.A., PT 저
고주연 외 공역

BABY TREATMENT

BASED ON NDT PRINCIPLES

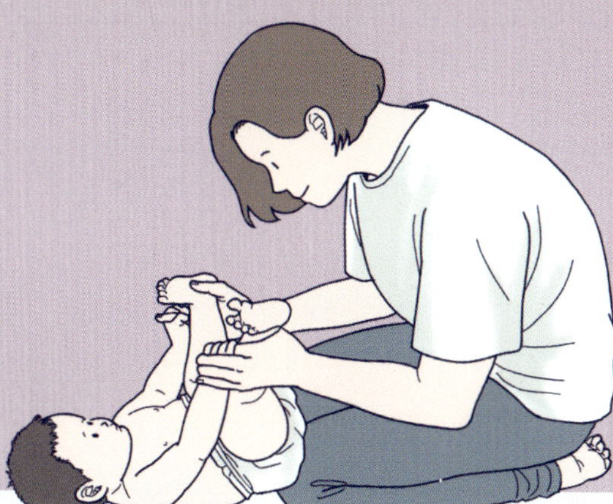

학지사메디컬
HAKJISA MEDICAL

역자소개

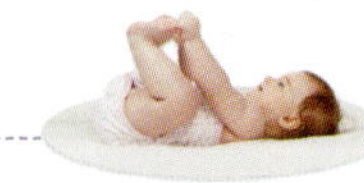

대표역자

고주연　대구보건대학교 물리치료학과 교수
(사) 아동운동과학기술연구회 부회장

역자진

임현균　한국표준과학연구원 책임연구원
(사) 아동운동과학기술연구회장

김현수　광운대학교 전자공학과 교수
(사) 아동운동과학기술연구회 사무총장

염주노　라파재활센터장

정지운　노리움직임발달센터장

신지원　큰나무아동발달센터 팀장

머리말

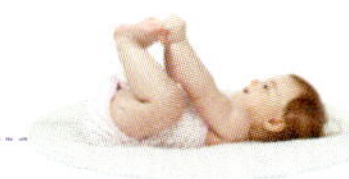

이 책은 사진으로 구성된 원저 「Baby Treatment based on NDT Principles」의 번역서이다. 아이의 발달은 운동발달과 인지발달의 상호작용으로 이뤄지고, 생후 초기의 운동발달은 인지발달의 기초를 이룬다. 뚜렷한 질병이 없어도 운동발달의 양적, 질적인 발달이 모호한 아이들의 수는 생각보다 심각한 수준이다. 원저는 아기가 태어나서 앉고, 서고, 걷기까지 습득하는 다양한 운동기술과 그 구성요소를 자세히 다루고 있다. 따라서 번역서의 제목은 「유아 및 아동을 위한 운동발달지침서」이다.

이 책의 독자는 운동발달에 관심이 있는 임상 전문가와 쉽게 따라할 수 있는 운동발달지침서가 절실히 필요한 부모들이다.

「유아 및 아동을 위한 운동발달지침서」는 신체의 삼차원적인 움직임을 설명해주는 매뉴얼로 움직임과 관련된 전문용어를 사용하고 있다. 독자의 편의를 위해 본문에 들어가기에 앞서 아기와 운동 전에 알아두세요! 파트를 구성해 뼈, 관절, 근육, 움직임 용어, 운동보조도구, 유아반사에 대해 간단한 설명을 덧붙여 놓았다.

운동발달은 결코 노력없이 이루어지지 않는다. 아이 스스로 혹은 주변의 부단한 도움이 필요하다. 생후 초기에는 사소해보이던 차이가 성장하면서 분명해질 수 있고, 가족중심의 운동 놀이(motor training based on play)는 매우 효과적인 중재법이 된다. 역자는 1999년부터 지금까지 운동발달을 평가하고 그 결과를 바탕으로 운동중재를 계획 및 교육하는 활동을 이어오고 있다. 「유아 및 아동을 위한 운동발달지침서」는 역자가 주로 참고하고 있는 책 중 하나이다.

본 역서에서는 원저에서 흑백사진을 사용한 것과 달리 본문의 세세한 설명을 컬러그림으로 재표현하였다. 또한, 좌우를 표시함으로써 쉽게 따라서 할 수 있도록 구성하였다. 모쪼록 임상 및 가정에서 본 역서가 잘 활용될 수 있기를 바라면서, 혼신의 힘을 다해 의미 있는 그림을 그려주신 박은아 작가님께 진심을 담아 감사의 마음을 전합니다.

대표역자
고주연

차례

CHAPTER
4 공 위에 아기를 엎드려 눕혀서 하는 운동

CHAPTER
5 아기를 바닥에 엎드려 눕혀서 하는 운동

CHAPTER
6 아기를 볼스터 위에 엎드려 눕혀서 하는 운동

차례

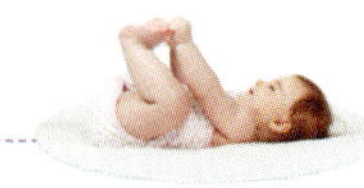

CHAPTER
10 아기를 공 위에 앉혀서 하는 운동

CHAPTER
11 아기를 볼스터에 앉혀서 하는 운동

CHAPTER
12 서기와 걷기를 위한 운동

서론 Introduction

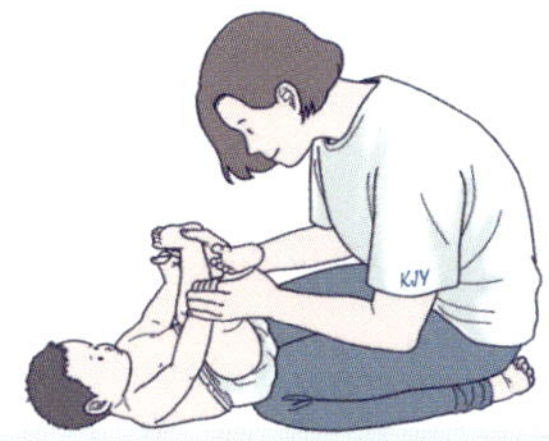

*코치: 부모 또는 임상가

아기의 운동발달을 촉진하기 위해 핸들링(handling)과 촉진기술(facilitation technique)이 필요하다. 아기는 *코치(coach)의 핸들링을 통해 정상적인 자세와 움직임을 경험하며 운동기술(motor skills)이 발달할 기회를 갖게 된다. 운동발달에서 문제가 되는 자세와 움직임은 반복적인 연습을 통해서만 차차 해결능력이 길러진다. 아기는 코치의 편안한 핸들링 속에서 비전형적(atypical), 제한적 움직임에서 벗어나 효율적으로 움직이는 법을 배울 수 있다.

어떻게 아기의 몸을 움직이며 운동발달을 촉진할 것인가? 몸의 정렬 상태(body alignment), 관절 운동성(joint mobility), 근육 사용 같은 신체 운동학적(kinesiological) 측면의 중요성과 한창 발달하는 근육과 뼈는 자극에 매우 민감하게 반응한다는 점을 기억하자. 운동발달을 위한 연습과 경험, 즉 운동학습에서 감각피드백(sensory feedback)의 역할도 크다.

이 책은 Mary Quinton의 운동발달 촉진기술을 바탕으로 아기 움직임의 질(movement quality)과 다양성(repertoire)을 향상시키는 핸들링에 관해 자세히 알려준다. 정상발달하는 아기들의 움직임에 기초한 창의적이고 쉬운 운동학습법이다.

운동발달 촉진을 위한 원칙 Principles of Motor Development Facilitation

아기의 운동발달을 촉진하는 운동은 즐겁고 보람있지만 책임감도 따른다. 아기는 귀엽고 작아서 운동을 함께하기 쉽고 효과도 좋다. 운동을 시키는 환경과 엄마 · 아빠의 스킬은 발달에 상당한 영향을 미친다. 아기의 신체는 내 · 외적 요인에 매우 민감하다. 아기에게는 엄마의 자궁 밖에서 경험하는 모든 것들이 새로운 자극으로 적응하기까지 시간이 필요하다.

출생 후 몇 달 동안, 감각계통(시각, 촉각, 고유수용성감각, 운동감각, 안뜰감각, 청각, 후각)을 통해 경험하는 감각자극은 실로 엄청난 것이다. 새로운 운동 기술을 배우기 위해서는 이런 감각들을 잘 조절해야 한다.

개인차가 있겠지만 대개는 생후 초기에 이런 조절능력이 발달한다. 아기는 감각조절이 잘되면 기분이 좋고, 각성상태가 또렷하며, 부드럽게 움직이고, 규칙적으로 호흡한다. 불편해 보이거나 각성상태가 또렷하지 않다면 내적 요인 또는 주변 환경과 상호작용이 원활하지 못한 것으로 그 원인을 찾아 스트레스 요소를 줄여주어야 한다.

질환이 있는 아기는 수면-각성 사이클이 불규칙하고 스트레스를 처리하기가 어렵다. 이 경우 의학적 상태, 주의할 점, 스트레스 사인을 파악해서 운동 시 나타날 수 있는 생리적 변화를 인식하고 대처해야 한다. 경험이 많은 전문가와의 상담도 유용할 것이다.

상태 조절 및 스트레스 사인 State Regulation and Stress Signs

아기가 스트레스를 받을 때 나타나는 사인을 알아보자. 스트레스 상태에서는 기능을 최대로 발휘하기 어렵다. 운동학습이 쉽지 않을 뿐 아니라 건강에도 좋지 않다. 아기가 우는 것은 분명한 스트레스의 표현이지만, 대개는 울기 전에 불편한 표시를 먼저 한다.

Als의 시낵티브 이론(synactive theory)에 근거하여 아기 상태의 검사, 평가, 모니터링을 할 수 있다.

- 검사(examination): 자료 수집(인터뷰 및 측정)
- 평가(evaluation): 수집한 정보의 연관성 평가
- 모니터링(monitoring): 주기적 검사 및 평가

시낵티브 이론에 따르면, 세 가지 행동계통(자율신경, 운동, 상태)을 지속적으로 관찰해 자율신경기능, 운동기능, 상태 변화를 파악하여 아기가 어떻게 환경과 상호작용을 하는지 알 수 있다. Als는 이 세 가지를 아기의 '행위 언어(behavioral language)'라고 하였다(Als, 1997, p. 969).

자율신경계통은 호흡, 심장 기능, 피부색, 내장 기능 등을 조절한다. 자율신경계통이 안정적일 때는 별다른 문제가 없다. 스트레스를 받으면 자율신경계통이 불안정해지므로 호흡 패턴의 변화, 하품, 기침, 재채기, 반점 또는 청색증 같은 피부색의 변화, 체온 변화, 몸 떨기, 변, 떨림(tremor), 놀람 또는 경기 같은 스트레스 사인이 나타난다(Als, 1986, 1996, 1997).

운동계통이 안정적이고 스트레스가 없을 때는 자세와 움직임이 자연스럽다. 스트레스를 받으면 뻗침이나 쳐짐 또는 두 가지 패턴이 복합적으로 나타난다. 몸에 힘을 줄 때는 몸통, 팔 · 다리 뻗기, 팔을 위로 들고 견갑골이 뒤로 당겨진 자세(retraction), 손가락 뻗기 또는 주먹 쥐기, 일그러진 얼굴 표정 등이 나타난다. 몸이 늘어질 때는 몸 전체에 힘이 없고 입이 벌어지기도 한다(Als, 1986, 1996, 1997).

상태계통의 지표인 수면 상태, 각성 상태(alertness), 울음 여부 등도 움직임에 영향을 미친다. 각성 상태가 또렷할 때 주변 환경에 관심을 갖고 탐색할 수 있다. 스트레스를 받으면 정상적인 수면-각성 사이클이 깨지므로 우는 것과 보채는 것을 구분하고 달래기가 쉽지 않다. 스트레스 상태에서는 시선을 피하거나 주변 탐색에 관심이 없고 각성 상태가 급격히 달라지므로 예측이

어렵다.

앞서 언급한대로, 아기는 행위 언어와 스트레스 신호로 소통한다. 변화를 말해주는 미세한 표현 방식과 스트레스 사인을 파악하여 아기가 원하는 것이 무엇인지 알았다는 피드백을 주고 적절한 케어를 해야 한다. 아기가 보내는 신호를 파악해서 대처하지 못하면 점점 심하게 보채고 마침내 울게 된다. 아기가 울면 운동 효과가 떨어진다. 엄마 · 아빠, 치료사(이하 코치)도 함께 스트레스를 받게 되므로 운동을 시키는 것이 쉽지 않다. 아기가 보내는 메시지를 잘 파악해서 가급적 울지 않게 한다.

운동 중에 아기가 울기 시작하면 억지로 계속하지 않는다. 왜 우는지 먼저 그 원인을 찾아 아기를 달랜다.

미소 짓기, 눈 맞춤, 즐거워서 내는 소리, 안정된 호흡, 건강한 피부색, 자연스런 활동 참여 등은 기분이 좋다는 표현이다. 아기가 기분 좋은 상태에 있도록 노력한다.

감각 Sensory Issues

움직임을 배우고, 조절하며, 적응하기 위해서는 감각피드백이 필요하다(Gordon, 1987; Cech & Martin, 1995). 시각, 전정감각, 신체감각은 움직임과 관련된 감각정보이다.

감각정보와 운동계통의 상호작용으로 자세 조정, 움직임 수행, 운동기술의 학습이 이뤄진다.

운동발달에서 감각정보 및 피드백은 중요한 역할을 한다. 아기가 받아들인 시각, 전정감각, 신체감각(촉각, 고유수용감각, 운동감각)은 운동계통과 통합적으로 작용한다. 그 결과, 중력에 대하여 머리, 몸통, 팔 · 다리를 똑바른 자세로 조절하며 움직일 수 있다(Shumway-Cook & Woollacott, 1995). 예를 들면 엎드려서 머리 들기, 몸통 신전, 누워서 머리와 몸통 굴곡, 옆으로 누워서 머리와 몸통 외측 굴곡 등의 운동기술을 수행할 수 있다. 또한, 앉고 선 자세에 무게중심이 앞으로 이동되면 머리를 똑바로 들고 몸통을 신전하고, 무게중심이 뒤로 이동되면 목과 몸통을 굴곡하며, 무게중심이 외측으로 움직이면 반대쪽 몸통이 외측으로 굴곡하는 식으로 자세와 움직임을 조절한다.

아기는 이 같은 움직임과 자세반응을 경험하고 연습하면서, 움직이기 전에 미리 자세를 조정하는 법을 배우게 된다. 감각피드백을 받기 전에 운동과제 수행에 필요한 자세를 미리 조정하는 것을 '피드포워드(feedforward)'라고 한다(Horak, 1991). 피드백으로 움직임과 자세조정을 배우고, 피드포워드로 움직임과 자세조정을 수행한다. 습관적, 자동적(automatic)으로 움직임을 수행할 때 피드포워드기전이 작용한다.

아기는 감각피드백에 따라 움직임과 자세조정을 배우므로 감각정보의 수용–적용–조정–적응 과정이 제대로 이뤄져야 최적의 운동발달이 이뤄진다. 감각피드백의 수용 및 적용 능력은 이미 습득한 움직임, 새로 배우는 움직임, 피드포워드기전으로 자동적으로 배우고 사용하는 움직임에 영향을 준다. 감각계통에 문제가 있으면, 보상적(compensatory) 움직임이 형성되고 습관적으로 사용할 것이다. 이러한 보상 움직임은 생후 초기에는 사소하게 느껴질지 모르지만 성장하면서 운동발달에 심각한 문제를 초래할 수 있다(Bly, 1983).

운동발달에 문제가 있으면 감각자극의 수용, 조정 및/또는 적응이 어렵다. 감각자극에 대해 '과다(hyper)' 반응 또는 '과소(hypo)' 반응이 나타난다. 출생 초기의 자세조정 및 움직임은 앞으로 발달할 운동기술의 기초를 이루므로 감각 손상 여부를 조기에 발견하고 중재한다.

운동발달이 느리거나 움직이는 모습이 자연스럽지 않다면 그 원인이 운동계통의 직접적인 문제인지 감각계통의 영향인지 파악해야 한다. 머리조절을 잘 못한다면, 머리의 자세 때문일 수 있다. 예를 들어 아기를 눕힌 다음 팔을 끌어당겨 일으켜 앉힐 때(pull–to–sit) 머리가 뒤로 처지거나(head lag) 앉은 자세에서 머리를 똑바로 들지 못하고 옆으로 기울어진다고 가정해보자. 아기의 얼굴표정을 잘 살펴보면 문제의 근원을 알 수 있다. 머리가 정상 위치에서 벗어나 있지만 위와 같은 움직임에서 불편한 기색이 없다면 머리 위치에 대한 피드백에 문제가 있거나 감각 처리를 못 하는 것이다. 이때는 운동반응과 함께 감각피드백의 향상을 위한 중재가 필요하다.

반대로, 위와 같은 검사에서 얼굴 표정이 달라지면 머리 위치가 달라지고 있는 것을 인식한다는 의미이다. 즉, 감각피드백은 정상이지만 피드백에 대한 운동조절이 제대로 이뤄지지 못 한다는 뜻이다. 이때는 운동조절과 감각피드백을 통합하는 중재가 필요하다.

이 책에서 감각계통이 운동발달에 미치는 영향에 대해 일부 설명하고 있지만, 세부적인 검사, 평가, 중재에 관해서는 다루지 않는다. 자세한 내용은 관련 문헌을 참고한다.

신체운동학적 관점 Kinesiological Issues

아기의 근육 · 골격계통은 한창 발달중인 상태로 아직 미성숙하므로 자극과 경험에 영향을 받기 쉽다. 그러므로 생후 초기의 운동 패턴은 앞으로 발달할 움직임의 신체운동학적 기본이 된다.

어린 유아의 각 관절 범위는 아직 완전히 발달한 상태가 아니다. 6개월 이하의 유아는 해부학적 특성으로 인해 척추 신전, 엉덩이 신전, 엉덩이 내측회전, 어깨 굴곡 범위 등이 제한적이다(Cusick, 1990). 다양한 움직임을 경험하면서 각 관절의 운동범위가 차차 증가한다.

시상면, 이마면, 수평면 등 세 가지 운동면에서 삼차원적으로 움직일 때 근육이 활성화되며 근육의 길이가 길어진다(신장된다). 아기에게는 누워서 목, 몸통, 팔 · 다리 굴곡 및 신전; 엎드려서 목, 몸통, 팔 · 다리 신전 및 굴곡; 누워서, 엎드려서, 앉아서, 서서 외측으로 체중이동; 몸통 회전이 필요한 모든 움직임이 놀이가 된다. 시상면에서는 굴곡과 신전, 이마면에서는 외측 굴곡, 외전/내전, 수평면에서는 회전(돌림) 움직임이 일어난다.

운동 발달에 문제가 있는 아기는 세 가지 운동면에서 다양한 움직임(3D movements)을 경험하지 못 한다. 몇몇 자세밖에 취하지 못 하거나 자세를 자연스럽게 바꾸는 일이 드물다. **주로 시상면에서 움직이므로 정형화된 보상적인 움직임이 발달하게 된다.** 움직임의 패턴이 다양하지 못하므로 몸의 모든 근육을 적절히 사용하며 근육의 길이를 신장시키기 어렵기 때문에 각 관절의 운동범위가 완전히 발달하지 못 한다. 관절범위가 제한되고 근육이 완전히 늘어나지 못하면, 구축(contracture)과 변형(deformity)이 생기기 쉽다.

이 책에서 소개하는 다양한 운동의 목표는 아기가 목표 지향적(goal-directed) 움직임을 통해 새로운 움직임을 배우게 하는 것이다. 또한 근육 신장과 관절 범위를 증가시켜 근육 · 골격계통의 구축과 변형을 예방 또는 최소화시키는 것이다. 아기의 발달 상태를 고려하여 한 자세로만 있지 않도록 자주 자세를 바꿔주고, 세 가지 운동면에서 복합적으로 움직이며, 다양한 자세를 경험하고 움직일 수 있는 운동이 좋다. 코치가 움직임을 가이드할 때 아기가 능동적으로 참여해야 스스로 움직임을 조절하는 법을 배울 수 있다. 아기가 관심을 갖고 탐색할 수 있도록 주변 환경을 구성하면 아기의 능동적인 참여를 유도할 수 있다.

근육은 신체의 각 부분이 중립 정렬(neutral alignment) 상태일 때 가장 효율적으로 작용한다. 몸의 정렬 상태를 조절할 때 아기가 편안해하는 범위 내에서 움직인다. 아기를 억지로 움직이면 근육 · 골격계통에 손상이 일어날 수 있다.

발달 순서의 역할 Role of the Developmental Sequence

역사적으로, 발달 순서에 따른 중재가 대표적인 중재 모델(intervention model)이지만 이 책에서는 발달 순서에 따른 중재를 강조하지 않는다. 특정 발달이정표(milestones)가 뒤이어 발달하는 이정표의 기초가 되는 것은 아니다. **운동발달이정표는 연령에 적합한 행동특성이다(Bly, 1994).**

운동발달 촉진운동 시, 발달 순서는 아기의 나이에 맞는 운동 목표를 계획할 때 유용하다. 아기에게 부족한 운동기술이 무엇인지, 현재 주된 운동기술은 무엇인지, 그리고 곧 발달할 것으로 기대되는 운동기술이 무엇인지 예측할 수 있어야 한다.

Mary Quinton은 운동발달을 촉진하는 과정은 한 아기의 운동발달에 대한 과거, 현재, 미래를 모두 조절하는 것이라고 하였다.

"과거를 조절한다."는 의미는 아기의 움직임 속에서 부족한 부분을 찾아서 채워주는 것이다. 이전부터 계속 문제가 되어 현재까지도 부족한 움직임의 요소를 확인하여 자동적으로 자연스럽게 사용할 때까지 연습시키는 것이다.

"현재를 조절한다."는 현재 나이에 적합한 활동에 참여시켜 스스로 그리고 코치와 상호작용을 할 수 있게 하는 것이다. 아기들에게 현재는 금방 과거가 된다는 점을 기억하자.

"미래를 조절한다."는 나이에 맞는 활동을 준비시키는 것이다. 약 2개월 후에 발달할 것으로 예상되는 기능적 움직임을 연습시킨다.

7개월 된 아기를 예로 들어보자. 앉아서 체중을 옮기는 것이 어렵다면 자세를 바꾸거나 장난감에 손을 뻗는 것이 어려울 것이다. 이때는 앉은 자세에서 세 가지 운동면으로 체중을 이동시키는 놀이와 앉은 자세에서 다른 자세로 변경하고 다시 앉기로 돌아오는 자세 바꾸기를 연습시킨다. 아기가 좋아하고 쉽게 조절할 수 있는 장난감도 필요하다.

이 아기를 좀 더 자세히 관찰해보면 엎드려서 체중을 옮기는 것도 쉽지 않아 장난감을 가지고 노는 모습이 활발하지 않을 것이다. 대부분의 아기는 5개월이 되면 엎드려서 몸의 한쪽으로 체중을 지지하며 반대쪽 손으로 장난감을 가지고 논다. 그러므로 예를 든 7개월 아기의 "과거를 조절한다."는 의미는 엎드려서 아기가 좋아하고 가지고 놀기 쉬운 장난감을 이용해 체중이동을 연습시키는 것이다. 또한 코치는 엎드린 자세에서 체중을 이동하는 범위를 차차 넓혀주면서 무게중심을 높여 앉기 자세로 움직임을 촉진할 수 있다.

이 아기의 미래의 움직임을 조절하는 방법은 앉기로부터 서기로 체중이동을 연습시키고 잡고 선 상태에서도 체중이동을 연습시키는 것이다. 선 자세에서 체중이동은 걷기의 발달에 도움이 된다.

위의 예에서, 가장 큰 문제는 외측으로 체중을 이동하는 능력이 부족하다는 것이다. 그러므로 외측으로 체중이동을 촉진해야 한다. 촉진 순서는 아기가 운동과정을 얼마나 좋아하느냐에 달려있다. 앉은 자세에서 시작해서 바닥에 엎드리거나 서는 자세로 바꿀 수 있고, 그 다음에는 다시 앉아서 체중을 이동하는 연습을 할 수도 있다. 아기가 좋아하는 자세나 놀이에 따라 처음부터 엎드리거나 선 자세에서 운동을 시작해도 좋다. 순서에 상관없이, 운동하는 동안 코치는 아기의 과거, 현재, 미래의 운동발달을 통합적으로 고려해야 한다.

아기의 운동을 계획하고 촉진법을 선택할 때는 아기의 운동발달 측면에서 과거-현재-미래를 함께 생각한다.

손 Your Hands

코치는 손으로 아기의 움직임을 가이드하고 보조한다. 아기를 밀거나, 당기거나, 또는 억지로 힘을 주는 것은 가이드가 아니다. 코치와 아기는 신체 사이즈에서 차이가 나므로, 아기의 움직임을 방해하거나 실제로 아기는 하는 것 없이 어른의 힘에 이끌리는 수동적인 상태가 되기 쉽다. 운동의 목표는 최대한 아기 스스로 움직이게 하는 것이다.

코치는 아기가 스스로 근육을 조절하여 신체 정렬을 바르게 유지할 수 있을 때까지 손으로 대신 그 역할을 해주는 것이다. 아기가 스스로 할 수 있는 부분이 많아지는 만큼 코치는 손으로 도와주는 정도를 줄여야 한다. 코치는 손으로 아기의 신체와 잘 교감하여 아기의 능동적 참여수준을 민감하게 파악해야 한다. 경험과 연습이 필요하다.

아기 운동이 처음인 코치는 아기의 반응보다는 운동 자체에 집중하기 쉽다. 손, 팔, 몸 근육에 너무 힘을 주어 아기의 근육이 수축을 하는지 느끼지 못할 때도 있다. 몸이 고정(fixing)되어 있거나 움직임이 제한적일 때 그렇다. 운동학습에서 정상적으로 겪는 과정이다. 연습은 몸의 긴장을 풀어주고 아기의 반응을 잘 느낄 수 있는 가장 좋은 방법이다. 인형을 가지고 연습하는 것이 좋다. 아기가 움직임을 조절하는 정도를 섬세하게 느끼면서 그에 맞게 움직임을 조절할 때 운동발달의 향상을 기대할 수 있다.

움직임을 촉진할 때, 가이드손(guiding hand)은 움직임을 조절하는 손이다. 보조손(assisting hand)은 아기가 몸의 바른 정렬 상태를 유지하며 움직임을 부드럽게 수행하도록 도와주는 손이다. 아기가 반응하고 참여할 때까지 기다린다. 코치의 자세가 편해야 손으로 아기의 반응을 느끼면서 운동시킬 수 있다.

손으로 아기와 교감하며 소통한다. 아기의 신체 정렬을 바르게 유지시켜주는 것뿐 아니라 움직이는 법을 알려주고 안정감과 자신감을 갖게 한다. 코치는 눈과 손으로 아기가 느끼는 것을 감지한다. 아기는 코치의 손 안에서 안정감을 느끼면 고정된 자세패턴에서 벗어나 움직이려 할 것이다. 미소도 아기에게 큰 안정감을 준다.

놀이 Play

아기에게 놀이는 매우 중요하다. **놀이는 아기들의 기능적 활동(functional activity)이며** 세상을 탐색하고 배워나가는 통로이다. 아기들은 호기심이 생겨야 주변을 탐색한다. 탐색에 수반되는 자세와 움직임을 계획하고 수행하면서, 즉 운동과제의 문제해결을 통해 자신의 신체, 물건(장난감), 타인, 공간, 감각피드백 등의 정보를 받아들이고 연관 짓는 법을 배우게 된다.

놀이를 위해 움직임이 필요하고 그 과정에서 새롭게 움직이는 법을 터득하게 된다. 그러므로 운동은 놀이의 맥락에서 이뤄져야 한다. 움직임과 감각피드백은 신나는 놀이이며 장난감도 필요하다.

장난감을 고를 때는 운동발달이 좀 뒤쳐졌더라도 실제 나이에 맞는 것을 선택하는 것이 좋다. 하지만 아기가 장난감에 관심이 없거나 가지고 노는 법을 몰라 흥미를 갖지 못하면 좀 더 쉽게 가지고 놀 수 있는 것이 좋다. 장난감을 선택하는 과정에서 아기의 관심을 유도할 수 있고 코치도 운동의 목표를 수정할 수 있는 계기가 된다. 장난감은 아기의 관심을 끌기 위한 수단에 그치는 것이 아니라 아기가 직접 가지고 놀아야 하는 것이다. 놀이 기술의 발달도 운동의 중요한 목표이다.

아기가 자신의 신체에 대해 알고 탐색하는 일은 중요한 발달 과정이다. 눈, 손, 입으로 자신의 손과 발을 탐색하게 한다. 운동 시간에도 이 과정을 포함시킨다.

아기들은 음악을 좋아한다. 운동을 시킬 때 노래를 불러준다. 아기를 달래거나 각성 상태를 높일 수 있다.

아기마다 좋아하는 놀이가 다르다. 아기가 놀이에 관심이 없거나 노는 법을 모르면 움직임에도 관심이 없을 것이다. 운동기술은 스스로 움직이지 않으면 학습하기 어렵다. 기능적 움직임은 목표 지향적이다. 아기가 흥미를 느끼는 것을 찾아 운동과제로 응용 및 통합시키는 일은 매우 중요하다.

운동에 도움이 되는 도구 Equipment

코치의 몸을 비롯하여 공, 볼스터(bolster) 또는 바닥을 활용한다. 아기의 움직임을 가이드하면서 사용할 수 있는 도구를 선택한다.

아기가 작고 무릎이나 다리에 눕혀놓고 운동시킬 수 있다면 코치의 몸도 도구가 된다. 코치의 몸은 아기가 편하게 안길 수 있어 안정감을 준다. 오픈된 공간에서는 불안감을 느낄 수 있어 몸 가까이 안는 것이 좋다.

키가 큰 아기는 코치의 무릎에 눕히기 어렵다. 바닥에 눕혀서 운동시킨다.

다리를 사용할 때도 자유롭게 다리를 올리고 내릴 수 있어야 한다.

볼스터는 한 면에서만 움직이므로 사용하기가 매우 쉽다. 아기에게 적합한 높이와 너비의 볼스터를 선택한다.

공은 굴러가는 방향을 조절하기 어렵기 때문에 사용하기 가장 어려운 도구이다. 공이 클수록 조절 범위가 커지므로 큰 공이 작은 공보다 좋다. 하지만 볼에서 바닥으로 움직이는 과정이 포함된 운동을 할 때는 작은 공을 사용한다. 공을 이용할 때는 아기의 안전에 더욱 신경쓴다. 아기를 안정적으로 잡았는지 확인하면서 움직임을 조절한다.

가족 Family

가족은 아기의 움직임에 영향을 주는 가장 중요한 환경(environment) 요인이다. 이 책의 독자가 임상가라면, 가족의 니즈(needs)를 존중하고 고민해야 하며 아기의 장점과 필요한 부분에 대해 교육하고 **가정에서 할 수 있는 '아기맞춤형 가정운동프로그램'을 계획해야 한다.** 물론, 의사결정과정에서 가족의 참여는 필수적이다. 하지만, 양육 이외의 별도의 부담이 되지 않아야 한다. 일상에서 아이를 케어한다는 맥락에서 상황에 맞는 운동발달 촉진 아이디어를 내고 실천할 수 있도록 돕는다.

References

Als, H (1986). A synactive model of neonatal behavioral organization: Framework for the assessment of neurobehavioral development in the premature infant and for support of infants and parents in the neonatal intensive care environment. In *The high-risk neonate: Development therapy in perspectives.* In J. Sweeney (Ed.), *Physical and occupational therapy in pediatrics,* Vol. 6 (No. 3/4, pp. 3~53). Binghamton, NY: Halworth.

Als, H (1996). Earliest intervention for preterm infants in the newborn intensive care unit. In M. J. Guralnick (Ed.), *The effectiveness of early intervention* (pp. 47~76). Baltimore: Paul H. Brookes.

Als, H (1997). Neurobehavioral development of the pretrrm. In A. A. Fanaroff & R. J. Martin (Eds.), *Neonatal-perinatal medicine:* Vol. 2 (pp. 964~989). St. Louis, MO: C. V. Mosby.

Blanche, E., Botticelli, T., & Hallway, M (1995). Combining Neuro-*Developmental Treatment and sensory integration principles.* San Antonio, TX: Therapy Skill Builders.

Bly, L. (1983). *The components of normal movement during the first year of life and abnormal motor development.* Monograph of the NDTA, 41~52.

Bly, L. (1994). *Motor skills acquisition in the first year: An illustrated guide to normal development.* San Antonio, TX: Therapy Skill Builders.

Bly, L., & Whiteside, A (1997). *Facilitation techniques based on NDT principles.* San Antonio, TX: Therapy Skill Builders.

Cech, D., & Martin, S. (1995). *Functional movement development across the life span.* Philadelphia: W. B. Saunders.

Cusick, B. (1990). *Progressive casting and splinting for lower extremity deformities in children with neuromotor dysfunction.* San Antonio, TX: Therapy Skill Builders.

Gordon, J. (1987). Assumptions underlying physical therapy intervention: Theoretical and historical perspectives. In J. H. Carr, R. B. Shepherd, J. Gordon, A. M. Gentile, & J. M. Held (Eds.), *Movement science: Foundations for physical therapy in rehabiliyation* (pp. 1~30). Rockville, MD: Aspen.

Horak, F. B. (1991). Assumptions underlying motor control for neurological rehabiliyation. *Contemporary management of motor control problems: Proceedings of the II Step Conference,* American Physical Therapy Association, 11~27.

Shumway-Cook, A., & Wollacott, M. H. (1995). *Motor control.* Baltimore: Williams and Wilkins.

아기와 운동 전에 알아두세요!

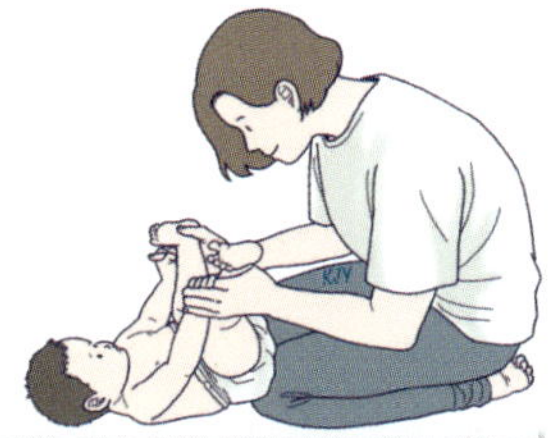

아기를 운동시키기 위해 알아야 할 우리 몸의 뼈, 관절, 근육, 신체움직임 용어, 운동보조도구, 유아반사 그리고 아기 몸을 터치할 때 사용하는 손가락 부위 등을 먼저 알아보자.

아기 몸의 근육 및 뼈

운동기술(motor skills)의 발달과 밀접한 아기 몸의 뼈, 관절, 근육의 명칭 및 위치를 알아보자.

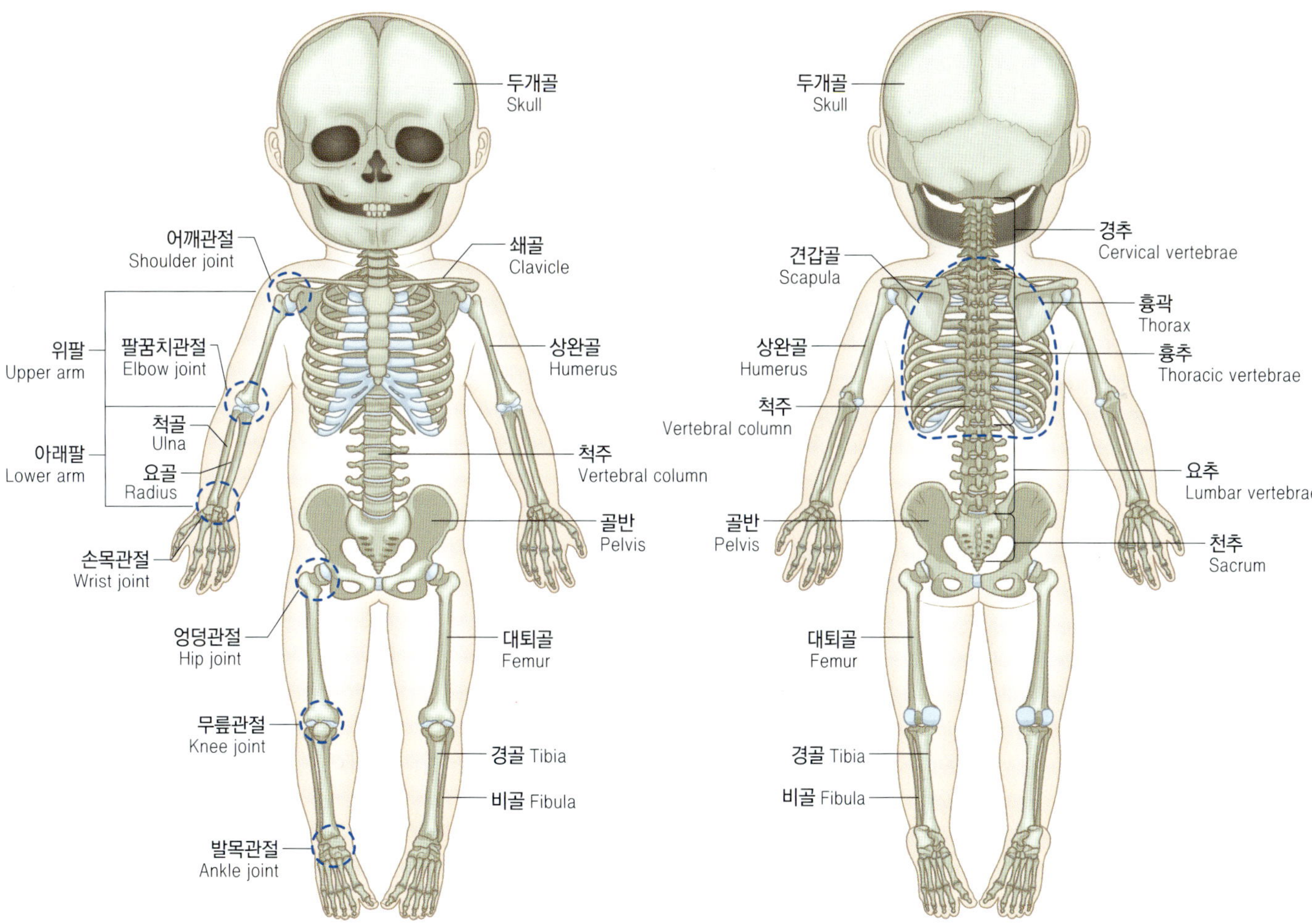

우리 몸의 뼈, 관절

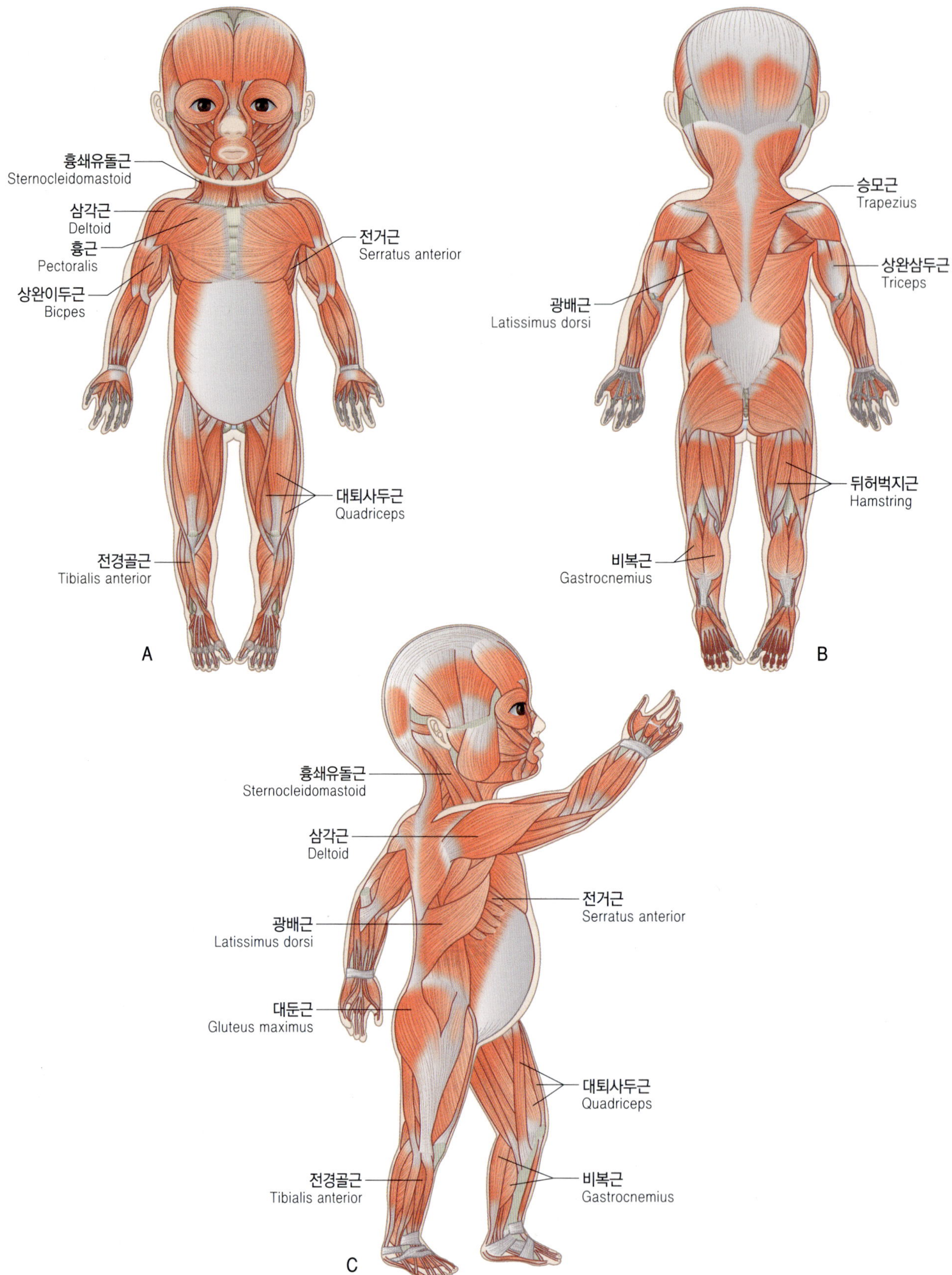
흉쇄유돌근
Sternocleidomastoid
삼각근
Deltoid
흉근
Pectoralis
상완이두근
Bicpes
전거근
Serratus anterior
대퇴사두근
Quadriceps
전경골근
Tibialis anterior
A
승모근
Trapezius
상완삼두근
Triceps
광배근
Latissimus dorsi
뒤허벅지근
Hamstring
비복근
Gastrocnemius
B
흉쇄유돌근
Sternocleidomastoid
삼각근
Deltoid
전거근
Serratus anterior
광배근
Latissimus dorsi
대둔근
Gluteus maximus
대퇴사두근
Quadriceps
전경골근
Tibialis anterior
비복근
Gastrocnemius
C

우리 몸의 주요 근육

신체 움직임을 나타내는 용어

아기의 운동발달을 촉진하기 위해 다음의 용어를 익혀두자.

- 미드라인(midline): 우리 몸의 가운데를 지나가는 가상의 선이다.
- 운동기술(motor skills): 유아기에서 아동기에 걸쳐 발달하는 목가누기에서 놀이터 활동에 필요한 다양한 기능적 자세 및 움직임이다.
- 중립 정렬(neutral alignment): 자연스러운 움직임과 근력발달을 위해, 몸통, 골반, 대퇴골의 중립정렬이 중요하다. 선 자세를 예로 들면 옆에서 봤을 때 몸통, 골반, 다리가 바닥과 최대로 수직을 이루는 자세, 앉은 자세에서는 몸통 및 골반은 바닥과 거의 수직을 이루고 몸통과 엉덩관절은 90도를 이루는 자세를 말한다.
- 우리 몸에서 일어나는 움직임(그림 C)
  - 신전(폄, extension): 몸을 펴는 움직임
  - 굴곡(굽힘, flexion): 몸을 구부리는 움직임
  - 외전(벌림, abduction): 미드라인에서 멀어지는 움직임
  - 내전(모음, adduction): 미드라인 쪽으로 가까워지는 움직임
  - 외측회전(바깥 돌림, lateral rotation): 몸을 바깥쪽으로 돌리는 움직임
  - 내측회전(안쪽 돌림, internal rotation): 몸을 안쪽으로 돌리는 움직임
  - 회선(circumduction): 내전, 굴곡, 외전, 신전이 연속적으로 일어나면 움직이는 쪽의 끝부분에서 원 모양의 움직임이 일어나고 이를 회선동작이라고 함
  - 배측굴곡(발등굽힘, dorsiflexion): 발목을 발등 쪽으로 굴곡하는 움직임
  - 저측굴곡(발바닥굽힘, plantar flexion): 발목을 발바닥 쪽으로 굴곡하는 움직임
  - 회내(엎침, pronation): 손바닥이 밑을 향하는 움직임, 서기(걷기) 시 발바닥 내측에 체중이 쏠리는 움직임
  - 회외(뒤침, supination): 손바닥이 위를 향하는 움직임, 서기(걷기) 시 발바닥 외측에 체중이 쏠리는 움직임
  - 외번(가쪽번짐, eversion): 발가락이 바깥쪽을 향하고 외측회전된 움직임
  - 내번(안쪽번짐, inversion): 발가락이 안쪽을 향하고 내측회전된 움직임
- 운동면(motor planes): 인체의 구조나 움직임에 대해 일정한 기준을 적용하기 위해 인체의 면, 즉 시상면(sagittal plane), 이마면(frontal plane), 수평면(transverse plane) 등의 특정 용어로 표현한다. 고주연교수와 운동발달마스터하기 유투브 영상을 통해 근육과 운동면에 대한 정보를 접할 수 있다.

우리 몸의 근육과 움직임의 발달 순서

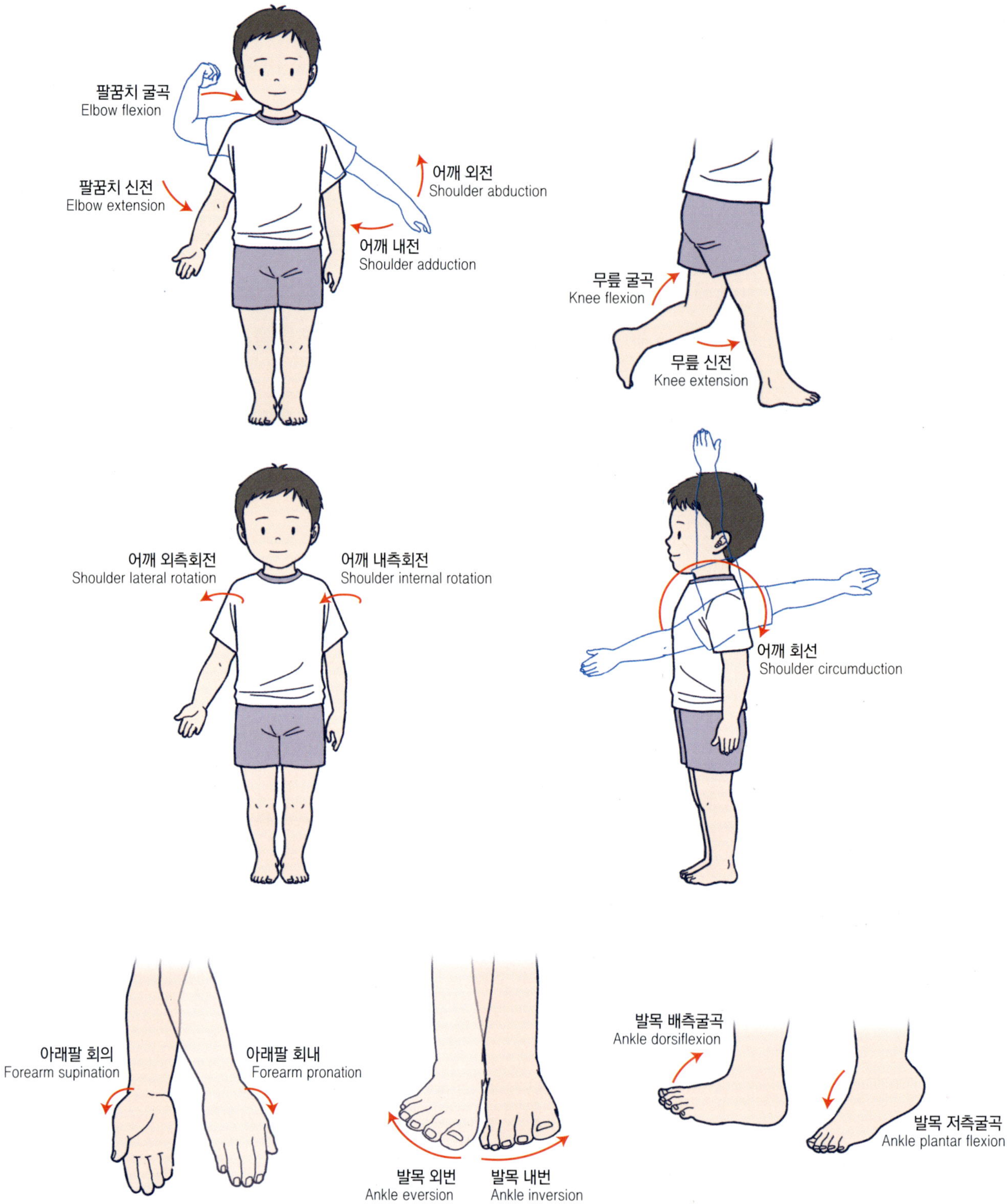

우리 몸에서 일어나는 움직임

운동보조도구

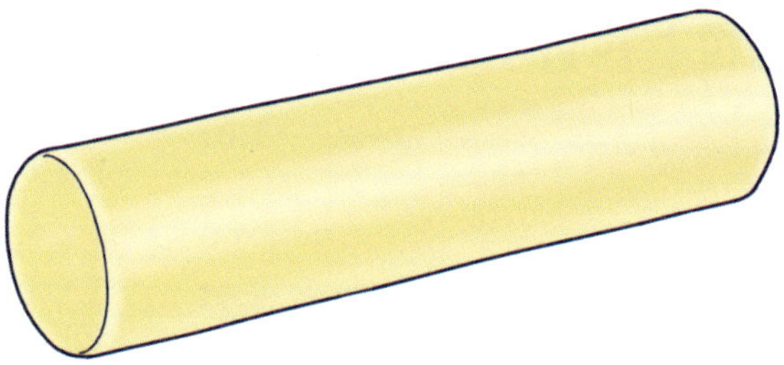

볼스터

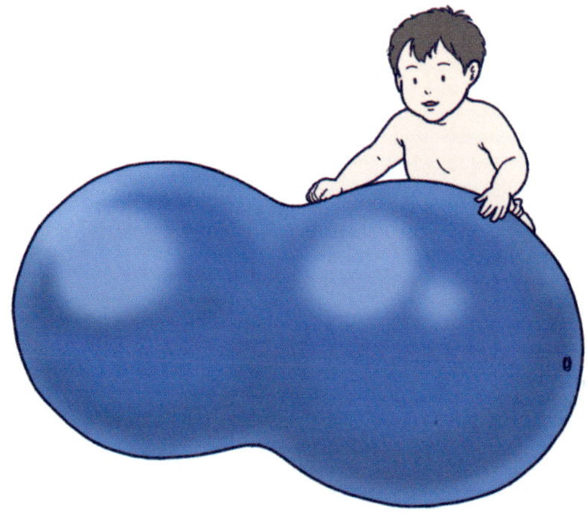

땅콩볼

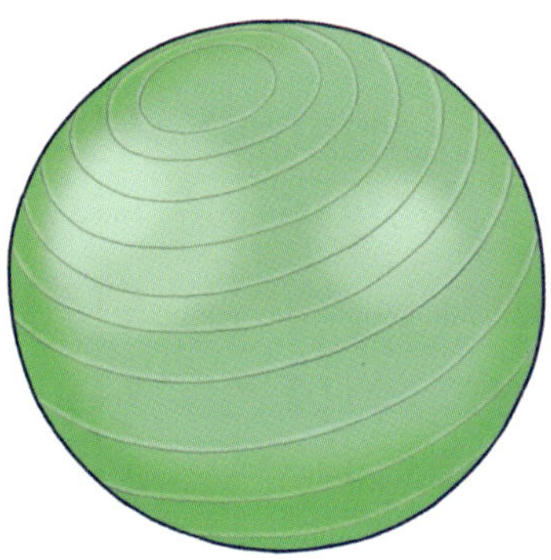

짐 볼

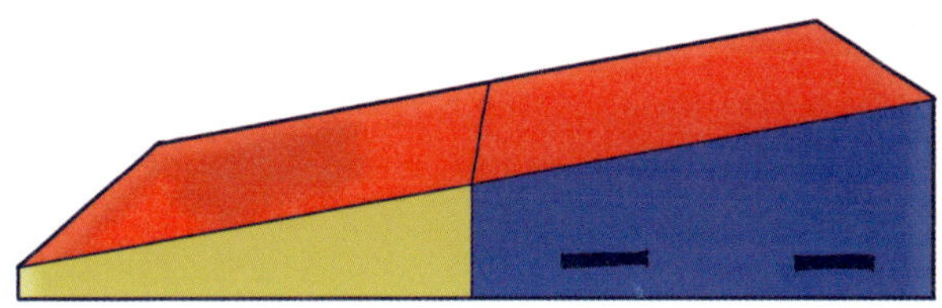

경사매트

유아 반사 Infant reflexes

- 움켜쥐기 반사(palmar grasp): 생후 약 4개월까지 나타나며 검사자의 손가락을 아기 손바닥의 볼록한 부분에 대면 손가락을 잡는 반응이 나타난다. 움켜쥐기 반사가 나타나지 않으면 신경학적 손상을 의심할 수 있으며 지속된다면 쥐기(grasping)의 발달이 어려울 수 있다.
- 물기 반사(bite reflex): 아기의 입에 닿는 무엇이든 불수의적으로 깨무는 반사로 보통 생후 6개월 이후에 사라진다.
- 머리 외측바로잡기반응(lateral head righting reaction): 아기 몸통을 잡고 수평면에서 외측으로 45도 기울이는 자극에 대하여, 아기는 정면을 바라보며 머리를 똑바로 하는 반응이다.
- 보호신전반응(protective extension reaction): 팔 · 다리를 뻗어 균형을 잡는 평형반응의 일종이다. 앉은 자세에서 팔로 앞쪽, 옆쪽, 뒤쪽을 짚어 균형을 유지하는 능력이 생후 약 6개월, 8개월, 10개월에 발달하기 시작해서 평생동안 지속된다.

손가락으로 아기 몸을 터치하거나 잡는 법

손가락 끝(tip)을 사용하지 말고 볼록한(둥근) 면을 사용한다.

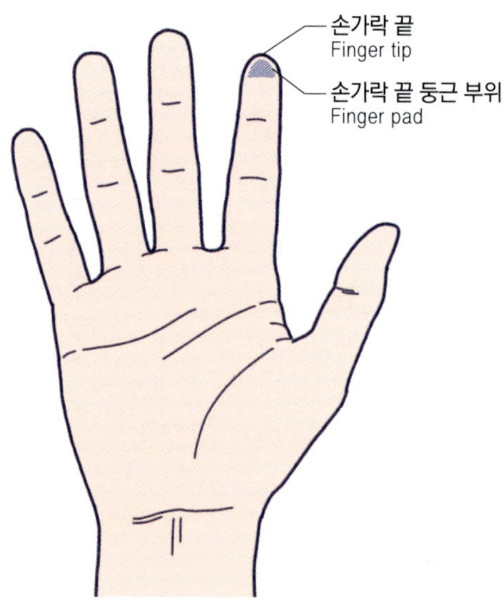

아기 몸을 터치하는 손가락 부위

CHAPTER

1 누워서 하는 운동

1.1 눈으로 따라가기

Visual Tracking

이 운동의 목표는 아기가 움직이는 대상(물)을 눈으로 따라가는지 확인하고 촉진하는 것이다. 눈으로 대상(물)을 수평 및 수직 방향으로 자연스럽게 따라가며 볼 수 있어야 한다. 아기가 시선을 밑으로 내려 볼 수 있게 촉진한다. 발달 지연이 있는 많은 아기들이 머리를 대칭적으로 구부리지 못해 시선집중 및 시선 밑으로 내리기를 잘하지 못한다.

또한 척추신전근(spinal extensor)을 늘려주고, 목과 몸통의 굴곡근(flexor)을 대칭적으로 수축시켜 머리를 수평 및 수직 방향으로 움직이고 아기 스스로 팔을 뻗게 하는 것이다.

아기 자세 매트, 경사 매트 또는 코치 무릎에 아기 엉덩이가 살짝 들리도록 눕힌다. 등은 바닥에 닿아야 한다.

아기를 코치의 다리 위에 눕혔을 때, 등이 들리면 아래의 다른 자세를 선택한다.

코치(엄마, 치료사) 자세

- 바닥에 양쪽 다리를 앞으로 펴고 앉아 아기를 다리 사이에 눕힌다. 아기가 장난감을 쳐다보도록 유도한다. 머리를 미드라인(midline)으로 유지하지 못하면 다음과 같이 한다. 코치는 다리를 벌리고 무릎을 세워 양쪽 발을 나란히 한다. 그 다음에 코치 발 위에 도톰하게 수건을 깔고 아기 머리가 발 사이에 오도록 눕힌다(보기 1.1).
- 바닥이나 의자에 앉아 아기를 무릎 위에 눕힌다. 아기의 머리와 몸통이 뒤로 젖혀지지 않게 한다. 장난감으로 아기의 시선을 끈다.
- 다리를 뻗거나 다리 위에 아기를 눕히고 앉는 것이 어렵다면, 서서 운동시킬 수 있는 테이블을 사용한다. 장난감으로 아기의 시선을 끈다.

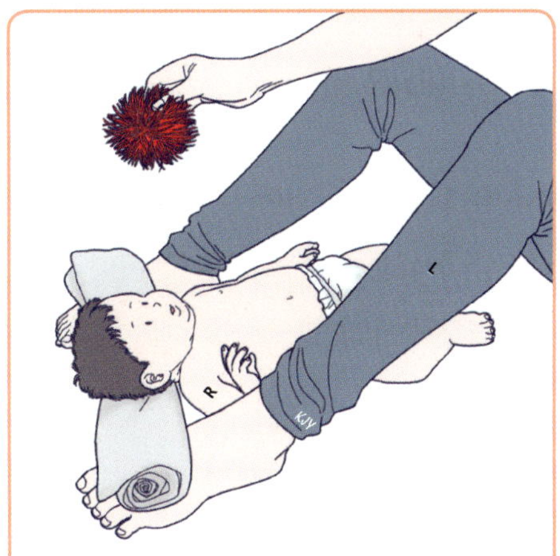

보기 1.1 아기의 머리를 미드라인에서 유지시키기

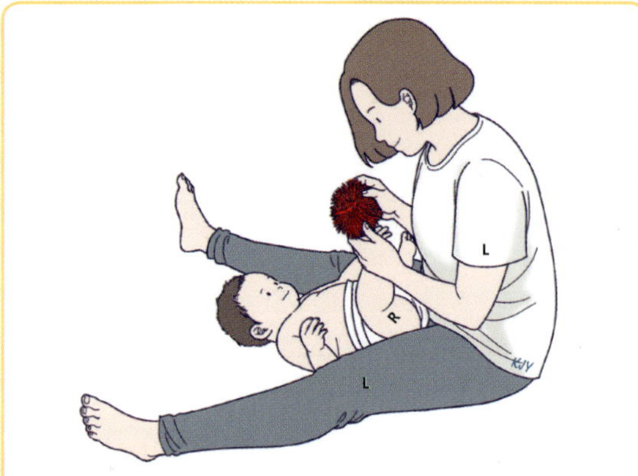

그림 1.1.1 눈으로 따라가기

- 다리를 앞으로 뻗고 앉아 아기를 다리 사이에 눕힌다.
- 아기의 골반을 살짝 들어 척추신전근을 신장시킨다.
- 색채 대비가 뚜렷한 색깔의 장난감으로 아기의 시선을 끈다.

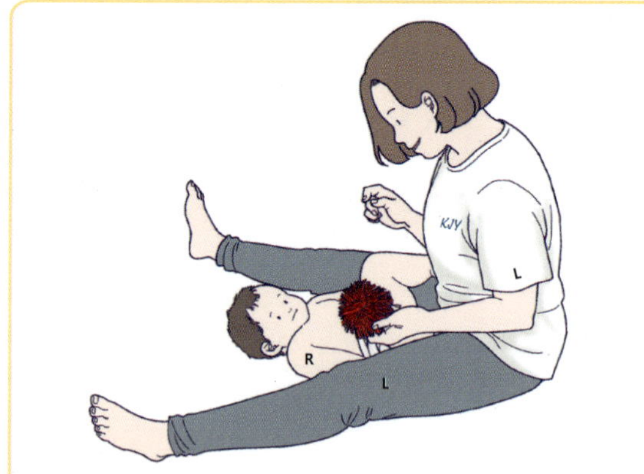

그림 1.1.2

- 아기 눈 앞에서 장난감을 옆에서 옆(side to side)으로 움직인다.

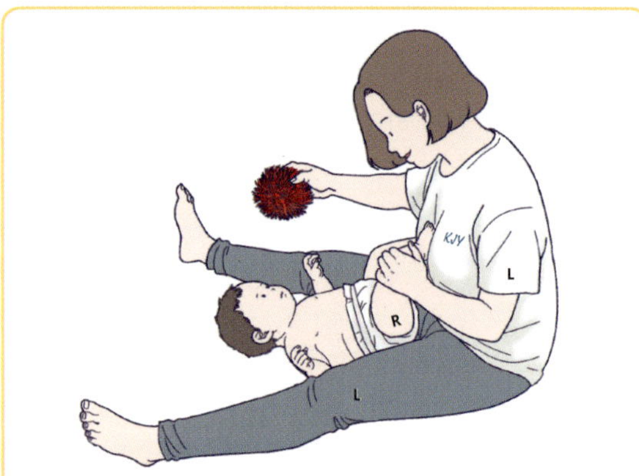

그림 1.1.3

- 아기 시야에서 따라보는 범위까지 장난감을 위쪽으로 움직인다.

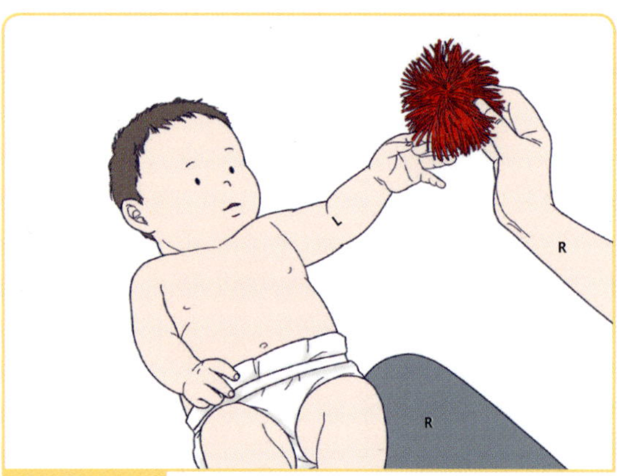

그림 1.1.4

- 옆쪽에서 장난감을 보여주며 시선을 끌어 손 뻗기를 유도한다.

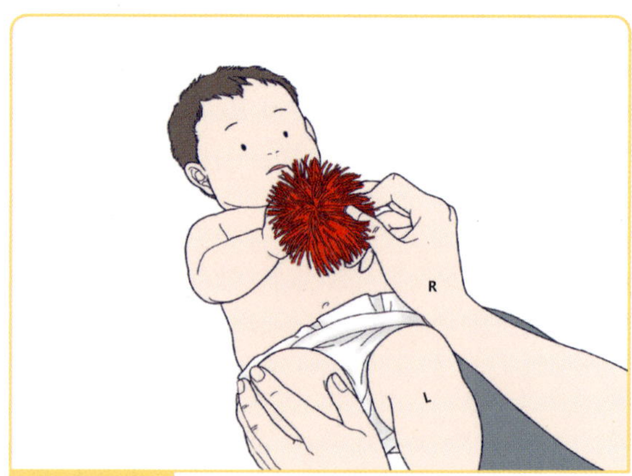

그림 1.1.5

- 코치는 아기의 몸 중앙에서 장난감을 든다.
- 아기의 시선을 끌며 장난감을 약간 밑으로 움직인다.
- 아기가 아래쪽을 쳐다보며 손을 뻗게 한다.

코치의 손 위치 및 움직임 각 손을 아기의 골반 외측에 댄다. 아기 골반이 코치의 몸에 닿도록 아래쪽으로 끌어당기며 살짝 든다. 골반을 아래로 당기면 척추신전근이 신장되고, 골반이 들린 상태에서는 척추신전근이 계속 신장된다. 아기의 등은 바닥에 닿아야 한다.

아기의 시선을 유도하기 위해 검은색과 흰색의 색채 대비가 뚜렷한 색 또는 원색(빨강, 파랑, 노랑)의 장난감을 사용한다(그림 1.1.1). 아기 눈에서 약 25cm ~ 30cm 떨어진 거리에서 장난감을 보여준다.

아기가 장난감을 쳐다보면 양옆(그림 1.1.2), 위(그림 1.1.3), 아래(그림 1.1.1)로 천천히 장난감을 움직인다.

장난감을 옆에서 보여주며, 시선을 끌어 손 뻗기를 유도할 수 있다(그림 1.1.4와 1.1.5).

조심할 점

- 아기의 등이 바닥에 닿아야 한다.
- 운동을 하는 동안, 골반은 들린 상태가 되어야 한다.
- 아기가 시선을 고정하고 쳐다볼 수 있도록 장난감을 천천히 움직인다.

움직임의 요소적 목표

- 눈 근육의 활성화
- 눈으로 따라가기
- 아래쪽 쳐다보기
- 고개 돌리기
- 머리, 목, 몸통의 굴곡근 사용하기
- 머리 신전 및 굴곡 촉진하기
- 척추신전근, 특히 경추신전근 신장하기
- 팔 뻗기

기능적 목표

- 시각 기술(visual skills)의 발달에 필요한 눈 움직임
- 모든 기능적 움직임의 수행에 필요한 머리 움직임
- 누워서 팔 뻗기

1.2 손 뻗기를 통한 탐색 및 어깨 근육 신장

Upper-Extremity Reaching for Self-Exploration With the Hands and Elongation of the Shoulder Girdle Muscles

이 운동의 목표는 어깨 근육을 신장시켜, 왼팔/오른팔을 미드라인을 지나 반대쪽으로 뻗어 신체를 탐색하게 하는데 있다. 또한 척추신전근의 능동 신장, 목 및 몸통 굴곡근의 대칭적 수축, 어깨 굴곡 및 팔꿈치 신전, 손으로 촉각 탐색 그리고 탐색에 필요한 손 동작 취하기 등이다.

아기 자세 매트, 경사 매트 또는 무릎에 아기 엉덩이가 살짝 들리도록 눕힌다. 등은 바닥에 닿아야 한다.

아기를 코치의 다리 위에 눕혔을 때, 등이 들리면 아래의 다른 자세를 선택한다.

코치 자세

- 다리를 쭉 펴고 앉아 아기를 다리 사이에 눕힌다(그림 1.2.2). 아기와 눈 맞춤을 한다.
- 바닥이나 의자에 앉아서 아기를 무릎 위에 눕힌다. 아기의 머리와 몸통이 뒤로 젖혀지지 않게 한다. 아기와 눈 맞춤을 한다.
- 다리를 뻗거나 무릎에 아기를 올리고 앉는 것이 어렵다면, 서서 운동시킬 수 있는 테이블을 사용한다. 아기와 눈 맞춤을 한다.

코치의 손 위치 및 움직임 각 손을 아기의 몸통과 골반 외측에 댄다(그림 1.2.1). 골반을 아래쪽으로 당기면서 약간 들어 코치 몸에 닿게 한다. 아래쪽으로 당기는 힘에 척추신전근이 신장되고, 골반이 들린 상태에서는 척추신전근이 계속 신장된다. 아기의 등이 바닥에서 들리면 안 된다.

주의: 그림 1.2.1의 코치는 발뒤꿈치에 엉덩이를 걸치고 앉아 있지만(무릎앉기 자세), 다리를 앞으로 뻗고 앉아도 된다.

척추신전근이 신장되도록 골반을 든 다음, 양쪽 네 손가락으로 아기의 견갑골을 잡고 엄지는 위팔을 잡는다(그림 1.2.2).

가볍게 힘을 준 상태를 유지하면서 견갑골을 천천히 벌려서 팔을 몸 앞으로 모아준다(그림 1.2.2). 코치는 아기의 손 가까이로 얼굴을 가져가 아기가 코치의 얼굴을 만져볼 수 있도록 유도한다. 이 운동의 목표는 아기 스스로 팔을 뻗게 하는 것이다.

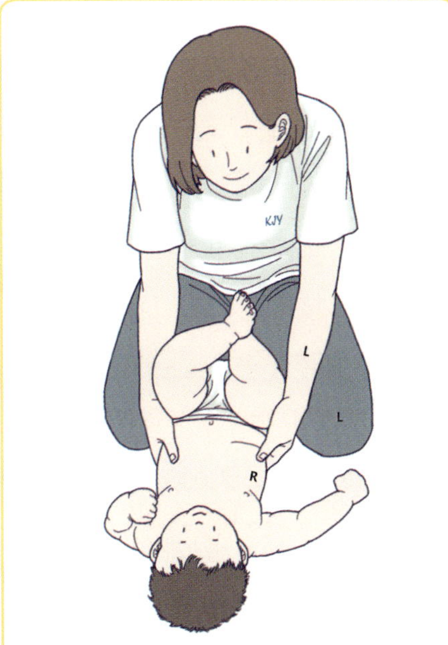

그림 1.2.1 팔 뻗기

- 각 손으로 아기 몸통과 골반 외측을 잡는다.
- 아기 골반을 아래쪽으로 당기면서 살짝 들어 코치의 다리에 걸친다.

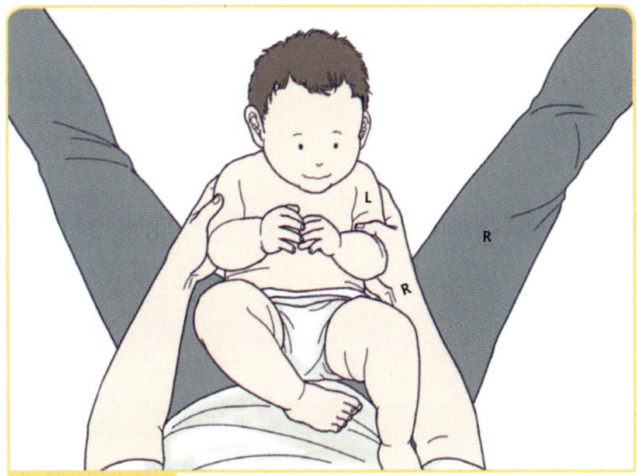

그림 1.2.2

- 양쪽 손가락은 아기의 견갑골, 엄지는 위팔을 가볍게 잡는다.
- 견갑골을 약간 힘을 주어 천천히 벌리면서 팔은 가슴 앞으로 모아준다.

손을 팔로 가져가기 Hands to Arms

손으로 아기의 어깨를 감싼 다음, 위팔 쪽으로 부드럽게 손을 옮긴다. 먼저 아기의 왼쪽 팔을 가슴 앞으로 모아준다. 그 다음, 아기의 오른손이 왼쪽 팔에 닿도록 오른팔을 가볍게 당긴다(그림 1.2.3). 아기가 불편할 정도로 팔을 끌어당기지 않는다. 저항이 느껴지면 멈춘다. 예를 들어 팔을 가슴까지 끌어 당겼을 때 저항이 느껴지면 그 지점에서 멈춘다.

아기의 오른손이 왼팔에 닿으면, 팔을 만져보게 한다. 이 운동의 목표는 아기가 손을 벌려 팔을 만져보게 하는 것이다. 아기가 오른손을 벌려 왼팔에 대고(그림 1.2.3), 팔을 따라 아래로 움직이며 만져보게 한다.

코치는 웃는 얼굴로 아기와 눈 맞춤을 유지하고, 아기가 몸의 어느 부분을 만지고 있는지 다정하게 말해 준다.

팔을 바꿔서 반복한다.

아기의 어깨가 올라가고(거상, elevation) 목이 뒤로 젖혀지면서 과신전(hyperextension)되면 입이 벌어지기도 한다(그림 1.2.4). 목 신전근이 신장되고, 머리가 굴곡(아기의 시선이 밑을 향하는 정도)되도록 코치의 검지로 아기의 어깨를 지그시 밑으로 내려준다(그림 1.2.5). 목 심부굴곡근이 작용하면 시선이 밑으로 향한다. 아기의 어깨가 편하게 이완된 상태로 아기의 오른팔을 가슴 앞으로 모은 다음, 왼팔을 가볍게 당겨 왼손이 오른팔에 닿게 한다(그림 1.2.6).

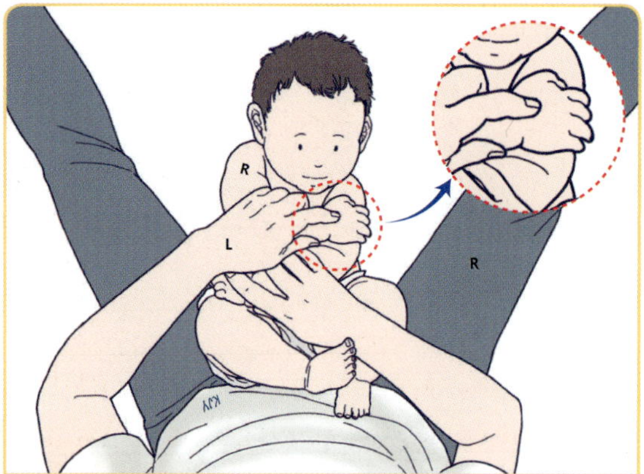

그림 1.2.3 손을 팔로 가져가기

- 양손을 일정한 힘을 유지하며 위팔로 옮겨 아기의 왼팔을 가슴 앞으로 모아준다.
- 코치는 왼손으로 아기의 오른팔을 가볍게 당겨 손이 왼팔에 닿게 한다.

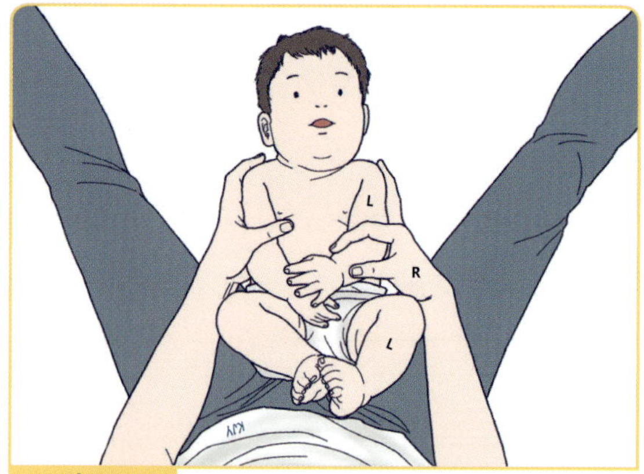

그림 1.2.4

- 어깨가 위로 올라가고 목은 뒤로 젖혀지며(과신전) 입이 벌어진 모습이다.
- 이 자세로 운동을 해서는 안 된다.
- 그림 1.2.5와 같이 한다.

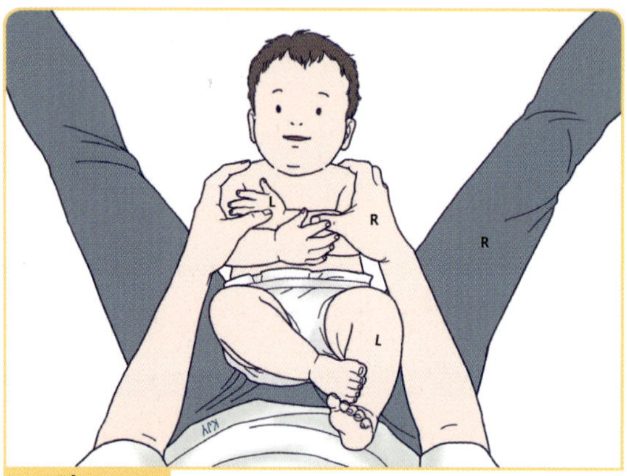

그림 1.2.5

- 어깨 올라감(거상)과 목의 과신전을 해결하기 위해, 검지로 아기의 어깨를 밑으로 지그시 내려준다.
- 아기의 왼팔을 가슴 앞으로 모아준다.

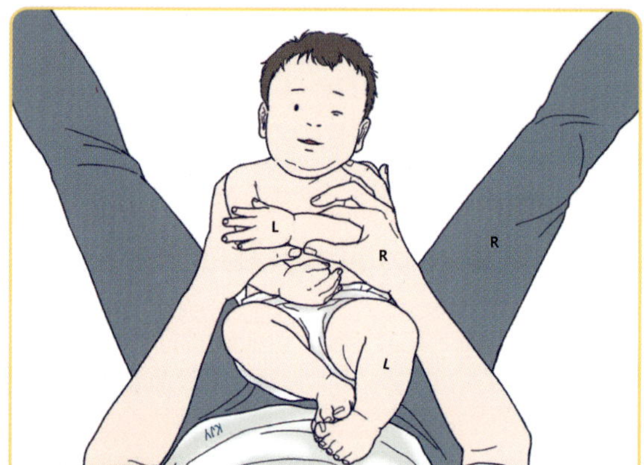

그림 1.2.6

- 아기의 어깨가 이완된 상태로 아기의 왼손이 오른팔에 닿게 한다.

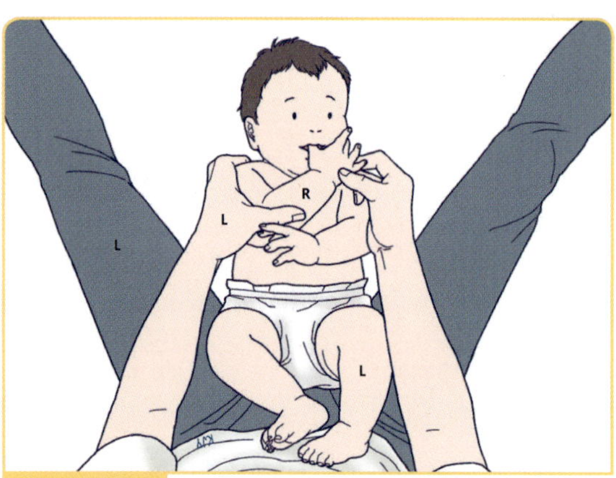

그림 1.2.7 손을 얼굴과 입으로 가져가기

- 손가락으로 아기의 양쪽 어깨는 밑으로 내리고 위팔은 가슴 쪽으로 모아준다.
- 코치는 왼손 엄지로 아기의 오른쪽 팔꿈치를 구부려 아기의 오른손이 얼굴과 가까워지게 한다.
- 오른쪽 손바닥 외측으로 아기의 왼팔을 모아 주고, 엄지와 검지로 아기의 오른쪽 아래팔을 바깥으로 돌려 손가락을 펴주면서 왼쪽 얼굴에 닿게 한다.
- 아기는 오른쪽 엄지를 빨아보는 경험을 할 수 있다.

손을 얼굴 및 입으로 가져가기 Hands to Face and Mouth

코치는 아기의 양쪽 어깨를 밑으로 내리고 손가락으로 위팔을 모아준다. 그 다음, 왼손 엄지로 아기의 오른쪽 팔꿈치를 구부려 손이 얼굴 가까이 닿게 한다(그림 1.2.7). 코치는 오른쪽 손바닥 외측으로 아기의 왼팔을 모은 다음, 엄지와 검지로 아기의 오른쪽 아래팔을 바깥으로 돌려 손가락을 펴서 왼쪽 얼굴에 닿게 한다(그림 1.2.7). 아기는 이 자세에서 엄지를 빨아보는 경험을 할 수 있다(그림 1.2.7). 치아가 났거나 물기 반사(bite reflex)가 강하게 나타나면, 입에 손가락을 넣지 않는다. 아기 스스로 손을 입으로 가져가면 안정감과 편안함을 느낀다.

반대쪽 손도 반복한다.

양손 모으기 및 손을 머리로 가져가기 Hand to Hand and Hands to Head

코치는 아기의 위팔을 모은 자세에서 손을 아래팔로 옮긴다(그림 1.2.8). 아기가 손을 볼 수 있도록 모아준다(그림 1.2.8). 박수치기 또는 손바닥 비비기 같은 움직임으로 아기의 시선을 유도한다.

아기의 아래팔을 잡고 손이 머리에 닿도록 팔을 위로 올린다(그림 1.2.9). 이 자세에서 이마에서 턱으로 손을 부드럽게 쓸어내리면서 아기가 손으로 얼굴을 만져보게 한다. 한쪽 손 또는 양손으로 할 수 있다.

머리숱이 많거나 움켜쥐기 반사(grasp reflex)가 나타나면, 아기 손이 코치 손 위에 오도록 잡는다.

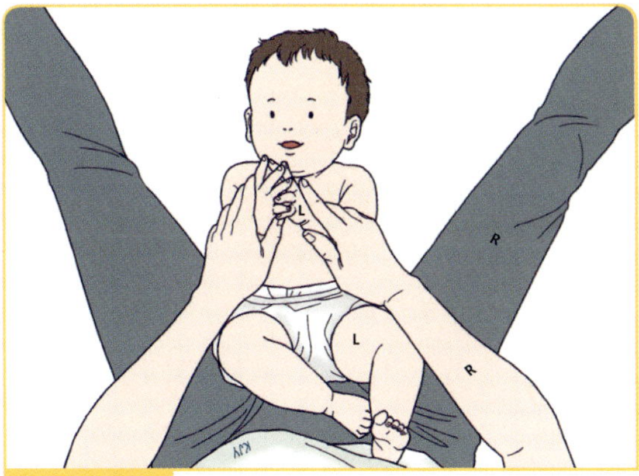

그림 1.2.8 양손 모으기

▪ 아기의 아래팔을 잡고 양손을 모아, 손을 쳐다보도록 유도한다.

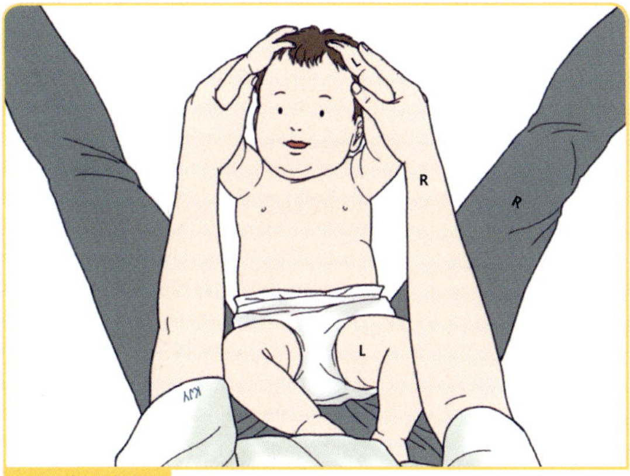

그림 1.2.9 손을 머리로 가져가기

▪ 아기의 아래팔을 잡고, 손이 머리에 닿도록 팔을 위로 올린다.

조심할 점

- 아기의 골반이 들리더라도, 등은 바닥에 닿아야 한다.
- 골반이 들린 자세로 운동시킨다.
- 먼저 아기의 견갑골을 벌린 다음, 팔을 몸 앞으로 모은다.
- 팔을 억지로 끌어당기지 않는다.
- 아기가 움직임에 대해 저항하면, 힘을 줄이고 부드럽게 한다.
- 물기 반사가 나타나면 아기 입에 손을 넣지 않는다.
- 움켜쥐기 반사가 나타나면 아기의 손이 코치 손 위에 오도록 잡고 팔을 머리 위로 올린다.

움직임의 요소적 목표

- 척추신전근 신장
- 머리, 목, 몸통의 굴곡근 수축
- 견갑골 내전근 신장
- 견갑골 거상근 신장
- 팔꿈치 신전근 신장
- 팔꿈치 굴곡근 및 어깨 수평 모음근 사용
- 팔꿈치 굴곡근 및 아래팔 회내근 신장
- 팔꿈치 신전근 및 아래팔 회외근 수축
- 손으로 몸을 만지는 놀이는 손가락 쥐기 및 움켜쥐기 반사를 감소시키며, 다양한 형태의 능동적 쥐기 능력을 향상시킴

기능적 목표

- 신체 인식 및 신체 탐색 능력의 향상을 위해 손을 뻗어 몸의 여러 부분을 만져보게 함
- 다양한 뻗기 패턴의 발달에 필요한 어깨 및 팔의 운동 범위 증가

1.3 아기를 눕힌 자세에서 굴곡 자세 촉진 및 어깨 내리기 운동

Supine Flexion with Shoulder Girdle Depression

이 운동은 앞에서 설명한 운동과 함께 할 수 있다. 상부 승모근과 견갑거근이 강하게 수축하면 어깨가 올라간다. 이때 도움이 되는 운동이다.

이 운동의 목표는 누운 자세에서 어깨를 내려주고, 목과 몸통의 신전근을 신장시키고, 시선을 밑으로 내려 대칭적인 굴곡 자세를 취하게 하는 것이다.

상부 승모근과 견갑거근이 수축하면 어깨가 올라가고 목이 과신전되며 입이 벌어질 수 있다. 복근과 하부 승모근이 수축할 때 어깨가 편하게 내려간다.

아기 자세 매트 또는 경사 매트에 아기 엉덩이가 살짝 들리도록 눕힌다. 등은 바닥에 닿아야 한다.

코치 자세

- 무릎앉기 자세에서 아기의 골반을 무릎에 걸친다(그림 1.3.3). 아기를 편하게 움직일 수 있어야 한다. 다리를 앞으로 뻗고 앉은 자세에서는 체중을 자유롭게 움직이기 어렵다. 아기와 눈 맞춤을 유도하며 시선을 끈다.
- 무릎앉기 자세가 불편하면 서서 운동시킬 수 있는 테이블을 사용한다. 아기와 눈 맞춤을 유도하며 시선을 끈다.

시각 손상이 있는 유아를 위한 팁 시각 장애가 있는 경우, 시각적 요소를 대체할 감각이 필요하다. 예를 들어 청각, 촉각, 진동감각, 후각 또는 다른 감각자극 등 아이에게 적합한 대체 감각을 찾아야 한다.

코치의 손 위치 및 움직임 각각의 양쪽 엄지로 아기의 무릎 뒤쪽을 받쳐 무릎과 엉덩이를 굴곡시킨다. 그 다음 양쪽 네 손가락으로 아기의 몸통과 골반 외측을 잡는다(그림 1.3.1). 이 자세에서 골반을 아래쪽으로 당기면서 살짝 들어(그림 1.3.2) 코치의 무릎에 걸친다(그림 1.3.3). 골반을 아래로 당기면 척추신전근이 신장(elongation)되고, 골반이 들린 상태에서 척추신전근은 신장된 상태로 유지된다. 턱 당김(chin tuck) 자세에서는 목 신전근이 신장된다. 아기의 등은 바닥에 닿아 있어야 한다.

주의: 척추신전근이 신장되고, 골반이 들린 상태에서는 손을 무릎으로 가져가기 쉽다(그림 1.3.3).

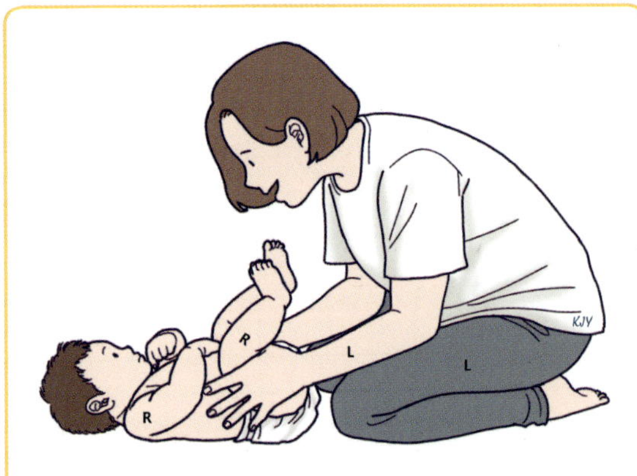

그림 1.3.1 아기를 눕힌 자세에서 굴곡 자세 촉진 및 어깨 내리기 운동

- 각기 양쪽 엄지로 아기의 무릎 뒤쪽을 받쳐 무릎과 엉덩이를 구부린다.
- 각기 양쪽 손가락으로 아기 몸통 및 골반 외측을 잡는다.

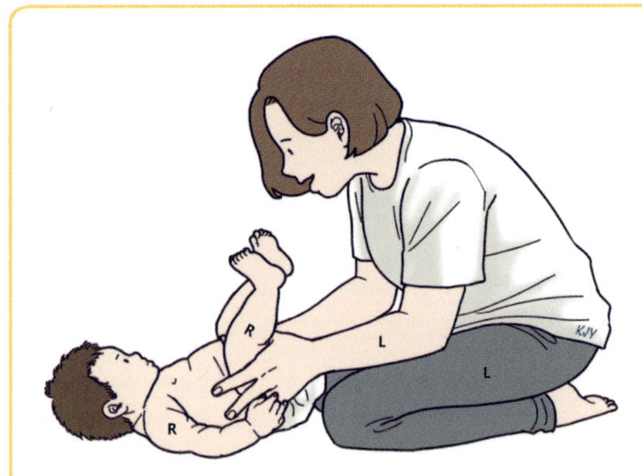

그림 1.3.2

- 아기의 골반을 아래쪽으로 당기면서 살짝 든다.

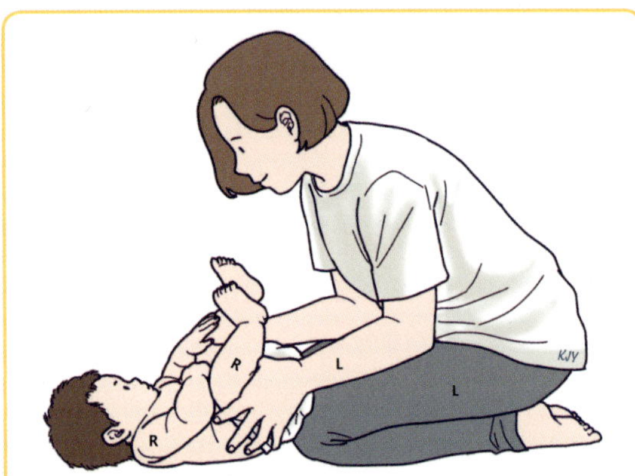

그림 1.3.3

- 아기의 골반을 코치의 무릎에 걸친다.

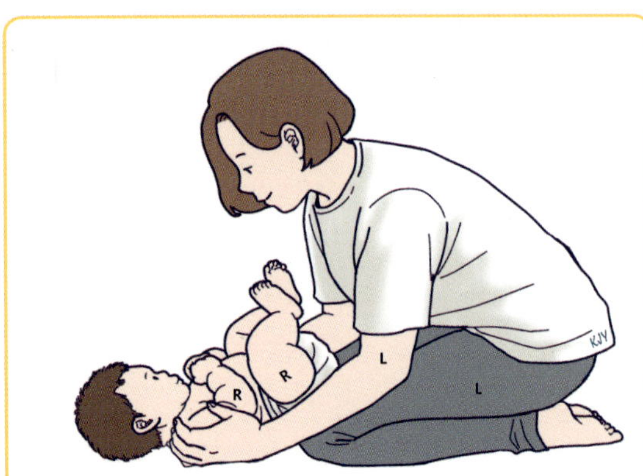

그림 1.3.4 어깨 내리기

- 양손으로 아기의 견갑골을 감싸서 바깥으로 벌린다.
- 그 다음, 아기 손을 몸 앞으로 모아준다.

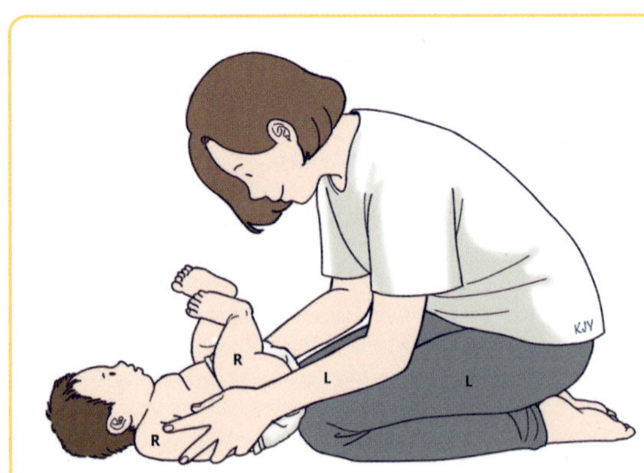

그림 1.3.5

- 각 손으로 아기의 팔을 약간 바깥으로 돌린 다음, 아래쪽으로 가볍게 당기면서 어깨를 내려준다.

어깨 내리기 Shoulder Girdle Depression

아기의 골반을 든 다음, 견갑골을 벌리고 아기 손을 몸 앞으로 모아준다(그림 1.3.4).

양손을 엉덩이로 가져가기 Hands to Hips

어깨가 내려오고 아기가 편안한 상태에서(그림 1.3.5), 팔은 몸통 옆에 나란히 오게 하여 아래쪽으로 가볍게 끌어당긴다(그림 1.3.6). 아기와 교감하며 아기 손이 엉덩이에 닿을 때까지 팔을 아래로 가볍게 끌어당긴다(그림 1.3.6).

아기 손이 엉덩이에 닿으면, 코치는 엄지로 아기의 허벅지 뒤를 받쳐 엉덩이를 구부린다(그림 1.3.6). 미소를 지으며 아기와 눈 맞춤을 유지한다.

아기 몸이 안정적으로 굴곡된 자세, 즉 엉덩이 굴곡, 골반 들림, 팔은 몸통 옆에 나란히 한 자세에서(그림 1.3.6), 아기를 양옆으로 굴린다(그림 1.3.7).

코치도 아기와 함께 머리를 기울이고 양옆으로 체중을 이동하며 움직인다(그림 1.3.7). 아기와 눈 맞춤을 유지한다. 아기는 눈 맞춤을 한 상태에서는 코치의 움직임을 따라 머리를 돌리기 쉽다. 아기 스스로 몸통과 머리를 돌리면 복근이 수축한다.

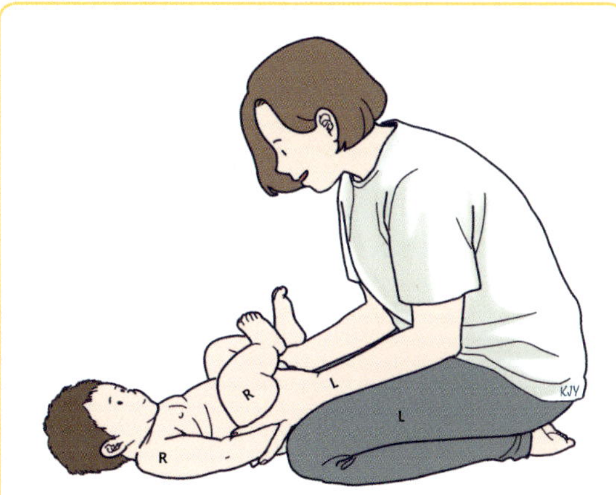

그림 1.3.6 양손 엉덩이로 가져가기

- 아기 팔을 몸통 옆으로 나란히 잡고 밑으로 가볍게 끌어당긴다.
- 아기와 교감하며 아기의 손이 엉덩이에 닿을 때까지 팔을 아래로 당긴다.
- 아기의 손이 엉덩이에 닿으면, 코치는 각각 양쪽 손가락으로 아기의 손과 엉덩이를 함께 잡고 엄지로 허벅지 뒤를 받쳐 엉덩이를 구부린다.

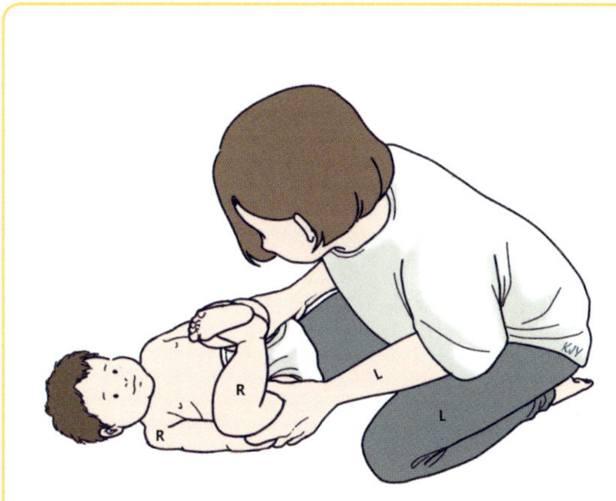

그림 1.3.7

- 안정적인 굴곡 자세에서 아기를 양옆으로 굴린다.
- 코치도 아기의 움직임과 리듬에 맞춰 움직인다.

어깨를 내려주는 다른 운동법 Option for Shoulder Girdle Depression

견갑골을 위쪽으로 끌어당기는 근육(견갑거근 및 상부 승모근)을 직접 신장시킨다. 코치는 각 손으로 아기의 어깨를 한쪽씩 잡는다(그림 1.3.8).

주의: 처음에는 아기의 어깨가 더 올라갈 수 있다. 미소를 지으며 아기와 눈 맞춤을 유지한다.

코치는 아기의 어깨에 검지를 대고 손을 컵 모양으로 만들어 아기의 위팔을 감싼다(그림 1.3.8). 손으로 아기의 위팔을 바깥으로 돌리고 가볍게 끌어당기면서 검지로 아기의 어깨를 천천히 아래로 내려준다(그림 1.3.9).

검지로는 아기의 어깨를 지그시 아래로 눌러주고, 손으로 위팔을 점점 강하게 밑으로 당기면서, 가볍게 진동을 주며 어깨를 조금씩 내려준다.

어깨가 내려가면 목이 신장되어 머리와 목이 약간 굴곡되므로 시선이 아래로 향하게 된다(그림 1.3.9). 코치는 아기의 어깨를 내리면서 손바닥 외측면으로는 팔을 몸 앞으로 모아준다.

아기의 골반은 들린 상태일 때 머리 및 목의 신전근이 신장된다.

아기의 어깨가 내려간 상태에서, 아기 손을 잡아 엉덩이에 닿게 한다. 양옆으로 번갈아 굴리면서 굴곡근의 수축을 촉진시킨다.

주의: 아기가 싫어하면 억지로 하지 않는다.

조심할 점

- 아기의 등이 바닥에 닿은 자세에서 골반을 든다.
- 골반은 들린 상태로 유지한다.
- 아기와 웃는 얼굴로 눈 맞춤을 유지한다.
- 통증이 유발되면 안 된다. 움직임에 저항감이 느껴지면 힘을 줄이고 좀 더 부드럽게 한다.
- 아기의 어깨를 가볍게 아래로 당긴다. 강제로 하지 않는다.
- 힘을 주는 세기와 팔을 끌어당기는 강도를 차차 늘려간다.
- 엉덩이를 구부리고, 골반이 들린 자세로 양옆으로 번갈아 굴린다.
- 코치도 아기와 함께 리듬에 맞춰 머리를 기울이고, 양옆으로 체중을 이동하며 움직인다.

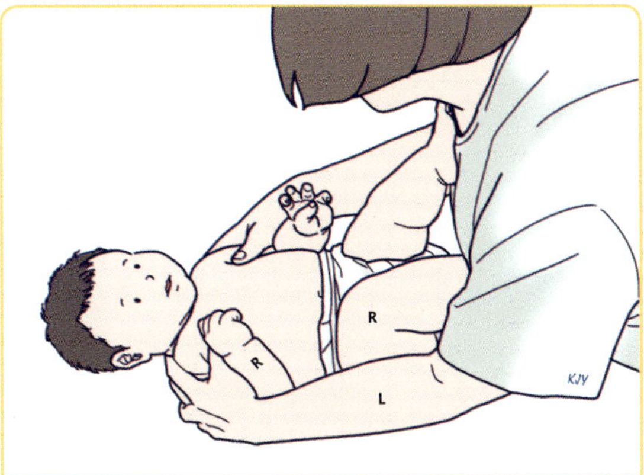

그림 1.3.8 어깨를 내려주는 다른 운동법

- 양쪽 검지를 아기의 어깨에 대고 손을 컵 모양으로 만들어 아기의 위팔을 감싼다.

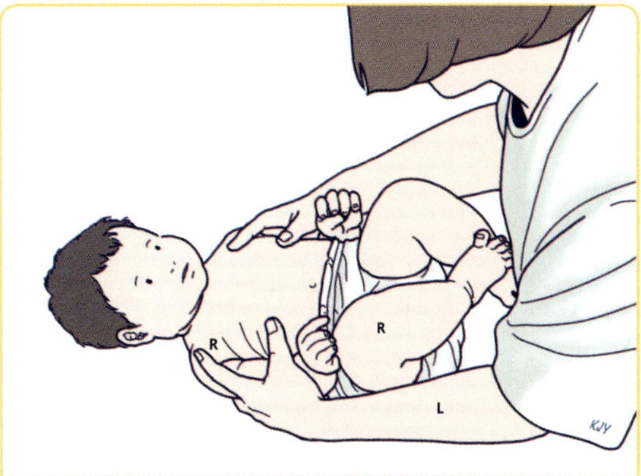

그림 1.3.9

- 손으로 아기의 위팔을 바깥으로 돌리면서 가볍게 끌어당기고, 검지로 어깨를 천천히 내려준다.

움직임의 요소적 목표

- 척추신전근 신장
- 엉덩이 신전근 신장
- 머리, 목, 몸통, 엉덩이, 무릎의 굴곡근 수축
- 머리, 목, 몸통의 대칭적 굴곡
- 견갑거근 신장
- 능동적 머리 돌리기
- 눈으로 따라가기
- 자기-탐색
- 탐색하는(만지는) 신체부위에 맞게 손 모양 취하기

기능적 목표

- 머리조절에 필요한 머리-목-어깨 근육의 관절범위 증가
- 다양한 방향으로 팔 뻗기에 필요한 어깨 및 팔의 운동범위 증가
- 머리와 팔의 사용에 필요한 흉곽의 안정성 유지를 위한 복근 수축
- 눈 근육의 발달을 촉진하는 눈으로 따라보기 활동

1.4 손과 눈으로 하는 촉각적 · 시각적 신체 탐색 운동

Tactile and Visual Body Exploration With Hands and Eyes

이 운동의 목표는 신체 탐색을 통한 촉각적 · 시각적 피드백으로 신체 인식력(body awareness)을 높여주는 것이다. 또한 척추신전근 신장, 목 및 몸통 굴곡근의 대칭적 수축, 능동적 팔 뻗기 및 잡기의 촉진, 아래쪽 쳐다보기 그리고 시선 이동 등이다.

아기 자세 매트, 경사매트 또는 코치 무릎에 아기 엉덩이가 살짝 들리도록 눕힌다. 등은 바닥에 닿아야 한다.

아기를 다리 위에 눕혔을 때, 등이 들리면 아래의 다른 자세를 선택한다.

코치 자세

- 무릎앉기 자세로 아기 앞에 앉는다. 아기와 눈 맞춤을 유도한다.
- 바닥 또는 의자에 앉아 아기를 무릎 위에 눕힌다. 아기의 머리와 몸통이 뒤로 젖혀지지 않게 한다. 아기와 눈 맞춤을 유도한다.
- 다리를 뻗거나 무릎에 아기를 눕히고 앉는 것이 어려우면, 서서 운동시킬 수 있는 테이블을 사용한다. 아기와 눈 맞춤을 유도한다.

코치의 손 위치 및 움직임 양손을 각각 아기의 몸통과 골반 외측에 댄다(그림 1.2.1). 골반을 아래쪽으로 당기면서 약간 들어 코치 다리에 닿게 한다. 아래쪽으로 당기는 힘에 척추신전근이 신장되고, 골반이 들린 상태에서는 척추신전근이 신장된 상태로 유지된다. 아기의 등은 바닥에 닿아야 한다.

이어지는 운동은 위의 시작 자세 또는 "이렇게도 할 수 있어요"에서 소개하는 자세로 연습시킨다.

양손 모으기 Hand to Hand

아기의 골반을 들어 척추신전근을 신장시킨 상태에서, 손을 컵 모양으로 만들어 아기의 팔을 감싸 몸 앞으로 가져와서 두 손을 모아준다(그림 1.2.8 참고). 아기가 손을 쳐다보도록 유도한다. 아기가 손에 관심을 가질 수 있게 박수치기 또는 손바닥 비비기 같은 동작을 취해준다. 아기가 관심을 갖는 손 놀이를 계속하면서 시선을 밑으로 내려 자기 손을 쳐다보게 한다.

이 자세에서, 아기의 한쪽 손으로 다른 쪽 팔을 터치시키면서, 눈으로 자신의 손 움직임을 쳐다보도록 유도한다.

운동을 시키는 동안 웃는 표정으로 아기와 눈 맞춤을 유지한다.

운동 팁 이 자세로 몸에 크림을 발라주면 좋다. 촉각 자극을 강화시킬 수 있다.

손을 무릎으로 가져가기 Hands to Knees

코치는 각 손으로 아기의 몸통과 골반 외측을 잡고 엄지는 아기의 허벅지 뒤쪽을 받친다(그림 1.4.1). 네 손가락으로 아기의 골반을 아래쪽으로 당기면서 골반을 들어 코치의 무릎에 걸치고 엄지로 아기의 엉덩이를 구부린다. 골반을 아래로 당기면 척추신전근이 신장되고, 골반이 들린 상태에서는 척추신전근이 신장된 상태로 유지된다. 아기의 등은 바닥에 닿아야 한다.

아기의 골반을 약간 든 상태에서, 몸통을 아래로 당겨 엉덩이 굴곡 자세를 유지한다. 이 자세에서 아기가 양손으로 무릎을 만지고 놀도록 유도한다. 눈으로 손과 무릎을 쳐다보게 한다. 시선은 자연스럽게 밑으로 향하게 된다(그림 1.4.1).

아기의 체중을 양옆으로 번갈아 천천히 이동시킨다. 아기의 신체 탐색 놀이에 방해가 되지 않는 범위 내에서 움직인다.

운동을 하는 동안, 미소 짓는 표정으로 아기와 눈 맞춤을 유지한다.

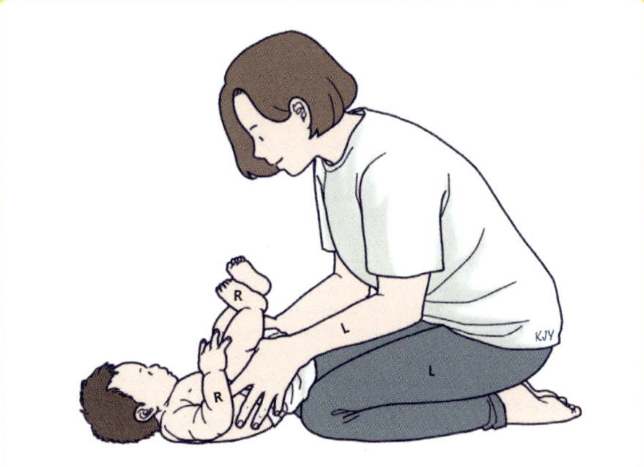

그림 1.4.1 손과 눈으로 하는 촉각적 · 시각적 신체 탐색 운동: 손을 무릎으로 가져가기

- 각 손으로 아기의 몸통과 골반 외측을 잡고 엄지는 아기의 허벅지 뒤쪽에 댄다.
- 네 손가락으로 아기의 골반을 아래쪽으로 당기면서 골반을 약간 들어 코치의 무릎에 걸치고 엄지로 아기의 엉덩이를 구부린다.
- 아기가 손으로 무릎을 만지고 놀면서 눈으로도 쳐다보게 한다.

손을 종아리로 가져가기 Hands to Legs

이렇게도 할 수 있어요! 왼손을 아기 골반 뒤쪽에 대고 아래 방향으로 당기면서 바닥에서 약간 든다(그림 1.4.2). 아기의 등은 바닥에 닿아야 한다.

위 자세에서, 왼손은 몸통을 계속 끌어당기고 오른손으로 아기의 양쪽 다리를 구부린다. 아기 시야에서 다리가 보여야 한다. 억지로 하지 않는다. 다리를 구부릴 때, 저항감이 느껴지면 힘을 약간 줄인다.

이 자세에서 아기가 손으로 다리를 가지고 놀게 한다. 시각과 활동을 통합시키기 위해 아기가 손과 다리를 볼 때까지 기다린다. 시선을 밑으로 내려 눈으로 손과 무릎을 탐색할 수 있는 매우 좋은 운동이다(그림 1.4.2).

아기의 체중을 양옆으로 천천히 움직인다. 아기의 놀이에 방해가 되지 않는 범위에서 움직인다.

운동하는 동안 미소 짓는 표정으로 아기와 눈 맞춤을 유지한다.

손을 발로 가져가기 Hands to Feet

이렇게도 할 수 있어요! 양손으로 무릎을 잡고 엄지를 무릎 뒤에 댄다(그림 1.4.3).

아기의 엉덩이를 굴곡시키고 골반을 바닥에서 살짝 든다(그림 1.4.3). 아기의 엉덩이를 구부린 자세에서, 몸통을 약간 밑으로 당기듯이 척추신전근을 신장시킨다. 아기의 등은 바닥에 닿아야 한다.

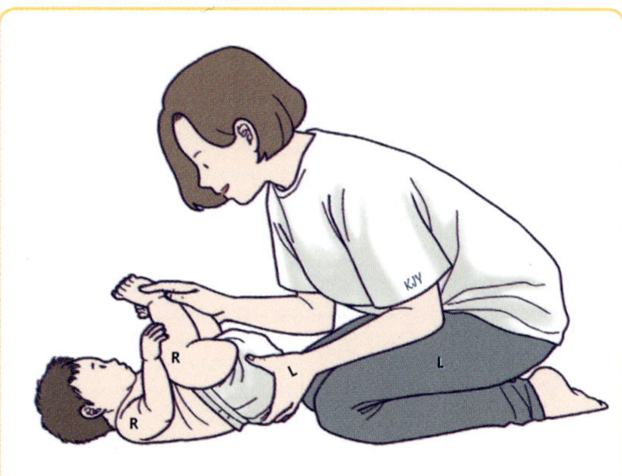

그림 1.4.2 손을 종아리로 가져가기

- 왼손으로 골반을 아래쪽으로 당기면서 들어주고, 오른손으로 아기의 다리를 구부린다.
- 아기 시야에서 다리가 보여야 한다.

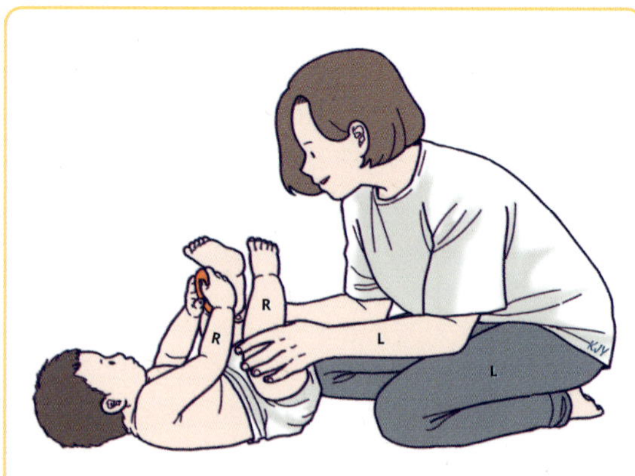

그림 1.4.3 손을 발로 가져가기

- 각 손으로 아기 무릎을 잡고 엄지는 무릎 뒤에 댄다.
- 아기의 엉덩이는 굴곡시키고 골반은 바닥에서 약간 든다.
- 아기가 눈으로 쳐다보며 손으로 다리와 발을 가지고 놀게 한다.
- 왼발, 오른발 번갈아서 가지고 놀게 한다.

이 자세에서 아기가 손으로 다리와 발을 만지고 놀게 한다. 눈으로 손과 발을 쳐다보는 것을 확인한다. 시각과 활동을 통합시키기 위해서다. 아기가 발을 번갈아 보면서 시선을 옮기는 연습을 할 수 있는 매우 좋은 자세다(그림 1.4.3).

운동하는 동안 미소 짓는 표정으로 아기와 눈 맞춤을 유지한다.

조심할 점

- 아기의 등이 바닥에 닿아야 한다.
- 골반은 들린 상태로 유지되어야 한다.
- 억지로 움직이지 않는다. 다리를 구부릴 때, 저항감이 느껴지면 힘을 줄인다.

움직임의 요소적 목표

- 척추신전근 신장
- 머리, 목, 몸통의 굴곡근 사용
- 어깨 굴곡 및 팔꿈치 신전
- 엉덩이 굴곡 및 무릎 굴곡
- 엉덩이 굴곡 및 무릎 신전
- 손으로 몸을 만지며 탐색하는 활동은 움켜쥐기 반사를 줄여주고, 다양한 형태의 능동적 쥐기의 발달을 촉진함
- 아래쪽 쳐다보기
- 목적 있는 시선 이동

기능적 목표

- 신체 인식력 및 신체 탐색에 필요한 신체 여러 부위로 손 뻗기 및 쳐다보기
- 누워서 팔 뻗기
- 시각 기술의 발달에 필요한 눈 운동

1.5 누운 자세에서 일어나 앉히기

Supine to Sit

이 운동의 목표는 아기가 스스로 일어나 앉기를 연습시키는 것이다.

아기 자세 아기를 매트 또는 경사매트에 눕힌다(그림 1.5.1).

코치 자세

- 무릎앉기 자세로 아기 앞에 앉는다. 아기와 눈 맞춤을 한다(그림 1.5.1).
- 테이블을 사용한다면 아기 앞에 선다.

코치의 손 위치 및 움직임 코치는 각 손으로 아기의 몸통을 잡는다. 아기의 흉곽과 골반을 한쪽 방향으로 천천히 돌리면, 아기가 한 손으로 바닥을 밀며 일어나기 시작한다(그림 1.5.2). 머리 외측바로잡기반응이 나올 때까지 돌림 동작을 계속한다(그림 1.5.3).

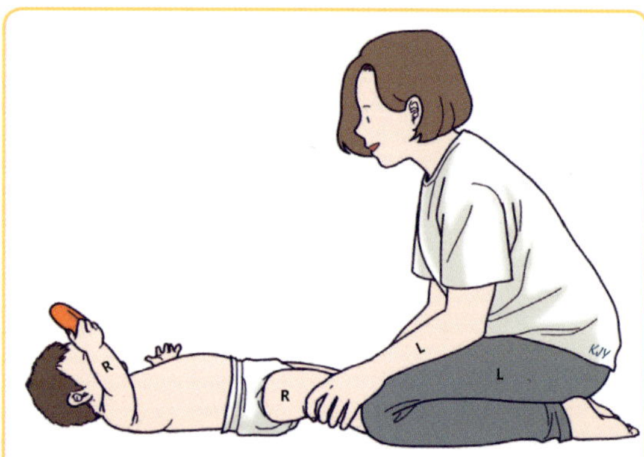

그림 1.5.1 누운 자세에서 일어나 앉기

- 아기를 매트(바닥)에 눕힌다.
- 아기 앞에 앉아 아기와 눈 맞춤을 한다.

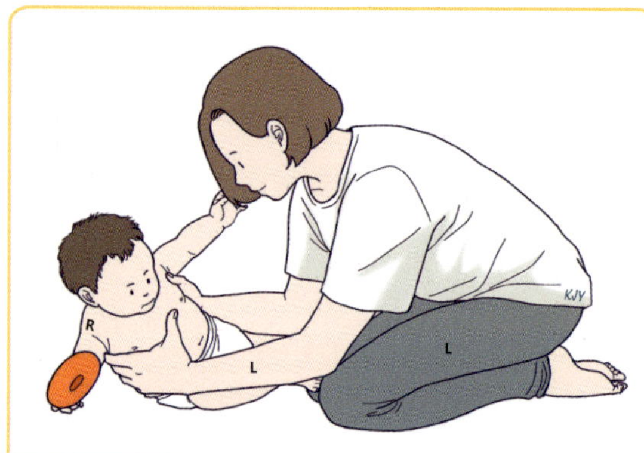

그림 1.5.2

- 각 손으로 아기의 몸통을 잡는다.
- 아기의 흉곽과 골반을 앞쪽으로 돌리면서 아기가 오른손으로 바닥을 짚고 몸을 일으켜 세우도록 조절한다.

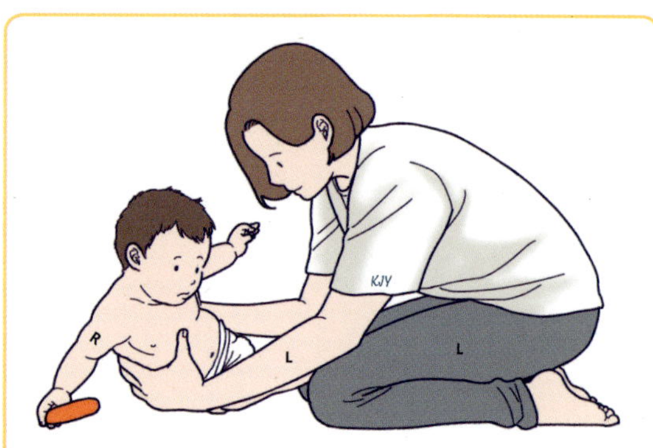

그림 1.5.3

- 머리를 드는 외측바로잡기반응이 나올 때까지 돌림 동작을 계속한다.

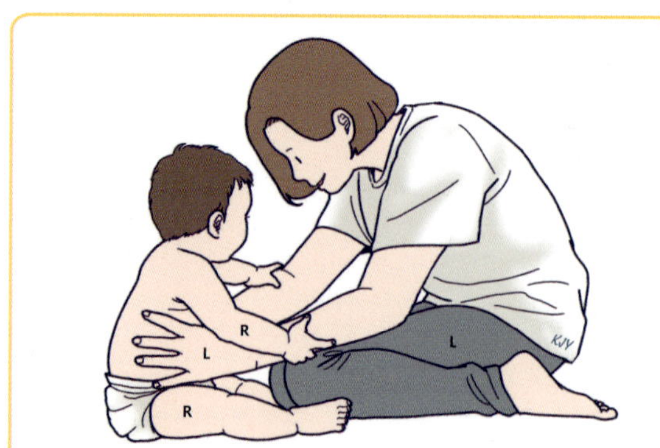

그림 1.5.4

- 아기가 머리를 들면 나머지 앉기 동작을 이어간다.
- 아기가 안정적으로 앉도록 몸통을 잘 잡는다.

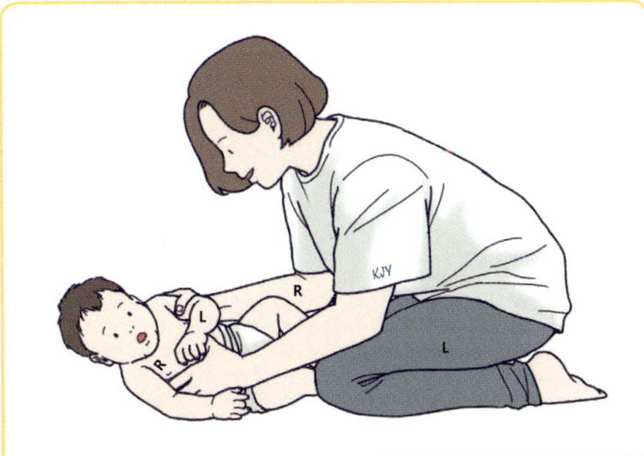

그림 1.5.5 **이렇게도 할 수 있어요!**

- 아기가 체중을 지지하지 않는 쪽(왼쪽) 견갑골을 강하게 모으고 팔을 뒤로 빼면 다음과 같이 한다.
- 오른손으로 아기의 왼쪽 견갑골과 팔을 잡고 왼팔을 가슴 앞으로 가져온 다음, 왼손으로 아기의 몸통을 잡고 흉곽을 조절한다.
- 아기의 흉곽과 골반을 앞쪽으로 천천히 돌려주면, 아기는 오른손으로 바닥을 밀면서 몸을 든다.

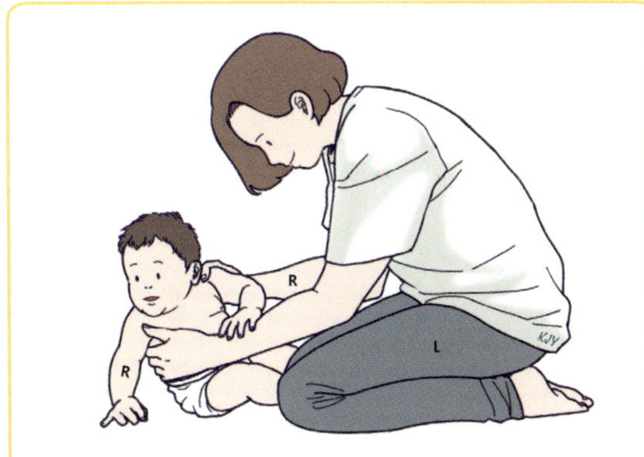

그림 1.5.6

- 아기가 오른팔로 체중을 완전히 지지하고 머리를 들 때까지 몸통을 계속 앞쪽으로 회전시키고, 왼팔은 몸 앞에 오게 한다.

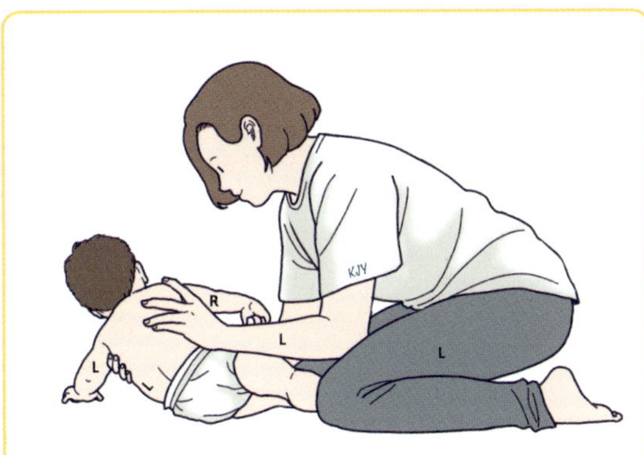

그림 1.5.7

- 코치의 손 위치를 뒤에서 본 그림(그림 1.5.5, 1.5.6, 1.5.8과 손 위치가 반대)
- 오른손으로 아기의 몸통과 흉곽을 조절하고 왼손으로 아기의 오른팔을 앞으로 보내주는 모습

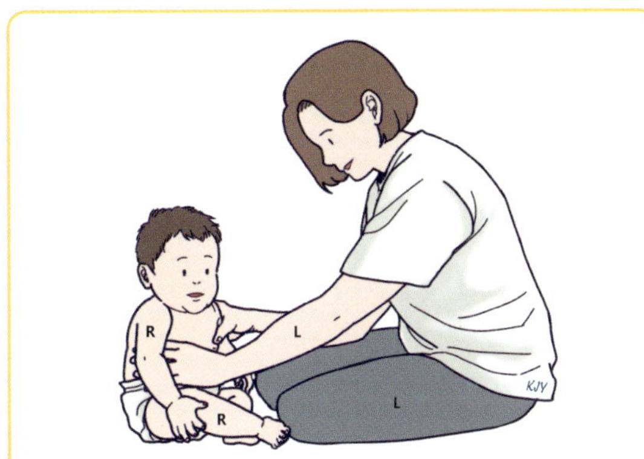

그림 1.5.8

- 아기가 머리를 똑바로 들고 앉을 때까지 아기의 왼팔이 몸 앞으로 나오도록 잘 잡는다.

머리를 똑바로 드는 것은 아기가 일어나 앉기에 참여했다는 의미이다. 아기가 머리를 똑바로 들면 코치는 앉기 동작을 이어간다(그림 1.5.4). 아기가 앉으면 양손으로 아기의 몸통을 안정적으로 잡는다.

이렇게도 할 수 있어요! 아기가 비체중지지측 견갑골을 강하게 모아서 팔이 뒤로 빠지면 다른 방법을 사용한다. 코치는 오른손으로 아기의 견갑골과 팔을 잡고, 팔이 몸 앞에 오게 하고, 왼손으로 아기의 몸통을 잡고 흉곽을 조절한다.

코치가 아기의 흉곽과 골반을 앞쪽으로 천천히 돌려주면, 아기는 오른손으로 바닥을 밀면서 몸을 든다(그림 1.5.5). 코치는 아기의 왼팔을 앞으로 보내주면서 오른팔로 체중을 지지하고 머리를 똑바로 들 때까지 돌림 동작을 유지한다(그림 1.5.6과 1.5.7은 손 위치를 바꿔 뒤에서 본 그림). 코치도 아기의 체중이동 리듬에 맞춰 함께 몸을 움직인다. 아기가 머리를 들면서 일어나 앉는 과정에서 코치는 아기의 왼팔이 몸 앞에 오도록 잘 잡는다(그림 1.5.8). 아기가 앉으면 양손으로 몸통을 안정적으로 잡는다.

움직임의 요소적 목표

- 엉덩이 위로 몸통과 골반 돌림
- 팔로 체중지지
- 머리 외측바로잡기반응
- 복사근 수축

기능적 목표

- 아기 스스로 누운 자세에서 일어나 앉기
- 넘어지지 않고 팔로 짚고 앉기

CHAPTER

2 뒤집기

이 운동의 목표는 누워서 다리를 만지고 놀다가 옆으로 구른 다음(옆으로 뒤집기), 완전히 엎드린 자세로 뒤집기를 연습시키는 것이다.

일반적으로 아기들은 생후 6개월 또는 7개월 후로는 누워서 노는 것을 좋아하지 않는다. 바로 눕혀 두더라도 금새 뒤집고 엎드려서 놀기를 좋아한다. 바로 누워서 할 수 있는 것은 매우 제한적이다. 모빌에 손을 뻗거나 가벼운 장난감 밖에 가지고 놀 수 없다. 주변 환경을 탐색하는 것도 제한적이다. 그러므로 이 책의 누워서 하는 운동은 아직 7개월이 안 된 아기에게 주로 해당한다. 물론, 나이와 상관없이 발달수준을 기준으로 할 수 있다.

2.1 손으로 발잡기: 대칭적 자세로 옆으로 뒤집기

Hands to Feet: Symmetrical Rolling

이 운동의 목표는 아기가 손으로 발을 잡고, 몸을 대칭적으로 구부려서, 옆으로 뒤집기를 연습시키는 것이다. 또 다른 목표는 척추신전근, 엉덩이 신전근, 무릎 굴곡근의 활성화; 목, 몸통, 어깨 굴곡근의 신장; 눈으로 발과 손 쳐다보기 등이다.

아기 자세 아기를 매트(바닥)에 눕히고, 엉덩이와 무릎을 구부린다. 다리를 주로 뻗고 있는 아기는 다음과 같이 한다.

- 아기의 골반을 코치의 몸에 걸친다. 아기의 엉덩이 및 무릎 굴곡이 촉진된다.
- 엄지로 아기의 발목 아래 부분을 잡는다. 아기 손에 다리가 닿도록 엉덩이를 구부린다(그림 2.1.1).

코치 자세 아기를 움직이기 편하도록 아기 앞에 무릎앉기 자세로 앉는다. 아기와 눈 맞춤을 유지한다.

무릎앉기 자세를 취하는 것이 어려우면, 서서 운동시킬 수 있는 테이블을 사용한다.

코치의 손 위치 및 움직임 아기의 골반이 들린 자세에서 각 손으로 아기의 발목을 잡고, 다리를 아기의 손 쪽으로 가져간다. 코치는 이 자세에서, 검지를 아기 손바닥에 대고(그림 2.1.1), 나머지 손가락으로 손을 감싸서 아기의 손과 다리를 같이 잡는다. 아기의 양쪽 다리를 함께 또는 각기 할 수 있다.

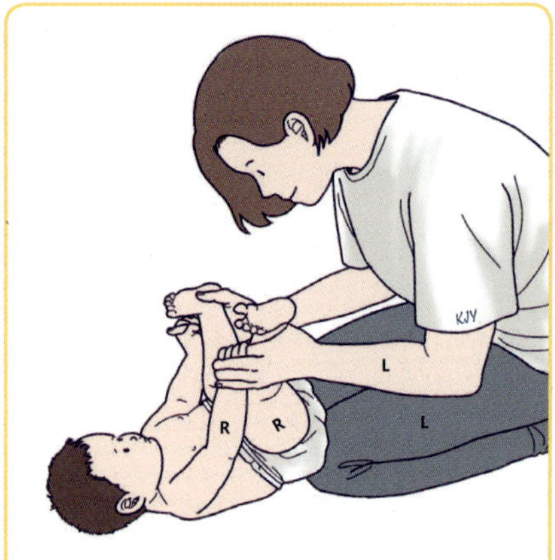

그림 2.1.1 **손으로 발잡기: 대칭적 자세로 옆으로 뒤집기**

- 아기의 골반을 들어 발목을 잡고, 아기의 손 쪽으로 다리를 가져간다.
- 위의 자세에서 검지를 아기 손바닥에 대면, 손을 움켜잡을 것이다.
- 코치는 손가락으로 아기의 손과 다리를 함께 잘 잡는다.

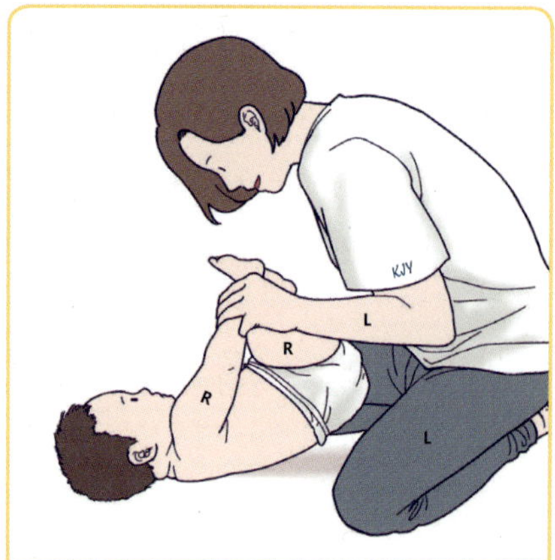

그림 2.1.2

- 아기와 눈 맞춤을 하며 골반이 들린 상태로 아기의 손과 다리를 같이 잡는다.
- 코치는 머리를 오른쪽으로 움직이면서 아기의 오른쪽 팔 · 다리를 미드라인을 지나 반대쪽으로 부드럽게 끌어당긴다.
- 아기가 대칭적으로 왼쪽 옆으로 뒤집을 때까지 계속한다.

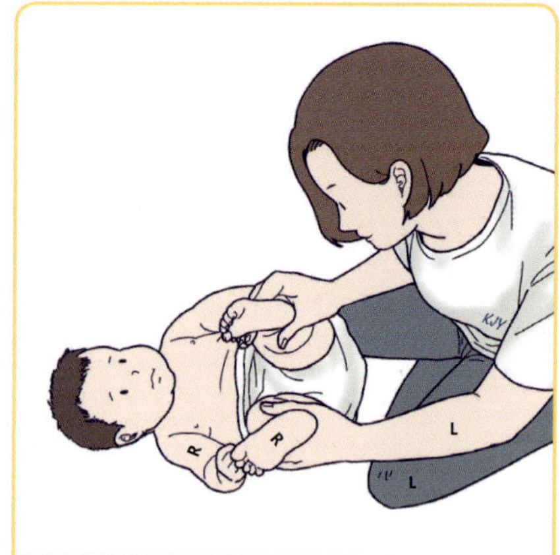

그림 2.1.3

- 반대쪽(오른쪽)도 대칭적 자세로 뒤집기를 연습한다.

아기의 손과 다리를 잡고, 다시 미드라인으로 체중을 이동한 다음 아기의 골반을 들어 목과 몸통의 신전근을 충분히 신전시킨다. 아기의 등은 바닥에서 들리면 안 된다(그림 2.1.1). 아기와 눈 맞춤을 유지한다.

이 자세에서, 코치는 머리를 오른쪽으로 움직이면서 아기의 오른쪽 팔 · 다리를 미드라인을 지나 반대쪽으로 끌어당긴다(그림 2.1.2). 아기가 대칭적 자세로 왼쪽 옆으로 뒤집을 때까지 계속한다. 아기의 머리와 몸은 대칭적인 자세로 움직여야 한다. 오른쪽도 마찬가지로 연습한다(그림 2.1.3). 양쪽을 번갈아서 반복해서 연습시킨다.

운동 팁 코치가 목에 밝은 색 구슬 목걸이를 하고 있으면, 아기의 시선을 끌기에 좋다.

이렇게도 할 수 있어요! 아기 스스로 발쪽으로 손을 뻗으면, 골반을 약간 들어 골반과 몸통을 아래쪽으로 당긴다(그림 2.1.4). 아기의 시야에서 발이 보여야 한다. 아기가 손으로 발을 만질 때까지 기다린다(그림 2.1.4).

아기 손이 발에 닿으면, 코치는 손을 아기 무릎 뒤쪽으로 옮겨 검지로 아기의 팔을 잡고, 오른쪽 옆으로 뒤집기를 도와준다(그림 2.1.5).

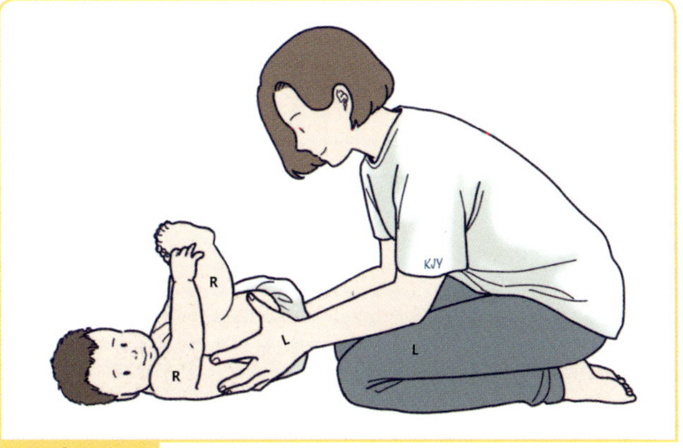

그림 2.1.4 손을 발로 잘 가져가는 아기를 위한 운동법

- 골반을 약간 들어 골반과 몸통을 아래쪽으로 당긴다.
- 아기가 볼 수 있도록 다리를 들어준다.
- 아기가 발쪽으로 손을 뻗을 때까지 기다린다.

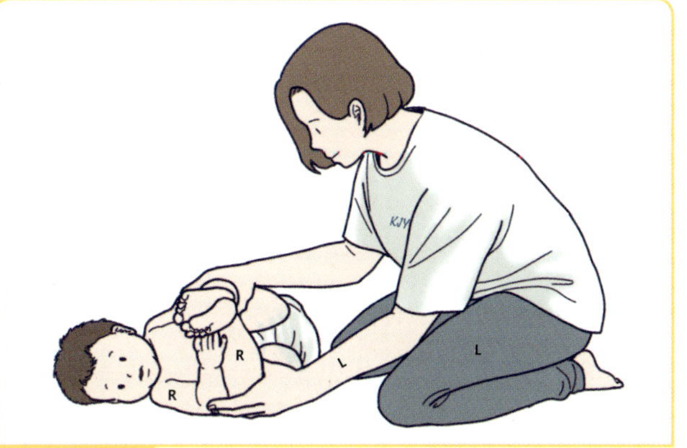

그림 2.1.5

- 아기 손이 발에 닿으면, 코치는 손을 아기 무릎 뒤쪽으로 옮겨 검지로 아기의 팔을 잡고 오른쪽 옆으로 뒤집기를 도와준다.

조심할 점

- 아기 등이 바닥에 닿아야 한다. 아기의 골반을 들 때, 몸통은 대칭적으로 바닥에 닿아 있어야 한다.
- 골반은 들린 상태로 유지한다. 골반이 내려가면 목과 몸통이 과신전된다.
- 아기와 눈 맞춤을 유지하고, 아기가 아래쪽을 쳐다보도록 촉진하면서 머리와 몸통이 옆으로 돌아가게 한다. 아기가 아래 쪽을 쳐다보게 하여 발에 관심을 갖도록 유도한다.

움직임의 요소적 목표

- 척추신전근 신장
- 목과 몸통의 굴곡근(복근) 활성화
- 엉덩이 굴곡 및 무릎 신전
- 어깨 굴곡시켜 아기 스스로 팔 뻗기
- 아래쪽 쳐다보기 촉진
- 옆으로 누운 자세에서 받는 감각피드백(촉각, 전정감각, 고유수용성감각, 시각)으로 외측 바로잡기반응 촉진

기능적 목표

- 신체 탐색에 필요한 손을 발로 가져가기 및 눈으로 발 쳐다보기
- 신체 탐색에 필요한 아래쪽 쳐다보기
- 바로 누운 자세에서 아기 스스로 옆으로 뒤집기

2.2 손을 무릎으로 가져가 대칭적 자세로 옆으로 뒤집기: 4개월의 뒤집기

Hands-to-Knees Symmetrical Rolling: 4-Month Roll

이 운동은 생후 4개월에 발달하는 일반적인 운동기술을 연습시키는 것이다. 누워서 손을 무릎으로 가져가 옆으로 뒤집고 다시 똑바로 눕는 동작이다.

이 운동의 목표는 아기가 누워서 손을 무릎으로 가져간 대칭적 굴곡 자세에서 양옆으로 뒤집기를 연습하는 것이다. 또 다른 목표로는 척추신전근 신장과 목, 몸통, 어깨의 굴곡근 수축 그리고 아래쪽 쳐다보기 등이다.

아기 자세 아기를 매트에 눕히고 엉덩이와 무릎을 구부린다. 다리를 주로 뻗고 있는 아기는 다음과 같이 한다.

- 코치의 다리에 아기의 골반을 걸친다. 아기의 엉덩이와 무릎의 굴곡이 촉진된다.
- 코치는 각 엄지로 아기의 발목 아래 부분을 잡고, 엉덩이를 구부려 아기의 손에 다리가 닿게 한다.

코치 자세 아기를 움직이기에 편하도록 아기 앞에 무릎앉기 자세로 앉는다(그림 2.2.1). 아기와 눈 맞춤을 유지한다.

무릎앉기 자세를 취하기 어려우면, 서서 운동시킬 수 있는 테이블을 사용한다.

코치의 손 위치 및 움직임 아기가 손을 뻗을 수 있게 시야에서 검지를 펴서 보여주며 관심을 끈다(그림 2.3.1 참고). 아기가 손을 뻗지 않으면, 코치는 검지로 아기 팔을 가볍게 쓸어내리는 촉각적 자극을 주고 팔 뻗기를 유도한다(그림 2.2.1). 코치는 손가락을 손목 쪽으로 움직여 손바닥까지 촉각자극을 준다(그림 2.2.2). 아기가 코치의 손가락을 잡으면, 나머지 손가락으로 아기의 손목을 잘 감싸서 아기의 손을 무릎으로 가져간다(그림 2.2.3).

엄지로 아기의 무릎 뒤쪽을 잡고 무릎과 엉덩이를 구부린다.

위와 같은 굴곡 자세에서, 아기를 대칭적으로 오른쪽 옆으로 굴린다(그림 2.2.4). 아기의 머리가 자연스럽게 돌아가고 이어서 몸이 따라 돌아가야 한다. 아기의 체중을 옆으로 이동시킬 때, 아기와 눈 맞춤을 유지하면서 코치도 함께 머리를 옆으로 움직인다.

아기의 골반은 들린 상태로 유지되어야 한다. 아기가 목을 뒤로 젖히려고 하면 골반을 좀 더 들어주는데, 이때 등이 바닥에서 들리면 안 된다.

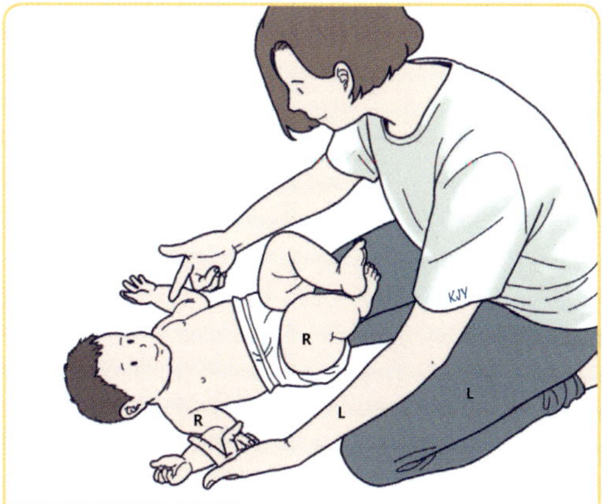

그림 2.2.1 손을 무릎으로 가져가 대칭적 자세로 옆으로 뒤집기: 4개월의 뒤집기

- 아기를 매트에 눕히고 엉덩이와 무릎을 구부린다.
- 양쪽 검지로 아기 팔을 부드럽게 쓸어내리는 촉각자극을 주며 팔 뻗기를 촉진한다.

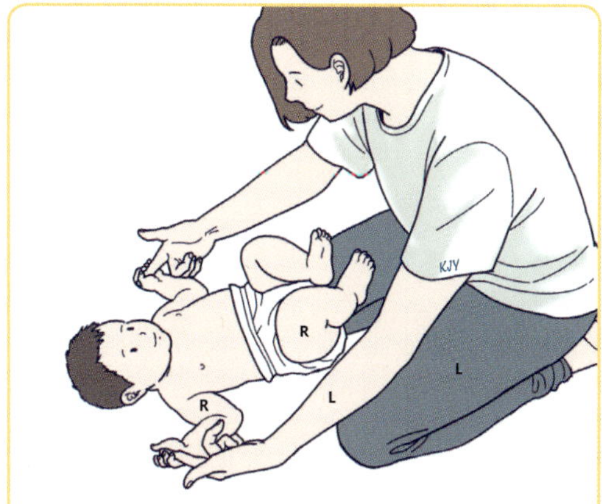

그림 2.2.2

- 검지로 팔에서 손바닥까지 부드럽게 쓸어내리듯이 촉각자극을 준다.

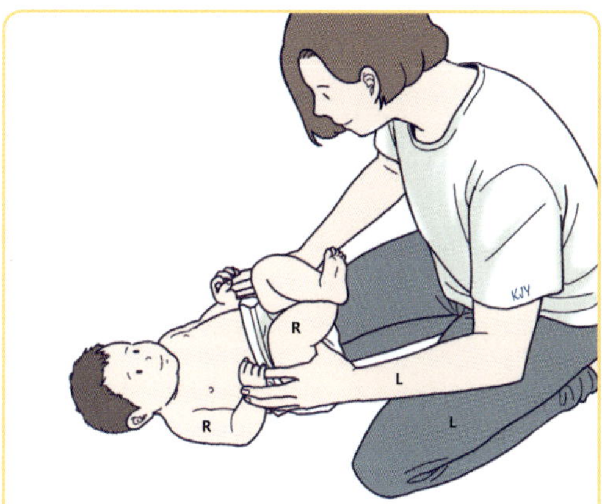

그림 2.2.3

- 아기는 코치의 검지를 잡고 코치는 아기의 손목을 잡는다.
- 코치의 엄지는 각기 무릎 뒤쪽에 대고 무릎과 엉덩이를 구부린다.

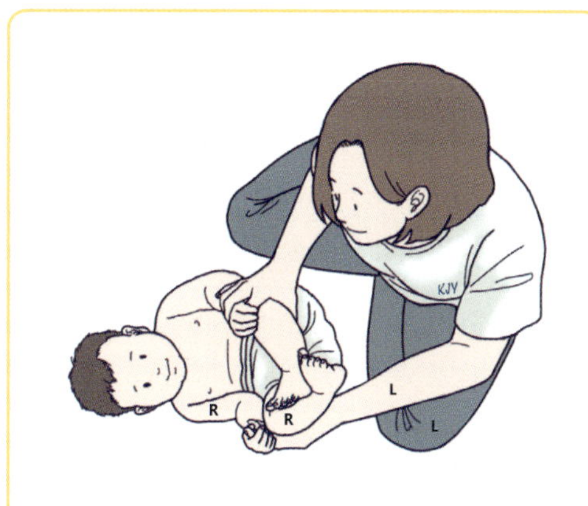

그림 2.2.4

- 아기를 대칭적 자세로 오른쪽으로 굴린다.
- 아기의 머리가 자연스럽게 오른쪽으로 돌아가면, 이어서 몸도 따라서 돌아간다.

옆으로 누운 자세 유지 *Remain in the Sidelying Position*

옆으로 누운 자세를 몇 초 동안 유지시켜 감각자극에 적응시킨다. 아기는 옆으로 누운 자세를 싫어할 수 있다. 하지만 잠깐이라도 자세를 경험시켜주는 것이 좋다. 반복연습으로 차차 이 자세와 감각자극에 적응시킨다.

바로 누운 자세에서 옆으로 몸을 돌리는 과정에서 아기가 느끼는 시각, 전정감각, 촉각, 고유수용성감각, 청각 자극이 달라진다.

아기는 감각계통을 통해 받는 피드백에 적응하고 수용해야 한다.

대칭적 눕기로 돌아가기 *Return to Midline*

옆으로 누운 자세에서 다시 대칭적으로 바로 누운 자세를 취하고 몇 초간 유지시킨다. 아기와 눈 맞춤을 유지하며 아래쪽을 쳐다보도록 유도한다.

반대쪽으로 옆으로 뒤집기 *Roll to Other Side*

대칭적 자세로 왼쪽으로 옆으로 뒤집기를 촉진하고, 그 자세를 몇 초간 유지시킨다. 좌우로 옆으로 뒤집기를 반복한다.

조심할 점

- 아기 등이 바닥에서 들리지 않게 한다. 아기의 골반을 들 때, 몸통은 바닥에 대칭적으로 닿아 있어야 한다.
- 골반은 들린 상태로 유지한다. 골반이 내려가면 목과 몸통이 과신전된다.
- 급하게 움직이지 않는다.
- 아기가 옆으로 누운 자세에 적응하도록 몇 초간 자세를 유지시킨다.
- 아기가 싫어하면 억지로 옆으로 눕히지 않는다.
- 아기와 눈 맞춤으로 아래쪽을 쳐다보도록 촉진하면서 머리와 몸통은 옆으로 돌아가게 한다.

움직임의 요소적 목표

- 척추신전근 신장
- 목 및 몸통 굴곡근(복근) 활성화
- 엉덩이 및 무릎 굴곡
- 어깨 굴곡해서 아기 스스로 팔 뻗기
- 아래쪽 쳐다보기 촉진
- 바로잡기반응의 촉진에 필요한 옆으로 누운 자세에서의 감각자극

기능적 목표

- 신체 탐색에 필요한 손을 무릎으로 가져가기
- 신체 탐색에 필요한 아래쪽 쳐다보기
- 누운 자세에서 아기 스스로 옆으로 구르기
- 변화하는 피드백에 대한 감각계통(시각, 전정감각, 촉각, 고유수용성감각, 운동감각, 청각)의 조정 및 적응

2.3 손을 무릎으로 가져가 비대칭적 자세로 옆으로 뒤집기: 5개월의 뒤집기

Hands-to-Knees Roll to Asymmetrical Sidelying: 5-Month Roll

이 운동은 주로 생후 5개월의 동작이다. 아기가 누워서 옆으로 뒤집은 다음, 다시 바로 눕는 동작과 비슷하다. 4개월의 뒤집기 촉진법과 연결해서 연습시킬 수 있다.

이 운동의 목표는 대칭적으로 굴곡하고 누운 자세에서 몸통을 외측굴곡하고, 다리를 분리시켜 옆으로 뒤집는 과정을 연습시키는 것이다. 또한 체중지지쪽 근육 신장, 비체중지지쪽 머리 외측 바로잡기반응 촉진, 왼팔 · 오른팔 분리 사용 등이 포함된다.

아기 자세 아기를 매트에 바로 눕힌다.

코치 자세 아기를 움직이기 편하도록 아기 앞에 무릎앉기 자세로 앉는다(그림 2.3.1). 아기와 눈 맞춤을 유지한다.

무릎앉기 자세가 어려우면, 서서 운동시킬 수 있는 테이블을 사용한다.

코치의 손 위치 및 움직임 아기의 시야에서 검지를 펴서 놀아주며 손을 뻗도록 유도한다(그림 2.3.1) (예: 아기의 손을 잡고 놀아주면서 시선을 밑으로 내려 손을 쳐다보게 한다).

아기가 코치의 손가락 쪽으로 손을 뻗으면, 검지를 아기 손바닥에 댄다. 나머지 손가락으로 아기의 손이나 손목을 잘 잡는다(그림 2.3.2).

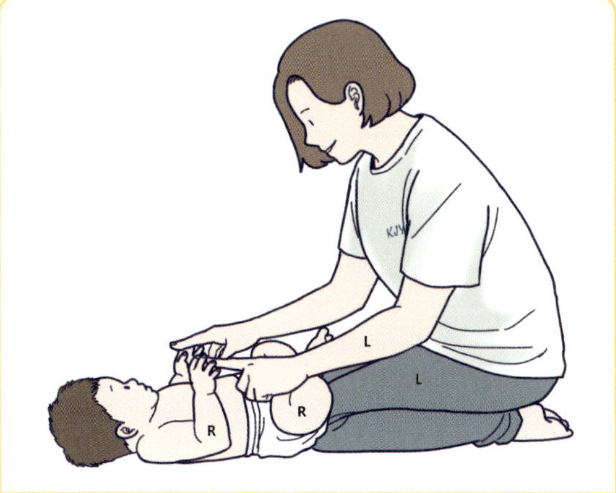

그림 2.3.1 손을 무릎으로 가져가 비대칭적 자세로 옆으로 뒤집기: 5개월의 뒤집기

- 아기를 움직이기 편하게 무릎앉기 자세로 아기 앞에 앉는다.
- 아기의 시야에서 검지를 펴서 놀아주며 손을 뻗도록 유도한다.

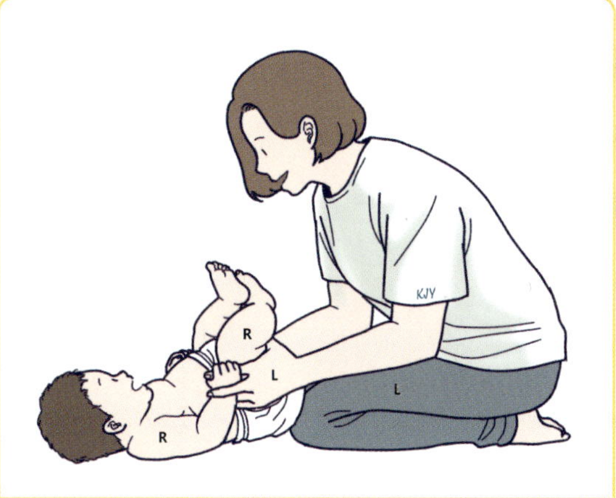

그림 2.3.2

- 아기가 손을 뻗으면, 코치는 검지를 아기 손바닥에 댄다.
- 나머지 손가락으로 아기 손이나 손목을 잘 잡는다.
- 아기 손을 무릎으로 가져온다.
- 엄지를 아기의 무릎 뒤쪽에 대고 무릎과 엉덩이를 구부린다.

아기 손을 무릎으로 가져온 다음, 엄지를 아기의 무릎 뒤쪽에 대고 무릎과 엉덩이를 구부린다(그림 2.3.2).

생후 4개월의 아기가 손을 무릎으로 가져가는 자세와 비슷하다. 이렇게 굴곡된 자세로 옆으로 뒤집기를 연습하다가 엎드린 자세로 뒤집기를 배우게 된다.

이렇게도 할 수 있어요! 아기가 주로 다리를 뻗고 있다면, 다음 중 한 가지 방법으로 아기의 다리를 구부린다.

- 골반을 들어 코치의 무릎에 걸친다. 아기의 엉덩이와 무릎의 굴곡을 촉진하는 자세이다. 코치는 검지를 아기 손바닥에 대고, 나머지 손가락으로 손이나 손목을 잘 잡는다(그림 2.3.2). 아기 손을 아기 무릎으로 가져온 다음, 엄지를 아기 무릎 뒤쪽에 대고 무릎과 엉덩이를 구부린다(그림 2.3.2).
- 먼저, 코치의 엄지를 아기 무릎 뒤쪽에 댄다. 아기의 무릎과 엉덩이를 구부린다. 코치의 검지가 아기 손바닥에 닿도록 아기의 엉덩이를 구부린다(그림 2.3.2).

대칭적 자세로 옆으로 구르기 *Symmetrical Roll to the Side*

아기의 골반을 들어 척추신전근을 신장시킨 다음, 아기를 대칭적으로 오른쪽 옆으로 굴린다(그림 2.3.3).

아기를 움직이는 방향으로 코치도 함께 몸을 움직인다(그림 2.3.3).

5개월 자세 *5-Month Position*

아기를 오른쪽 옆으로 눕힌 후에도, 코치는 양손으로 아기의 골반을 들어준다. 오른쪽 아래팔을 아기의 엉덩이에 댄다(그림 2.3.4).

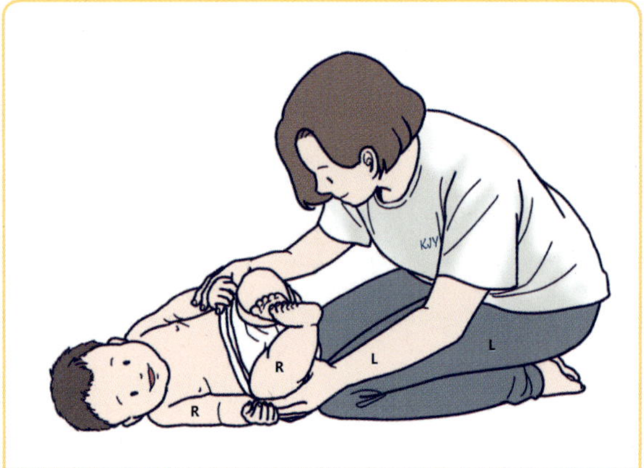

그림 2.3.3 대칭적 자세로 옆으로 뒤집기

- 대칭적 자세로 오른쪽 옆으로 굴린다.
- 아기를 움직이는 방향으로 코치도 체중을 이동하며 함께 움직인다.

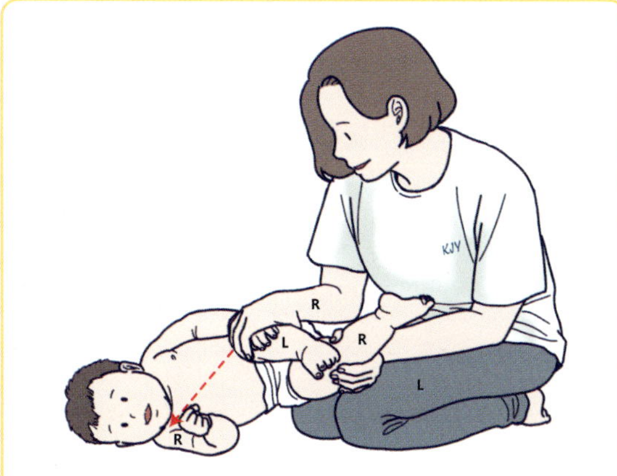

그림 2.3.4 5개월의 자세

- 오른손으로 아기의 왼쪽(위쪽) 다리를 구부려서 잡는다.
- 오른쪽 아래팔을 왼쪽 엉덩이에 대고, 체중지지측 오른쪽 어깨를 향해 대각선 방향으로 힘을 준다.
- 왼손으로 아기의 오른쪽(아래쪽) 다리를 잡고 엉덩이와 무릎을 편 다음, 엉덩이가 바닥에서 들리도록 부드럽게 끌어당긴다.

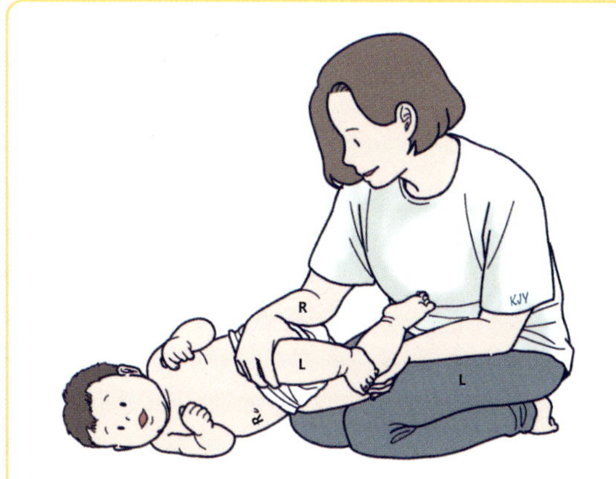

그림 2.3.5

- 아기가 오른쪽 옆으로 누운 자세에서 코치는 오른쪽 아래팔을 아기의 골반에 대고, 아기를 약간 앞으로 굴려서 목과 몸통 신전근의 수축을 유도한다.

코치의 위쪽 손 *Top hand*

아기의 왼쪽 다리를 구부린 자세에서 위쪽 손(그림에서 오른손)을 아기의 골반에 대고(그림 2.3.4), 아래팔로 아기의 골반에서 어깨 쪽으로 대각선 아래 방향으로 가볍게 힘을 준다. 그림 2.3.4에서, 코치는 아기의 왼쪽 골반에서 오른쪽 어깨를 향해 대각선 방향으로 힘을 주고 있다.

아기가 왼팔을 스스로 몸 앞으로 가져오면, 그대로 둔다(그림 2.3.5).

코치의 아래쪽 손 *Bottom Hand*

아기가 오른쪽 옆으로 누운 자세에서, 왼손으로 아기의 오른쪽 다리를 잡는다(그림 2.3.4).

양손 *Both Hands*

코치는 오른손으로 아기의 골반을 잡고, 왼손으로 아기의 오른쪽 다리를 끌어당겨 엉덩이와 무릎은 펴서 골반을 든다(그림 2.3.4). 다리를 억지로 펴지 않는다. 아기가 싫어하면, 완전히 힘을 빼지 말고 힘의 세기를 줄인다.

아기의 아래쪽 다리 끌어당기기 및 골반 들기, 비체중지지측 골반에서 체중지지측 반대쪽 어깨 대각선 방향으로 힘 전달을 통해 아기의 목과 몸통을 외측굴곡시킬 수 있다.

뒤쪽으로 체중이동 *Backward Weight Shifts*

코치는 아기가 오른쪽 옆으로 누운 자세에서 바로잡기반응의 일부를 촉진하기 위해 오른쪽 아래팔을 아기의 왼쪽 골반에 대고, 아기를 살짝 뒤쪽으로 굴려 목과 몸통의 굴곡근 활성화를 유도한다. 뒤쪽으로 체중이동을 경험해야 복근을 사용할 수 있다(그림 2.4.3, 2.4.4, 2.4.5에서 아기의 얼굴, 눈, 입의 차이를 비교해 본다. 그림 2.4.4에서 아기의 체중이 뒤쪽으로 이동되었다).

앞쪽으로 체중이동 *Forward Weight Shifts*

아기가 오른쪽 옆으로 누운 자세에서 바로잡기반응의 일부를 촉진하기 위해 코치는 오른쪽 아래팔을 아기의 왼쪽 골반에 대고 아기를 약간 앞쪽으로 굴려(그림 2.3.5) 목과 몸통의 신전근 수축을 촉진한다. 대부분의 아기들이 신전근을 굴곡근보다 잘 조절하므로 앞쪽으로 체중이동을 더 잘한다. 그러므로 뒤쪽으로 체중을 이동하는 연습을 더 많이 해야 한다(그림 2.4.5에서 코치가 아기의 체중을 앞쪽으로 이동시킬 때, 아기의 머리와 몸통이 신전되는 것을 주의 깊게 관찰한다).

아기가 옆으로 누운 자세에서 체중을 지지하는 쪽 몸통은 신장된다. 이 자세에서 아기의 체중을 뒤, 앞으로 교대로 이동시킨다. 보통은 뒤쪽으로 더 많은 연습이 필요하다.

대칭 *Symmetry*

코치는 양손으로 아기의 골반을 들어 다시 대칭적 자세로 바로 눕힌다. 일단 체중이동을 시작한 다음에는 아기 손을 잡아 주지 않아도 된다.

미드라인 자세에 가까워지면 다리만 구부린 상태로 유지하고(그림 2.3.2), 손은 잡지 않는다. 대칭적 굴곡 자세에서, 아기를 반대쪽으로 굴려 5개월의 특징적인 자세인 외측굴곡과 다리의 분리를 반복해서 연습시킨다.

아기를 옆으로 굴릴 때, 아기와 눈 맞춤을 유지하고 골반이 들린 자세를 유지한다.

조심할 점

- 옆으로 누운 자세에서 아기의 골반과 다리는 바닥에서 들린 자세가 되어야 한다.
- 아래쪽 다리를 지그시 끌어당겨 편 자세로 유지한다.
- 아래쪽 다리와 몸의 높이가 비슷해야 한다.
- 위쪽 엉덩이와 무릎은 구부린 자세로 유지한다.

움직임의 요소적 목표

- 척추신전근 신장
- 목과 몸통 굴곡근(복근)의 활성화
- 체중지지측 몸통 근육의 신장
- 비체중지지측 외측바로잡기반응 촉진
- 옆으로 누운 자세에서 뒤쪽으로 체중을 이동시켜 목과 몸통의 굴곡근 수축
- 옆으로 누운 자세에서 앞쪽으로 체중을 이동시켜 목과 몸통의 신전근 수축
- 엉덩이–무릎 굴곡과 엉덩이–무릎 신전의 교대 동작 패턴
- 양쪽 다리 분리
- 견갑골–상완골 운동성 촉진
- 외측바로잡기반응 촉진에 필요한 옆으로 누운 자세에서 감각피드백 경험
- 신체 좌우의 감각 인식력 향상

기능적 목표

- 외측바로잡기반응
- 옆으로 뒤집기
- 옆으로 누워서 놀기

2.4 비대칭적 자세로 옆으로 뒤집은 다음 엎드리기: 6개월의 뒤집기

Asymmetrical Sidelying Roll to Prone: 6-Month Roll

이 운동은 생후 6개월 아기가 옆으로 뒤집기를 거쳐 엎드린 다음, 다시 눕는 동작을 연습시키는 것이다. 앞에서 소개한 두 가지 운동, 즉 대칭적 자세로 옆으로 뒤집기(4개월의 뒤집기), 비대칭적 자세로 옆으로 뒤집기(5개월의 뒤집기)와 함께 연습할 수 있다.

이 운동의 목표는 바로 누운 자세에서 엎드린 자세로 뒤집기를 연습시키는 것이다. 또한, 굴곡 동작으로 뒤집기 시작, 신전 동작으로 뒤집기 완성, 옆으로 누워 몸통을 외측굴곡한 자세에서 굴곡과 신전 동작 자유롭게 취하기 등이다.

아기 자세 아기를 매트에 바로 눕힌다.

코치 자세 아기를 움직이기 편하도록 아기 앞에 무릎앉기 자세로 앉는다(그림 2.4.1). 아기와 눈 맞춤을 유지한다.

무릎앉기 자세가 어려우면, 서서 운동시킬 수 있는 테이블을 사용한다.

코치의 손 위치 및 움직임

4개월의 뒤집기 4-Month Roll

코치는 검지를 아기 손바닥에 대고, 나머지 손가락으로 아기 손 또는 손목을 잘 잡는다. 아기 손을 무릎으로 가져온 다음, 무릎과 엉덩이를 구부린다(그림 2.4.1).

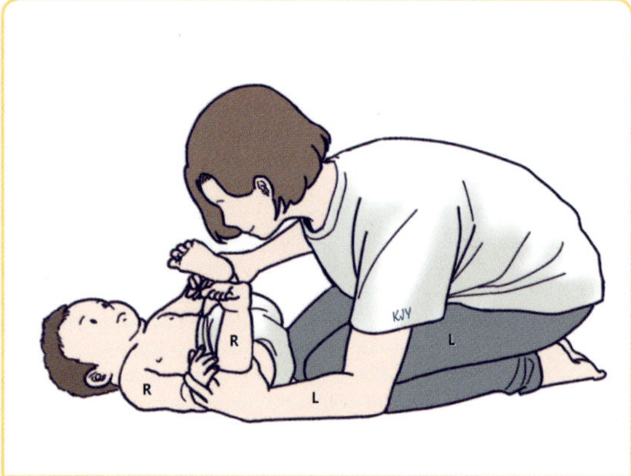

그림 2.4.1 비대칭적 자세로 옆으로 뒤집은 다음 엎드리기: 4개월의 뒤집기

- 각기 검지를 아기 손바닥에 대고 나머지 손가락으로 아기 손목을 잘 잡는다.
- 아기 손을 무릎으로 가져온 다음, 엄지를 아기 무릎 밑에 대고 무릎과 엉덩이를 구부린다.

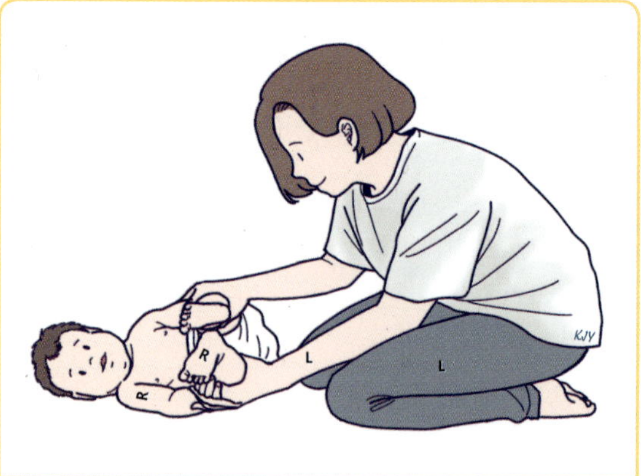

그림 2.4.2

- 구부린 다리를 잘 잡고 대칭적인 자세로 오른쪽 옆으로 굴린다.

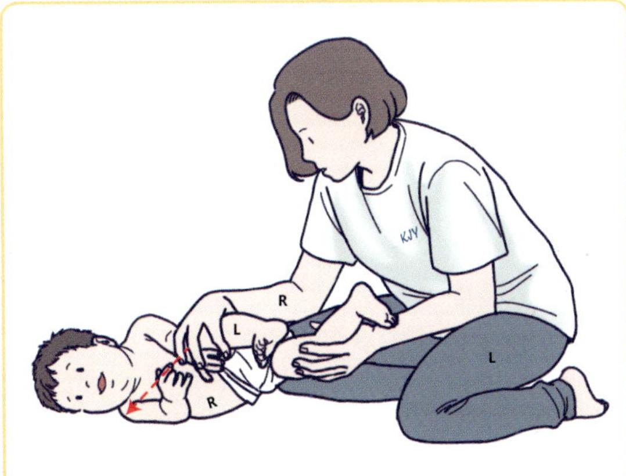

그림 2.4.3 5개월의 뒤집기

- 오른손으로 아기의 왼쪽 엉덩이와 무릎을 구부린 자세로 유지한다.
- 오른쪽 아래팔로 아기 왼쪽 골반에서 체중지지쪽 오른쪽 어깨로 대각선 방향으로 힘을 준다.
- 왼손으로 아기의 오른쪽 엉덩이와 무릎을 위로 약간 당기듯이 펴준다.

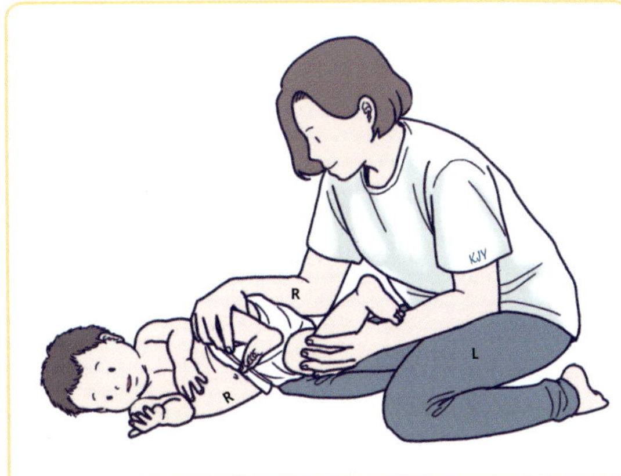

그림 2.4.4 뒤쪽으로 체중 옮기기

- 다리를 분리하여 오른쪽 옆으로 눕힌다.
- 아기의 체중을 뒤쪽으로 옮겨, 목과 몸통의 굴곡근 수축을 유도하고 바로잡기반응*을 촉진한다.

* 바로잡기반응: 체중이 몸 뒤쪽으로 이동되면 목과 몸통을 앞으로 움직여서 목/몸통의 바른 정렬 상태를 유지하려는 반응

다리를 구부려 잘 잡고 대칭적으로 오른쪽 옆으로 굴린다(그림 2.4.2). 아기의 머리와 몸통이 같이 돌아가야 된다.

5개월의 뒤집기 5-Month Roll

아기를 오른쪽 옆으로 굴린 다음에, 아기의 오른쪽 다리(아래쪽)를 잡아서 약간 당기듯이 엉덩이와 무릎을 편다(그림 2.4.3).

코치는 왼손으로 아기의 오른쪽 다리를 들어서 펴주고, 오른손으로 아기의 왼쪽 엉덩이와 무릎은 구부린다(그림 2.4.3). 코치는 오른쪽 아래팔로 아기 골반에서 체중을 지지하고 있는 오른쪽 어깨를 향해 대각선 방향으로 힘을 준다.

뒤쪽으로 체중이동 Backward Weight Shift

아기의 좌우 다리를 분리해서 오른쪽 옆으로 눕힌 자세에서, 오른쪽 아래팔로 아기의 체중을 뒤쪽으로 옮겨 바로잡기반응을 촉진시킨다. 아기는 목과 몸통의 굴곡근을 사용하는 법을 배우게 된다(그림 2.4.4).

주의: 그림 2.4.3과 2.4.4를 비교해 본다. 그림 2.4.4에서 아기의 체중이 뒤쪽으로 옮겨지면, 굴곡근이 활성화되므로 아기는 머리를 구부리고, 입은 다물고, 시선은 아래를 향하게 된다. 아기의 목과 몸통 굴곡근의 활성화는 머리, 목 그리고 시각조절의 발달에 매우 중요하다.

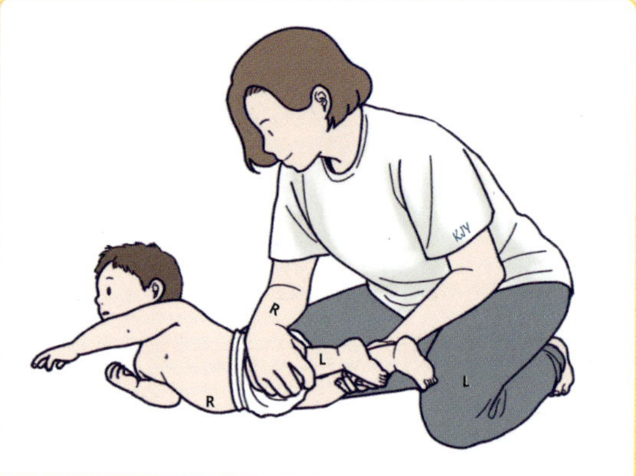

그림 2.4.5 앞쪽으로 체중 옮기기 및 뒤집기 완성: 6개월의 뒤집기

- 오른쪽 아래팔을 아기 골반에 대고 아기의 체중을 앞쪽으로 옮겨 목과 몸통의 신전근을 활성화시켜서 바로잡기반응*을 촉진한다.

* 바로잡기반응: 체중이 몸 앞쪽으로 이동되면 목과 몸통을 뒤쪽으로 움직여서 목/몸통의 바른 정렬 상태를 유지하려는 반응

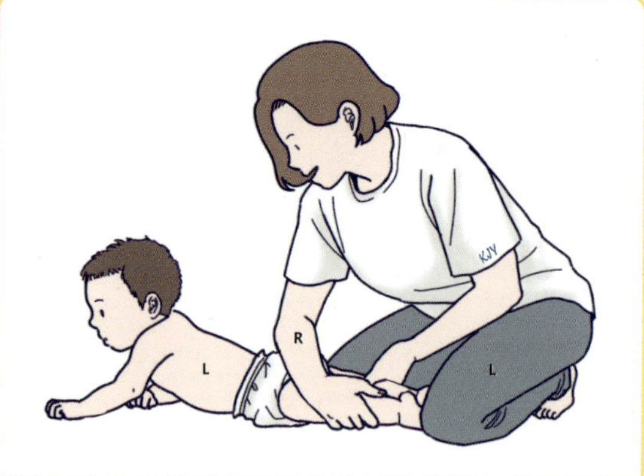

그림 2.4.6 뒤쪽으로 체중 옮기기

- 코치는 아기가 엎드린 자세를 취하도록, 오른쪽 아래팔을 아기 골반에 대고 양쪽 다리를 약간 뒤로 당긴다.
- 체중지지면이 팔에서 몸통으로 옮겨가므로 팔의 사용이 자유로워진다.
- 코치는 오른쪽 아래팔로 아기의 골반을 지그시 누른다.

앞쪽으로 체중이동 및 뒤집기 완성: 6개월의 뒤집기

Forward Weight Shift and Completion: 6-Month Roll

아기를 오른쪽 옆으로 눕힌 자세에서, 코치는 각 손으로 아기의 다리를 잡고 오른쪽 아래팔을 골반에 댄다. 이 자세에서 체중을 앞쪽으로 옮겨, 아기의 목과 몸통 신전근을 활성화시켜 바로잡기반응을 촉진한다(그림 2.4.5).

코치는 아기가 엎드린 자세로 완전히 뒤집을 때까지 아래팔을 골반에 대고, 다리를 조절한다.

코치는 아기가 엎드린 자세를 취하도록 오른쪽 아래팔을 아기 골반에 대고, 양쪽 다리를 약간 뒤로 당긴다(그림 2.4.6). 다리는 펴지고 몸이 코치 쪽으로 가까워진다. 아기의 팔에 실려 있던 체중이 몸통으로 옮겨진다(그림 2.4.6).

코치는 오른쪽 아래팔로 아기의 골반을 지그시 눌러준다. 골반에서 아래 방향으로 힘을 주면 안정적인 지지면이 제공되므로 아기는 머리와 상부 몸통을 들고 팔을 앞으로 가져오기가 쉬워진다.

되뒤집기 연습 *Return*

아기가 엎드린 자세에서 바로 눕기로 되뒤집기를 할 수 있도록 다음과 같이 연습시킨다.

- 엎드린 자세에서 아기의 위쪽(왼쪽) 다리는 구부리고, 아래쪽(오른쪽) 다리는 편다(그림 2.4.5).

- 코치는 오른쪽 아래팔을 아기의 엉덩이에 대고, 오른쪽 옆으로 굴린다(그림 2.4.4).
- 아기가 오른쪽 옆으로 누우면, 위쪽(왼쪽) 다리는 구부린 상태 그대로 두고, 아래쪽(오른쪽) 다리도 구부려서 아기를 바로 눕힌다.

반대쪽도 연습시킨다. 아기가 어깨나 팔을 뒤로 빼는 경향이 없다면, 반대쪽을 연습할 때는 손은 잡아주지 않아도 된다.

운동 팁 아기가 관심을 갖는 장난감을 사용하여 뒤집기를 유도하고, 목표-지향적(goal-directed)인 움직임을 연습시킨다.

조심할 점

- 아기가 옆으로 누운 자세에서 엉덩이와 다리가 들려야 비체중지지측 몸통의 외측굴곡이 유지된다.
- 아기가 뒤집은 다음에는 양쪽 다리를 같이 당기고 골반을 지그시 눌러준다.
- 코치는 아기가 엎드린 자세로 뒤집은 다음에도 아래팔로 아기의 골반을 계속 눌러준다.

움직임의 요소적 목표

- 목과 몸통 굴곡근의 활성화
- 체중지지면의 신장
- 엉덩이와 무릎 굴곡 후 엉덩이와 무릎 신전
- 양쪽 다리의 분리
- 견갑골-상완골의 운동성 촉진
- 아래팔로 체중지지
- 목, 몸통, 엉덩이 신전근의 활성화
- 바로 누운 자세에서 엎드린 자세로 움직이며 감각피드백의 경험

기능적 목표

- 누운 자세에서 엎드린 자세로 독립적 뒤집기
- 엎드린 자세에서 누운 자세로 독립적 되뒤집기

CHAPTER

3 코치 무릎에 아기를 엎드려 눕혀서 하는 운동

3.1 코치 무릎에 아기를 엎드려 눕혀서 하는 운동

Prone on Lap

이 운동의 목표는 아기가 엎드린 자세에 익숙해지도록 적응시키는 것이다. 또한 복직근, 엉덩이 굴곡근, 견갑-상완 근육의 신장; 목, 몸통, 엉덩이 신전근의 수축; 머리 들기; 시각, 촉각, 고유수용성감각, 전정감각 등의 자극이다.

엎드린 자세는 매우 기능적인 자세이다. 체중이동, 팔 · 다리 따로 움직이기(분리), 네발 자세, 네발기기, 일어서기 등을 배울 수 있다.

대개, 발달이 지연된 아기들은 엎드린 자세를 싫어한다. 중력에 대하여 몸을 세우는 것이 어렵기 때문이다. 엎드려서 머리 들기 및/또는 팔로 체중지지하기를 힘들어 한다. 아기가 체중이동을 싫어한다면, 균형유지가 어렵거나 체중이동 시 경험하는 다양한 감각피드백이 싫어서이다. 아기마다 이유는 다를 수 있다. 코치는 아기의 능력, 싫어하는 것, 손상 등을 고려해서 그 이유를 먼저 파악해야 한다. 그 다음, 아기가 엎드린 자세에 적응하고 움직일 수 있는 적절한 운동을 실시한다.

아기 자세 아기의 양팔을 코치의 다리에 걸쳐 무릎 위로 엎드려 눕힌다(그림 3.1.1). 위루관(gastrostomy tube)을 달고 있는 아기들에게 좋은 자세다.

코치 자세 바닥에 다리를 앞으로 뻗고 앉거나, 벤치나 공 위에 엉덩이를 90도로 굽히고 앉는다. 아기의 키에 맞게 다리를 벌린다. 다리 사이로 아기의 복부가 빠지지 않도록 주의한다. 아기를 무릎 위에 눕히기 어렵다면, 볼스터(bolster) 또는 공 위에 엎드려 눕힌다.

코치의 손 위치 왼손으로 아기의 엉덩이와 골반을 잡는다(그림 3.1.1). 아기가 머리를 들 수 있는 안정적인 지지면을 제공해주는 것이다.

오른손으로 아기 시야에서 장난감을 보여주거나, 아기가 안정감을 갖도록 몸통을 잡아준다.

두 손으로 아기를 잡을 경우, 아기에게 보여줄 장난감을 다양한 높이로 미리 준비해둔다. 두 명의 코치가 함께 운동을 시킨다면, 한 명은 장난감을 다양한 높이로 들어서 아기에게 보여준다.

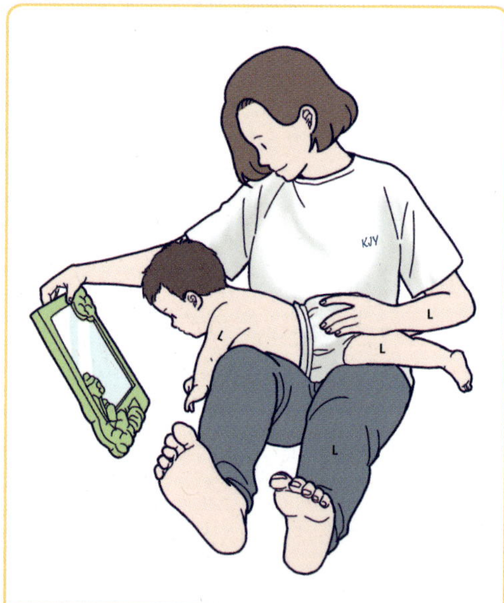

그림 3.1.1 **코치 무릎에 아기를 엎드려 눕혀서 하는 운동**

- 아기의 양팔을 코치 다리에 걸쳐 무릎 위에 엎드려 눕힌다.
- 왼손으로 아기의 엉덩이와 골반을 잘 잡는다.

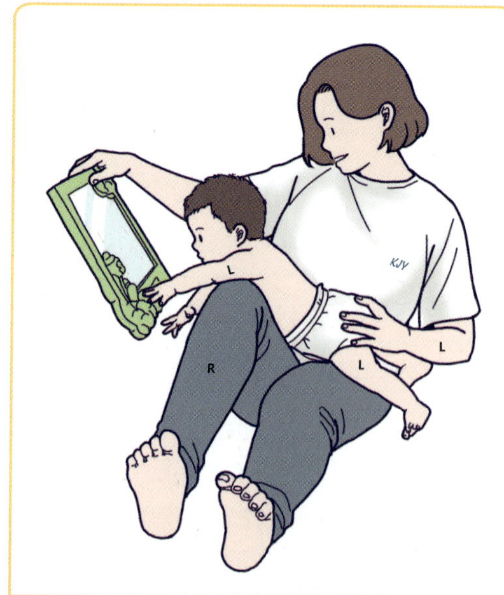

그림 3.1.2

- 오른쪽 다리를 들어 아기가 엎드린 각도에 변화를 준다.
- 아기의 엉덩이와 골반을 눌러주는 힘은 그대로 유지한다.

코치의 움직임 이 운동은 움직임이 매우 적다. 코치는 오른쪽 다리를 들어 아기가 엎드린 각도에 변화를 줄 수 있다(그림 3.1.2). 눈으로 따라보기와 팔 뻗기 능력을 향상시킬 수 있다. 아기의 엉덩이와 골반을 눌러주는 힘은 그대로 유지한다.

편평한 바닥에 엎드리는 것이 어려운 아기들이 있다. 코치는 다리를 들어 아기가 머리를 들기 쉽게 해준다. 수직 자세에 가까워질수록 아기가 느끼는 시각과 전정감각 피드백이 분명해진다.

운동 팁

- 아기 앞에 코치 한 명이 앉아서 아기가 머리를 들도록 다양한 얼굴표정과 함께 노래를 불러 준다.
- 아기가 머리를 들도록 장난감을 위, 아래로 천천히 움직인다.

조심할 점

- 아기가 불편할 정도로 꽉 잡지 않는다.
- 천천히 움직이면서 아기가 머리를 들 때까지 기다린다.

움직임의 요소적 목표

- 복직근 신장
- 엉덩이 굴곡근 신장
- 견갑골과 상완골 사이에 발달한 근육의 신장: 대원근, 상완삼두근, 광배근
- 목, 몸통, 엉덩이의 신전
- 머리 들기
- 시각, 촉각, 고유수용성감각, 전정감각의 자극 경험

기능적 목표

- 엎드려서 하는 모든 활동을 위한 준비
- 감각자극에 적응하고 반응하는 능력 향상

3.2 엎드린 자세에서 외측으로 체중을 이동하는 운동

Prone Lateral Weight Shift

이 운동의 목표는 엎드린 자세에 적응시키고, 좌우로 체중이동을 연습시키는 것이다. 또한 복직근, 엉덩이 굴곡근, 견갑–상완 근육의 신장; 목, 몸통, 엉덩이 신전근 수축; 머리 들기 및 양쪽으로 고개 돌리기; 체중지지쪽 근육의 신장; 외측바로잡기반응에 따른 목 및 몸통 근육의 수축; 촉각, 고유수용성감각, 전정감각 등의 경험이다.

아기 자세 아기의 양팔을 코치의 다리에 걸쳐, 코치 무릎 위에 엎드려 눕힌다.

코치 자세 바닥에 두 다리를 앞으로 뻗고 앉거나, 벤치나 공 위에 엉덩이를 90도로 굽히고 앉는다.

코치의 손 위치 및 움직임: 작은 범위의 체중이동 이 운동은 아기를 엎드린 자세에 적응시키고 몸통에서 작은 범위의 체중이동을 만들어 고개를 양쪽으로 약간이라도 돌리게 하는 것이 목표이다.

왼손은 아기의 엉덩이와 골반에 대고 오른손은 등에 댄다(그림 3.2.1). 손가락을 벌려 아기의 골반과 흉곽을 감싼다. 아기를 안정적으로 잡아야 하지만, 너무 세게 잡으면 안된다.

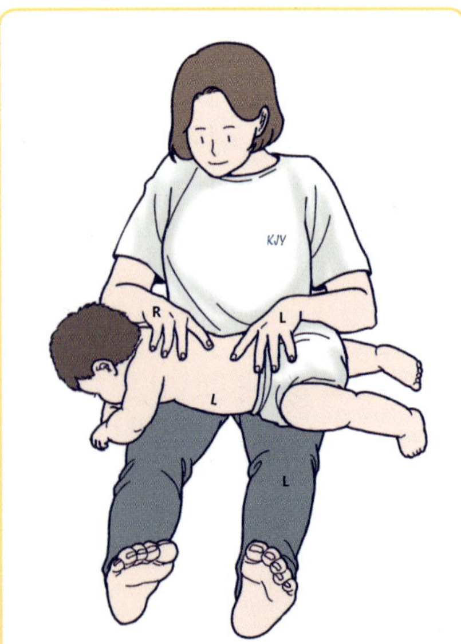

그림 3.2.1 엎드린 자세에서 외측으로 체중을 이동하는 운동

- 아기의 양팔을 코치의 다리에 걸쳐 무릎 위에 엎드려 눕힌다.
- 왼손은 아기의 엉덩이와 골반에, 오른손은 등에 댄다.
- 손가락을 벌려 아기의 골반과 등을 감싼다.

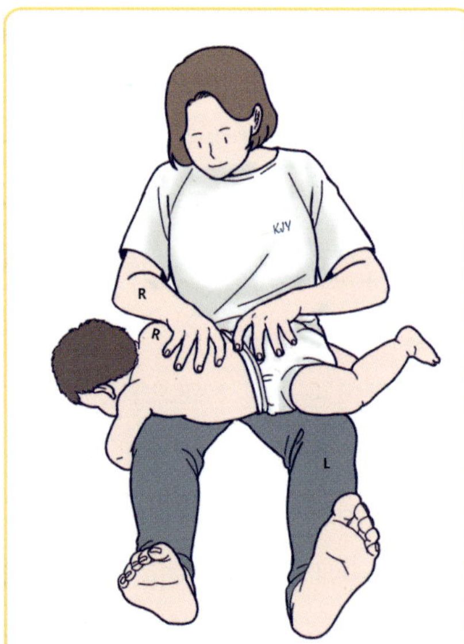

그림 3.2.2

- 아기의 체중을 천천히 오른쪽 몸통으로 옮기면서, 아기가 왼쪽으로 고개를 돌리기를 기다린다.

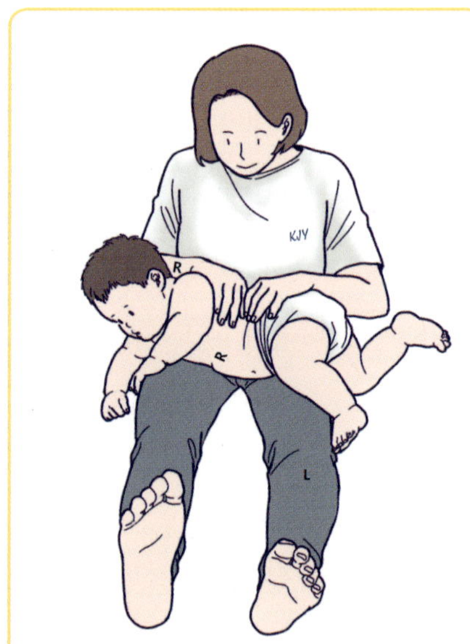

그림 3.2.3

- 아기가 체중이동에 적응하면, 아기의 머리와 몸통에서 외측바로잡기반응이 나온다.
- 다리가 분리될 때까지 오른쪽으로 체중을 이동시킨다.

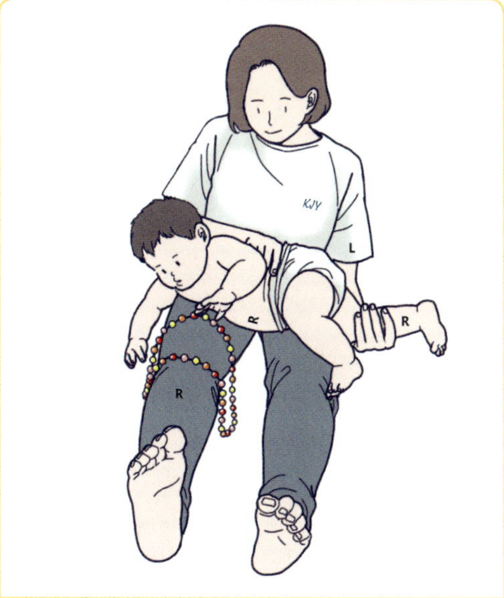

그림 3.2.4

- 체중지지쪽 오른쪽 몸통을 신장시키기 위해, 코치는 왼손으로 아기의 오른쪽 엉덩이와 무릎을 펴서 약간 안쪽으로 돌리면서 아래로 당긴다.
- 오른손은 계속해서 아기의 등을 잡고, 오른쪽 몸통으로 체중을 이동시킨다.

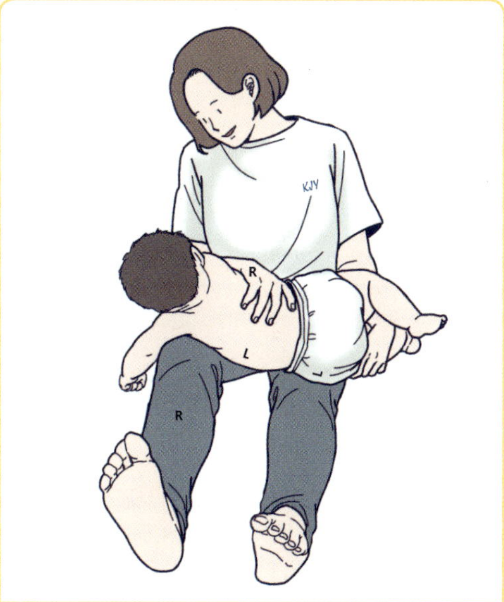

그림 3.2.5

- 코치로부터 멀어지면서 왼쪽으로 체중을 이동시키려면, 오른손은 아기의 등을 잡고 몸통을 움직이고 왼손은 왼쪽 엉덩이와 무릎을 펴서 약간 안쪽으로 돌리면서 아래쪽으로 잡아당긴다.

아기의 체중을 천천히 오른쪽으로 옮긴다(그림 3.2.2). 조금씩 체중을 이동시키면서 차차 범위를 넓혀 간다. 아기의 체중을 오른쪽으로 옮기면서, 고개가 따라서 돌아가기를 기다린다.

움직임: 더욱 큰 범위의 체중이동 아기가 체중이동에 적응하면, 머리와 몸통에서 외측바로잡기 반응이 나온다. 다리가 분리될 때까지 점차 체중이동의 범위를 넓힌다(그림 3.2.3).

체중지지쪽 몸통을 더욱 신장시키기 위해, 왼손으로 체중을 지지하는 오른쪽 엉덩이와 무릎을 펴서 약간 안쪽으로 돌리면서 아래쪽으로 잡아당긴다(그림 3.2.4). 오른손은 계속해서 아기의 흉곽을 잡고, 몸통 오른쪽 외측에 체중이 실리게 한다. 아기 스스로 고개를 돌릴 수 있게 적당한 위치로 코치의 다리 위에 장난감을 놓아둔다(그림 3.2.4).

반대편 몸통 외측, 즉 왼쪽에서 체중을 지지하게 하려면, 오른손은 아기의 등을 잡고 몸통을 움직이고, 왼손은 왼쪽 엉덩이와 무릎을 펴서 약간 안쪽으로 돌리면서 아래쪽으로 잡아당긴다. 코치는 다양한 얼굴표정으로 아기가 고개를 돌려 코치를 쳐다보도록 유도한다(그림 3.2.5)

머리를 잘 들지 못하는 아기는 그림 3.1.2처럼 아기 머리가 엉덩이보다 높은 위치에 오도록 한쪽(오른쪽) 다리를 세운다. 코치는 아기 몸통이 코치의 다리 사이로 빠지지 않도록 다리 간격을 조절한다. 몸통이 다리 사이로 빠지면 아기의 허리가 휘어질 수 있다(과신전).

아기가 엎드린 자세를 몹시 싫어하더라도, 잠깐씩 자세를 취해준다. 이후로, 차차 시간을 늘려가며 엎드린 자세에 적응시킨다.

운동 팁

- 두 명이 함께 운동을 시킬 때는, 한 명은 아기 앞에 앉는다. 다양한 얼굴 표정과 함께 움직이면서 아기가 따라서 고개를 돌리도록 유도한다.
- 장난감을 아기의 얼굴 양쪽 옆으로 움직여 아기가 양옆으로 고개를 따라 돌리도록 유도한다.

조심할 점

- 아기를 안정적으로 잡아야 하지만, 불편할 정도로 꽉 잡지 않는다.
- 너무 빨리 움직이지 않는다.
- 체중이동은 아기가 편안한 범위 내에서 한다.
- 아기가 고개를 돌릴 때까지 기다린다.
- 외측으로 점차 체중이동 범위를 늘린다.

움직임의 요소적 목표

- 복직근 신장
- 엉덩이 굴곡근 신장
- 견갑골과 상완골 사이에 발달한 근육의 신장: 대원근, 상완삼두근, 광배근
- 머리 들기 및 양옆으로 고개 돌리기(머리바로잡기반응)
- 시각, 촉각, 고유수용성감각, 전정감각 등의 자극 경험
- 머리 및 몸통의 외측바로잡기반응 촉진
- 양쪽 다리 분리

기능적 목표

- 뒤집기를 위한 준비
- 외측으로 체중이동에 필요한 모든 활동을 위한 준비
- 5개월 자세의 준비
- 감각자극에 적응하고 반응하는 능력의 향상

3.3 코치 무릎 위에 아기를 엎드려 눕힌 자세에서 옆으로 뒤집기 운동: 촉각적 · 시각적 신체 탐색

Prone to Sidelying on Lap: Tactile and Visual Body Exploration

이 운동의 목표는 아기가 촉각적 · 시각적 피드백으로 신체 부위를 탐색하고, 신체 인식력을 높이는 것이다. 또한 능동적 팔 뻗기 및 잡기, 아래쪽 쳐다보기, 옆으로 누워서 놀기, 체중지지쪽 근육의 신장, 비체중지지쪽 근육의 외측굴곡(머리 외측바로잡기반응 및 몸통 외측바로잡기반응) 그리고 다리의 움직임 촉진 등이다.

아기 자세 아기를 코치 무릎 위에 엎드려 눕힌다.

코치 자세 바닥에 다리를 앞으로 뻗고 앉거나, 벤치나 공 위에 엉덩이를 90도로 굽히고 앉는다.

코치의 손 위치 및 움직임 오른손은 아기의 엉덩이와 골반에 대고, 왼손은 등에 댄다(그림 3.3.1). 손가락을 벌려 아기의 골반과 등을 감싼다. 아기를 안정적으로 잡는다.

머리 및 몸통의 외측바로잡기반응이 나타날 때까지 아기의 체중을 천천히 왼쪽 몸통으로 이동시킨다(그림 3.3.2). 아기가 오른팔(비체중지지쪽)을 뒤로 빼면, 손으로 어깨를 감싸 어깨가 뒤로 젖혀지지 않게 한다(그림 3.3.2). 아기의 골반을 잡고 있던 오른손은 오른쪽 다리로 옮겨 엉덩이와 무릎을 구부린다(그림 3.3.3). 그 다음, 손을 발쪽으로 옮긴다(그림 3.3.4). 오른손으로 아기의 발을 잡는다.

주의: 코치는 언제든지 아기의 자세를 조절할 수 있도록 아기 몸에서 손을 떼지 않고, 아기 다리를 따라 부드럽게 쓸어내리듯이 움직이며 잡는 위치를 바꾼다.

아기를 왼쪽 옆으로 눕힌 다음, 체중을 약간 뒤로 이동시켜 굴곡근의 수축을 촉진한다(그림 3.3.4). 아기의 굴곡근이 수축함에 따라, 코치의 왼손을 아기의 비체중지지쪽 오른쪽 어깨에서 체중지지쪽 왼팔로 옮긴다. 왼쪽 아래팔로 아기의 머리를 받쳐준다.

아기가 손으로 발이나 다리를 만져보게 한다(그림 3.3.4). 아기가 손과 눈으로 발과 다리를 탐색하도록 도와준다.

코치는 몸으로 아기의 몸통을 받쳐주어 아기가 옆으로 누운 자세를 유지하도록 도와준다.

주의: 아기와 얼굴을 마주보는 자세에서는 아기의 움직임을 조절하는 것이 쉽지 않다. 반대쪽을 운동시킬 때는 아기를 돌려서 안는다.

아기 안기 Carrying

아기의 다리를 분리해서 옆으로 안을 수 있다(그림 3.3.5).

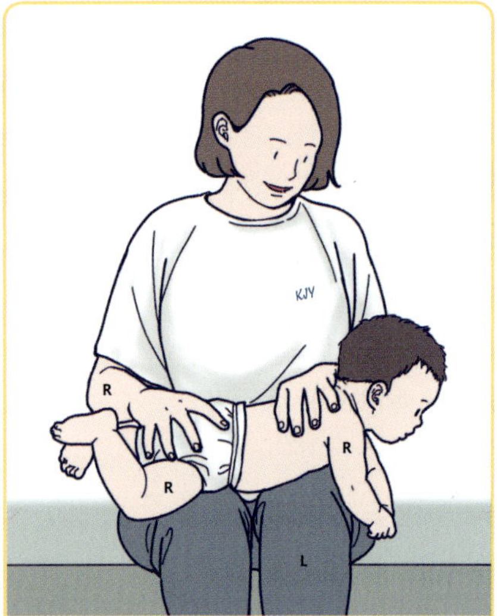

그림 3.3.1 **코치 무릎 위에 아기를 엎드려 눕힌 자세에서 옆으로 구르기 운동**

- 아기를 코치 무릎에 엎드려 눕힌다.
- 오른손은 아기의 엉덩이와 골반에 대고 왼손은 등에 댄 다음, 손가락을 벌려 각기 골반과 등을 감싼다.

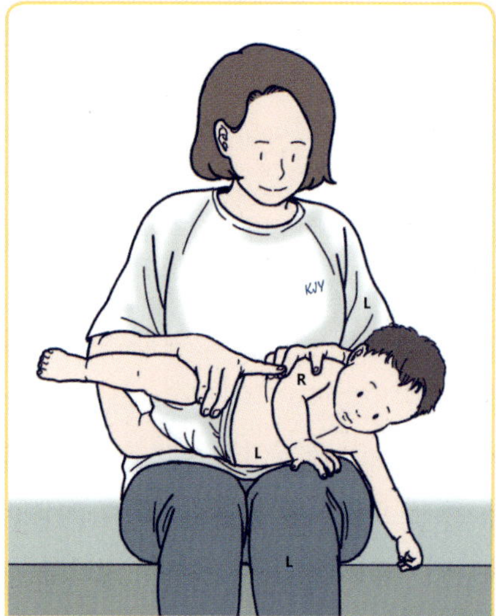

그림 3.3.2

- 머리 및 몸통의 외측바로잡기반응이 나타날 때까지 아기의 체중을 천천히 왼쪽 몸통쪽으로 이동시킨다.
- 왼손을 아기의 오른쪽 어깨로 옮겨 어깨가 뒤로 젖혀지지 않게 한다.

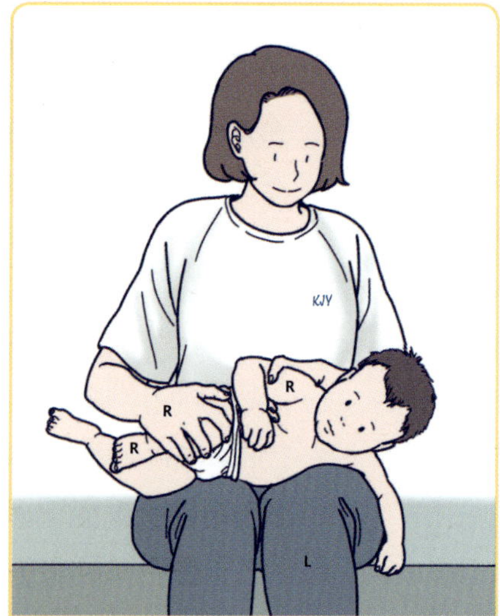

그림 3.3.3

- 아기의 골반을 잡고 있던 오른손을 오른쪽 다리로 옮겨 엉덩이와 무릎을 구부린다.

왼팔은 아기의 체중지지쪽 왼쪽 겨드랑이 밑으로 넣어 아기의 오른쪽 다리를 구부려서 잡는다.

아기의 위쪽 팔(오른팔)을 조절하기 위해, 아기 손바닥에 코치의 왼쪽 손가락을 대면 아기가 손가락을 잡을 것이다. 오른손으로 아기의 체중지지쪽 왼쪽 다리를 펴서 모아준다. 되도록 아기를 똑바로 세워서 안는다(그림 3.3.6).

운동 팁

- 아기 발목에 딸랑이를 달아주면 시각적 주의를 끌기 쉽고, 손을 다리 쪽으로 뻗을 수 있는 자극이 될 수 있다.
- 핸드크림을 사용하면 아기의 관심을 끌 수 있고 촉각 정보가 풍부해진다.

조심할 점

- 코치는 아기가 옆으로 누운 자세를 유지하도록 몸으로 아기의 몸통을 잘 지지한다.
- 아래팔로 아기의 머리를 받쳐준다.
- 아래쪽 엉덩이와 무릎은 펴준다.
- 위쪽 엉덩이와 무릎은 구부린다.

  ─ 다리 분리(leg dissociation)
- 급하게 움직이지 않는다. 아기가 촉각자극에 반응하고 촉각적 탐색을 즐길 수 있도록 시간을 주고 기다린다.

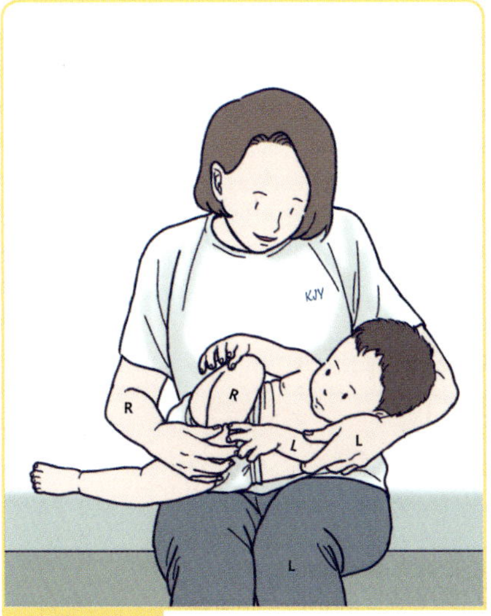

그림 3.3.4 엎드린 자세에서 옆으로 돌기

- 아기의 체중을 약간 뒤로 옮겨 굴곡근의 수축을 촉진한다.
- 오른손으로 아기의 오른발을 잡고, 왼손으로 아기의 왼손을 잡아서 오른발을 만져보게 한다.

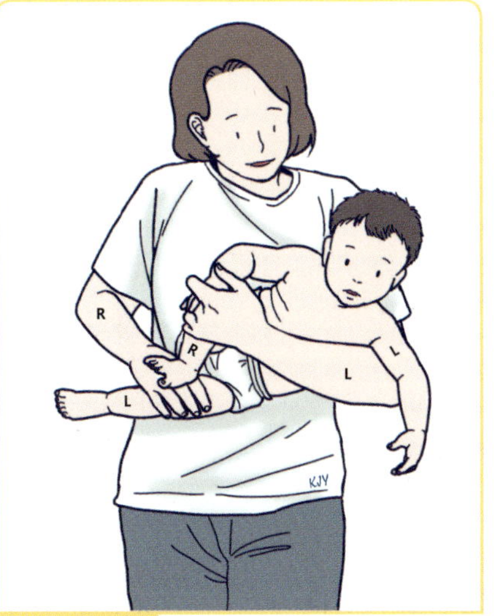

그림 3.3.5 아기 안기

- 왼팔을 아기의 왼쪽 겨드랑이 아래로 넣어 아기의 오른쪽 다리를 구부려서 잡고, 오른손은 아기의 왼쪽 다리를 펴서 양쪽 다리를 분리시켜 안는다.

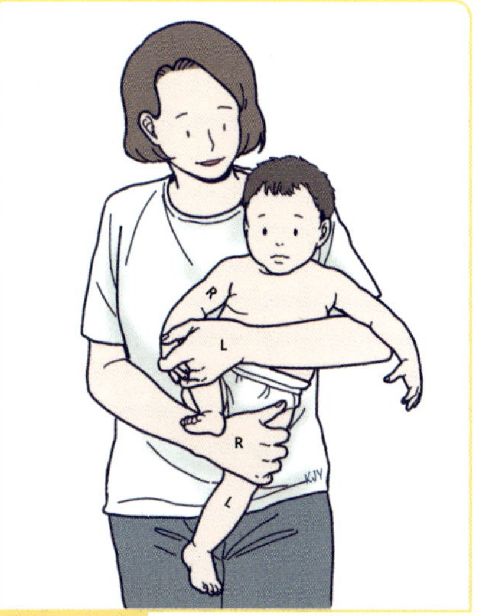

그림 3.3.6

- 가급적 아기를 똑바로 세워서 안는다.
- 오른손으로 아기의 체중지지쪽 왼쪽 다리를 펴서 미드라인으로 모아준다.

움직임의 요소적 목표

- 외측 체중이동을 통한 머리 및 몸통의 외측바로잡기반응 촉진
- 체중지지쪽 몸통과 엉덩이 근육 신장
- 양쪽 다리 분리
- 다리 움직임 촉진
- 팔 뻗기
- 신체 인식력 발달에 필요한 손 및 다리에 대한 시각적 · 촉각적 탐색
- 체중지지쪽 발에 촉각적 · 고유수용성감각 정보 제공

기능적 목표

- 신체 인식력 향상
- 아래쪽 쳐다보기
- 손을 이용한 촉각 탐색
- 손의 사용 및 쥐기 형태의 발달
- 시각적 신체 탐색
- 옆으로 누워서 팔 뻗기 및 놀이를 위한 준비

3.4 코치 무릎 위에 아기를 엎드려 눕힌 자세에서 몸통을 외측굴곡시켜 일으켜 앉히기

Prone to Sit With Lateral Flexion

이 운동의 목표는 엎드린 자세에서 몸통의 외측굴곡으로 외측바로잡기반응을 촉진시켜 일어나 앉는 과정에서 감각 경험을 하고 스스로 일어나 앉기를 연습시키는 것이다.

또한 몸의 축을 중심으로 한 움직임, 체중지지쪽 근육의 신장, 비체중지지쪽 근육의 외측굴곡(머리 외측바로잡기반응, 몸통 외측바로잡기반응), 양쪽 다리의 분리 준비 그리고 시각, 촉각, 고유수용성감각, 전정감각의 자극이 포함된다.

이 운동은 일부 또는 전체를 연습시킬 수 있다.

아기 자세 아기의 양팔을 코치의 다리에 걸쳐 코치 무릎 위에 엎드려 눕힌다.

코치 자세 바닥에 다리를 앞으로 뻗고 앉거나, 벤치나 공 위에 엉덩이를 90도로 굽히고 앉는다.

코치의 손 위치 그림 3.4.1~3.4.12에서 가이드손은 오른손, 보조손은 왼손이다. 오른손을 벌려 아기 다리 사이로 넣어 흉곽을 안정적으로 잡는다(그림 3.4.1과 3.4.2). 근육을 쥐어짜듯이 잡으면 안 된다.

왼손으로 아기의 양팔이 코치의 다리에 걸쳐지도록 잡는다(그림 3.4.1).

옆으로 뒤집기 *Movement to Sidelying*

오른손으로 아기의 흉곽을 잡고, 아기의 왼쪽 몸통이 밑으로 오도록 옆으로 눕힌다(그림 3.4.2). 그 다음, 왼손으로 아기의 아래쪽(왼쪽) 어깨를 앞으로 모아준다(왼쪽 아래팔로 아기 머리를 받쳐 줄 수 있다).

이렇게도 할 수 있어요!

옆으로 누운 자세에서 체중이동 *Weight Shifts in Sidelying*

아기를 옆으로 눕힌 다음, 한 손으로 흉곽을 잡고 아기를 앞뒤로 천천히 굴린다. 아기의 반응을 기다린다. 아기를 뒤쪽으로 움직이면 굴곡근이 수축하고, 앞쪽으로 움직이면 신전근이 수축한다. 다른 손으로는 아기의 아래팔을 잘 조절한다.

옆으로 누운 자세에서 앉기 *Sidelying to Sit*

아기를 왼쪽 옆으로 눕힌 자세에서, 아기의 흉곽을 잡고 있던 오른손으로 아기의 체중을 왼쪽 엉덩이로 옮기면서 일으켜 앉힌다(그림 3.4.3).

아기의 왼쪽 팔을 앞으로 모아주고 필요하면, 코치는 아래팔로 아기 머리를 받쳐준다(그림 3.4.3).

엎드린 자세에서 일으켜 앉히기를 마무리한다(그림 3.4.4).

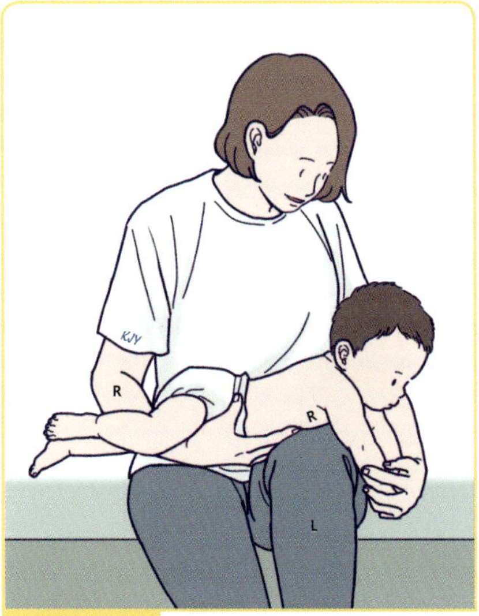

그림 3.4.1 엎드린 자세에서 몸통을 외측굴곡시켜 일으켜 앉히기

- 오른손을 아기 다리 사이로 넣고 손가락을 펴서 흉곽을 안정적으로 잡는다.
- 왼손은 아기의 양팔이 코치의 다리에 걸쳐지도록 잡는다.

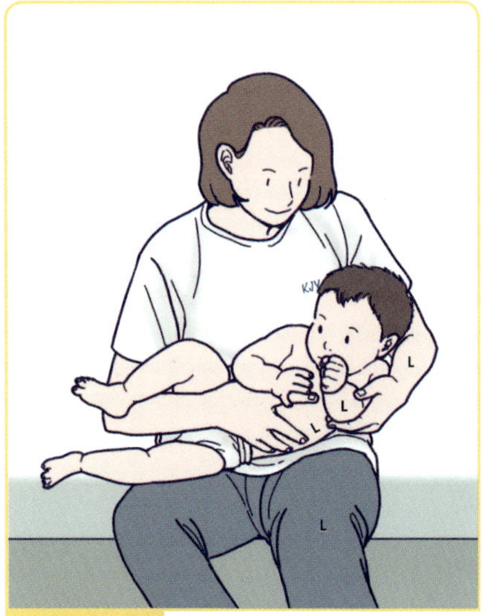

그림 3.4.2 옆으로 뒤집기

- 왼손은 아기의 왼쪽 어깨와 위팔을 잡고, 오른손은 흉곽을 잡아 왼쪽 옆으로 눕힌다.
- 체중을 지지하는 왼쪽 어깨는 앞으로 모아 준다.

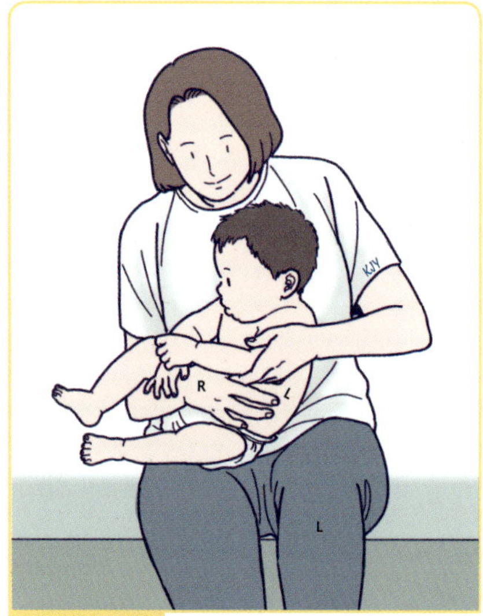

그림 3.4.3 옆으로 누운 자세로부터 앉기

- 아기를 왼쪽 옆으로 눕힌 자세에서, 흉곽을 잡았던 오른손으로 아기의 체중을 왼쪽(아래쪽) 엉덩이로 옮기며 일으켜 앉힌다.
- 아기의 왼쪽 팔은 앞으로 모아준다.

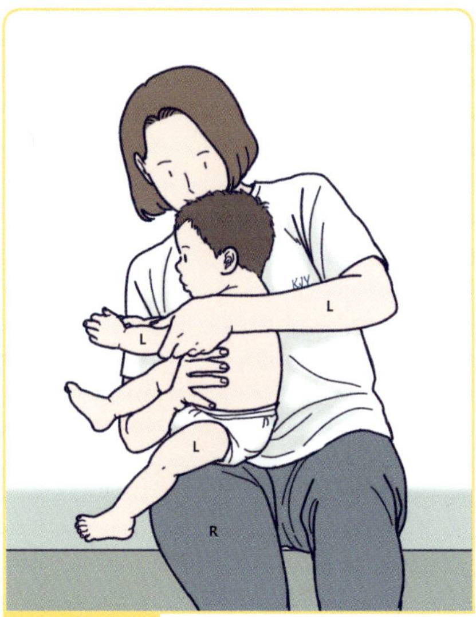

그림 3.4.4

- 앉기를 마무리 한다(양쪽 엉덩이로 체중지지 확인).

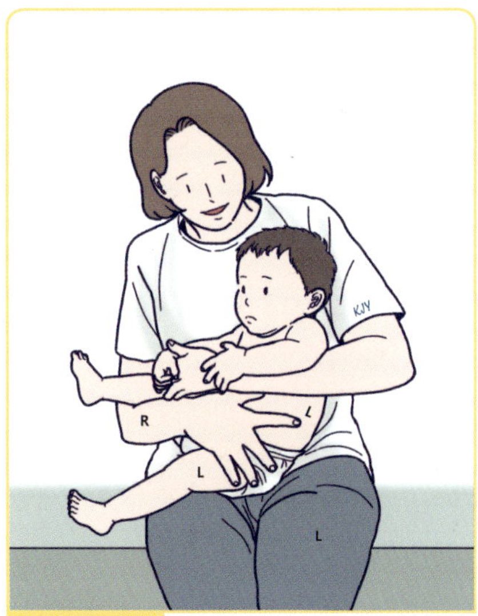

그림 3.4.5 앉은 자세에서 엎드리기

- 오른팔로 아기의 왼쪽 엉덩이 바깥쪽, 허벅지, 골반, 몸통을 감싼다.
- 왼손은 아기의 왼쪽 겨드랑이 밑으로 넣어 오른쪽 팔에 닿게 한다.

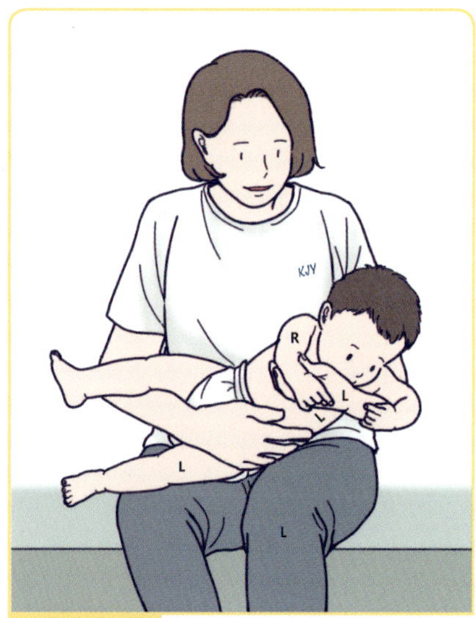

그림 3.4.6

- 왼손으로 아기의 오른팔이 가슴 앞에 오도록 가볍게 당기면, 아기 몸통이 왼쪽으로 돌아간다.
- 오른손은 아기의 몸통을 안정적으로 잡는다.
- 움직임은 자연스럽게 이어져야 한다. 골반과 흉곽이 함께 회전되어야 한다.

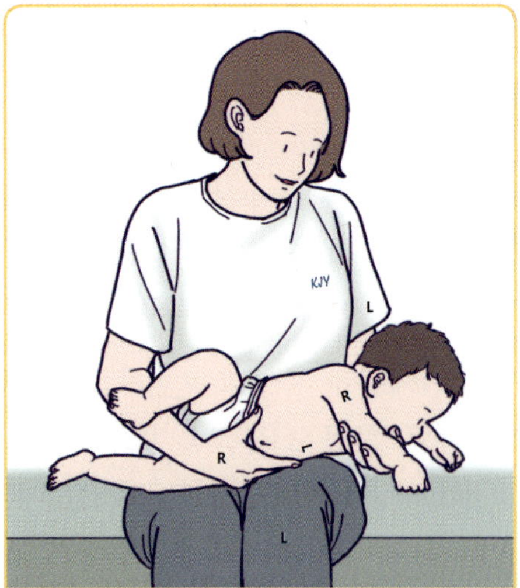

그림 3.4.7

- 아기의 몸통을 안정적으로 잡는다.
- 아기가 엎드릴 수 있도록 코치의 왼팔로 아기의 오른팔을 앞으로 약간 당겨서 몸통의 회전을 촉진한다.

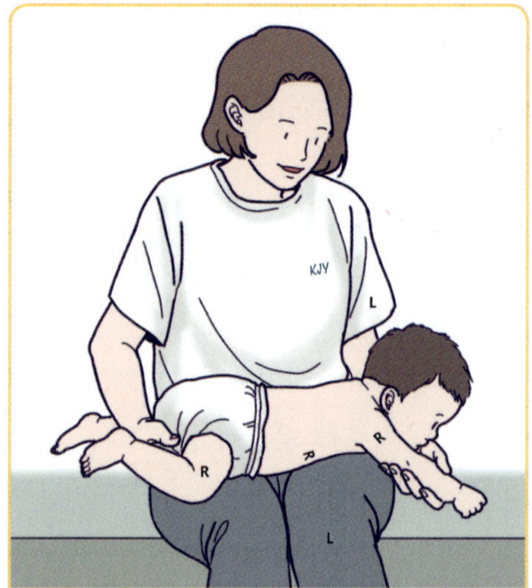

그림 3.4.8

- 아기를 무릎에 엎드려 눕힌다.

앉은 자세에서 엎드려 눕히기 *Reverse: Sitting to Prone*

아기를 다시 엎드려 눕히기 위해, 코치는 오른팔을 아기 다리 사이로 넣어, 왼쪽 엉덩이 바깥쪽, 허벅지, 골반, 몸통을 감싼다(그림 3.4.5).

왼손은 아기의 왼쪽 겨드랑이 밑으로 넣어, 아기의 오른쪽 팔을 잡는다(그림 3.4.5).

왼손으로 아기의 오른팔이 가슴 앞에 오도록 가볍게 당겨주면, 아기 몸통이 앞으로 회전된다(그림 3.4.6). 코치는 오른손으로 아기의 몸통을 안정적으로 잡는다. 움직임이 자연스럽게 이어져야 한다. 골반은 고정된 채, 흉곽만 회전하는 동작이 일어나면 안 된다. 골반과 흉곽이 함께 돌아가야 한다(그림 3.4.6).

코치는 아기의 몸통을 안정적으로 잡은 상태에서 왼팔로 아기의 오른팔을 당겨서 몸통 회전을 촉진한다(그림 3.4.7). 코치는 안정적으로 아기를 무릎에 엎드려 눕힌다(그림 3.4.8).

이렇게도 할 수 있어요!

엎드린 자세에서 앉히기 *Prone to Sitting*

코치는 아기를 안고 공 위에 앉는다. 아기를 무릎에 엎드려 눕힌다. 이 자세에서 일어나 앉기를 연습시킬 수 있다. 아기가 바운싱(bouncing)을 좋아하면, 즉 이 활동에서 경험하는 고유수용성감각과 전정감각을 좋아한다면, 아기만 공 위에 안전하게 엎드려 눕힌 다음, 일어나 앉기를 연습시킨다.

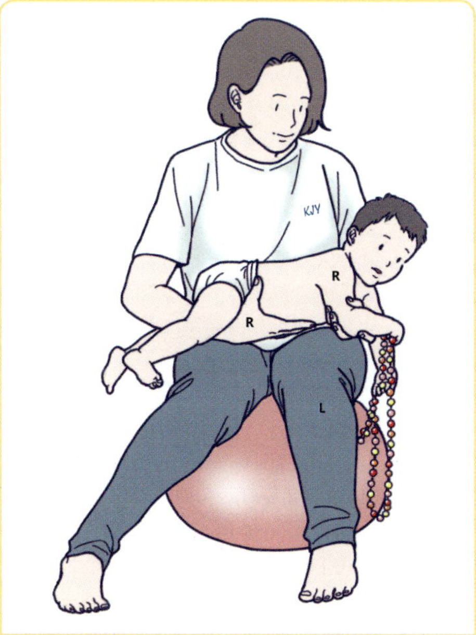

그림 3.4.9 엎드린 자세에서 앉히기

- 오른손을 벌려서 아기 다리 사이로 넣고 흉곽을 안정적으로 잡는다.
- 왼손은 아기의 가슴 밑으로 넣어 오른팔을 잡는다.

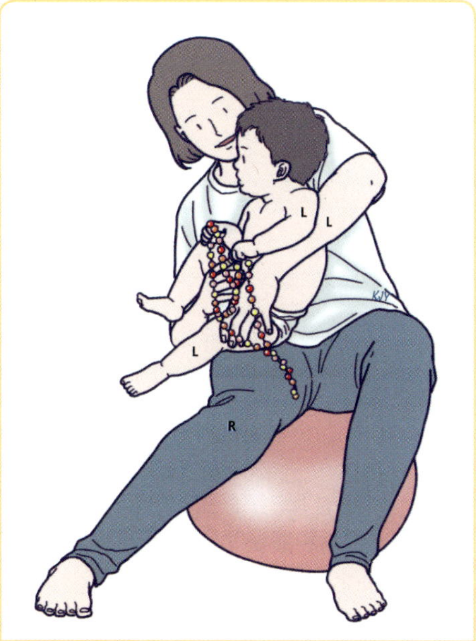

그림 3.4.10

- 아기를 일으켜 앉히면서 코치는 왼손을 아기의 왼쪽 다리로 옮긴다.
- 왼쪽 아래팔로 아기의 몸통을 잘 지지하고, 아기의 왼쪽 어깨와 팔이 뒤로 빠지지 않게 한다.

코치의 손 위치 부분(그림 3.2.1~그림 3.2.3)에서 설명한 것처럼 오른손을 아기 다리 사이로 넣고, 손가락을 펴서 아기의 흉곽을 안정적으로 잡는다. 아기의 팔을 잡고 있는 왼손(보조손)에서부터 움직임을 시작한다(그림 3.4.9).

아기를 일으켜 앉힐 때, 코치는 왼손을 체중을 지지하는 아기의 왼쪽 다리로 옮긴다(그림 3.4.10). 왼쪽 아래팔로 아기의 몸통을 받쳐 주고, 아기의 어깨와 팔이 뒤로 빠지지 않게 한다.

그림 3.4.9와 그림 3.4.10을 보면 아기를 일으켜 앉힐 때 코치가 어떻게 체중을 옮기는지 잘 나와 있다. 벤치나 바닥에서 운동을 시킬 때도 마찬가지다.

아기 안기 *Carrying*

아기를 안을 때도 앞에서 연습한 손의 위치를 적용할 수 있다. 그림 3.4.11에서, 코치는 오른팔을 아기의 다리 사이로 넣어 흉곽을 잡는다. 왼손은 아기의 몸통과 왼쪽 다리를 안정적으로 잡는다(그림 3.4.10과 유사함).

그림 3.4.12는 그림 3.4.6과 유사하다.

조심할 점

- 아기의 흉곽을 쥐어짜듯이 잡으면 안 된다.

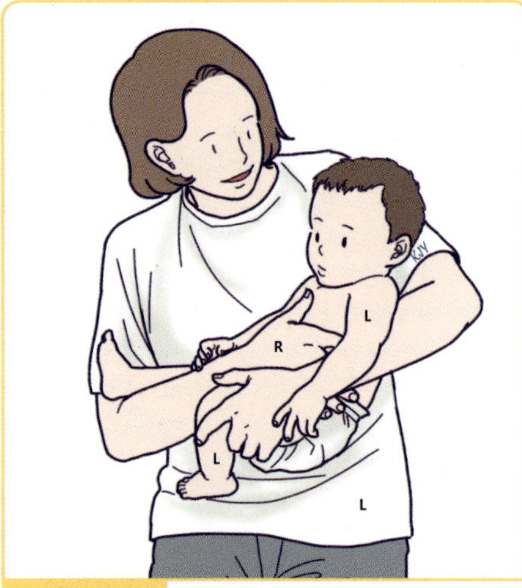

그림 3.4.11 아기 안기

- 오른팔을 아기 다리 사이로 넣어 흉곽을 감싼다.
- 왼손은 아기의 몸통과 왼쪽 다리를 안정적으로 잡는다.

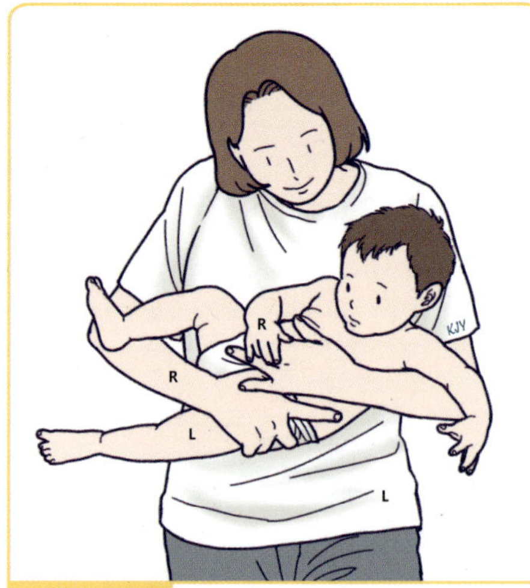

그림 3.4.12

- 오른손으로 아기의 아래쪽(왼쪽) 다리를 펴고, 미드라인으로 모아서 잡는다.
- 왼팔은 아기의 왼쪽 겨드랑이를 지나 오른손 쪽으로 뻗어 아기가 코치의 손을 잡도록 유도한다.

- 아기의 체중은 아래쪽 엉덩이에 실려야 한다. 아기의 몸통을 잡고 있는 손에서 힘을 주는 방향은 아래쪽, 즉 엉덩이 쪽으로 힘이 전달되어야 한다.
- 급하게 움직이지 않는다. 아기가 감각 변화에 반응할 수 있도록 천천히 움직인다.
- 골반은 고정된 채, 흉곽만 회전되는 동작이 일어나면 안 된다. 골반과 흉곽이 함께 돌아가야 한다.
- 아래팔로 아기의 머리를 받쳐준다.

움직임의 요소적 목표

- 체중지지쪽 몸통 및 엉덩이 근육 신장
- 견갑골과 상완골 사이에 발달한 근육의 신장: 대원근, 상완삼두근, 광배근
- 뒤쪽으로 움직일 때 머리, 목, 몸통, 엉덩이 굴곡근 수축
- 머리 및 몸통의 외측바로잡기반응 촉진
- 양쪽 다리의 분리
- 앉기에서 엎드리기로 자세 이동 시 머리, 몸통, 엉덩이의 신전
- 앉기에서 엎드리기로 자세 이동 시 몸통 회전
- 체중지지쪽 엉덩이를 기준으로 축 회전 시, 엉덩이의 회전

기능적 목표

- 머리 및 몸통의 외측바로잡기반응을 위한 준비
- 아기 스스로 일어나 앉기에 필요한 준비
- 감각자극에 적응하고 반응하는 능력 향상

3.5 코치 무릎에 아기를 엎드려 눕힌 자세에서 몸통 신전과 회전으로 일어나 앉히기

Prone to Sit With Extension and Rotation

이 운동의 목표는 아기가 엎드린 자세에서 앉기 자세로 움직이는 과정에서 신전과 회전 움직임을 통해 감각 경험 및 스스로 일어나 앉기 과정을 연습시키는 것이다. 또한 축 회전, 엉덩이와 몸통 신전 및 회전, 견갑-상완 근육의 신장, 고개 돌리기 및 머리 바로잡기반응 그리고 시각, 촉각, 고유수용성감각, 전정감각의 자극 등이다.

아기 자세 아기의 양팔을 코치의 다리에 걸쳐 코치 무릎에 엎드려 눕힌다.

코치 자세 바닥에 양쪽 다리를 앞으로 뻗고 앉거나, 벤치나 공 위에 엉덩이를 90도로 굽히고 앉는다.

코치의 손 위치 그림 3.5.1~3.5.5에서 가이드손은 왼손, 보조손은 오른손이다. 오른손의 2, 3, 4번째 손가락을 아기의 오른쪽 견갑골에 대고, 엄지와 5번째 손가락으로 아기의 오른쪽 어깨를 감싼다(그림 3.5.1과 3.5.3).

왼손은 아기의 오른쪽 허벅지 밑으로 넣어, 엄지와 검지를 벌려 오른쪽 허벅지를 잡고, 나머지 세 손가락은 왼쪽 허벅지를 잡는다(그림 3.5.1).

움직임 엎드린 자세에서 신전과 회전을 이용해 일어나 앉기는 여러 단계로 나눠서 연습시킬 수 있지만, 전체를 연습시키는 것이 가장 좋다.

왼손 엄지로 움직임을 시작한다. 그림 3.5.1과 3.5.2처럼 코치는 왼손 엄지로 아기의 오른쪽 허벅지를 펴서 벌린 다음, 시계 방향으로 움직인다. 아기가 편안해하는 범위까지만 한다(그림 3.5.2). 왼손 엄지로 움직임을 시작하고, 나머지 네 손가락으로는 왼쪽 허벅지를 안정적으로 잡는다.

왼손 엄지로 아기의 오른쪽 허벅지를 신전시키고, 오른손은 아기의 팔과 몸통 윗부분을 잘 잡는다(그림 3.5.1과 3.5.2). 몸통은 신전과 함께 회전되어야 한다.

아기의 몸통을 회전시킨 다음, 양손으로 자세를 유지하면서 오른쪽 다리를 높인다(그림 3.5.2와 3.5.3). 아기의 체중이 코치의 왼쪽 다리에 있는 왼쪽 엉덩이로 옮겨진다.

다리를 높이면서 오른손으로 아기의 팔이 몸 앞으로 오도록 잘 잡고, 아기의 몸통은 약간 회전되도록 둔다(그림 3.5.3).

아기가 앉으면 아기 팔이 몸통 옆에 나란히 오게 하고, 오른손을 아기의 오른팔 약간 아래로 옮긴다(그림 3.5.4).

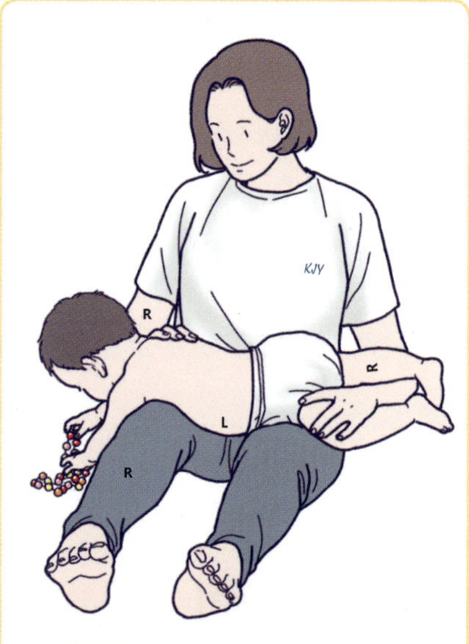

그림 3.5.1 엎드린 자세에서 몸통 신전과 회전으로 일어나 앉히기

- 오른손의 2, 3, 4번째 손가락을 아기의 오른쪽 견갑골에 대고, 엄지와 5번째 손가락으로 오른쪽 어깨를 감싼다.
- 왼손은 아기의 오른쪽 허벅지 밑으로 넣어 엄지와 검지를 벌려 엉덩관절을 잡고, 나머지 세 손가락은 왼쪽 허벅지를 잡는다.
- 왼손 엄지로 아기의 오른쪽 허벅지를 편 상태로 벌리면서 움직임을 시작한다.

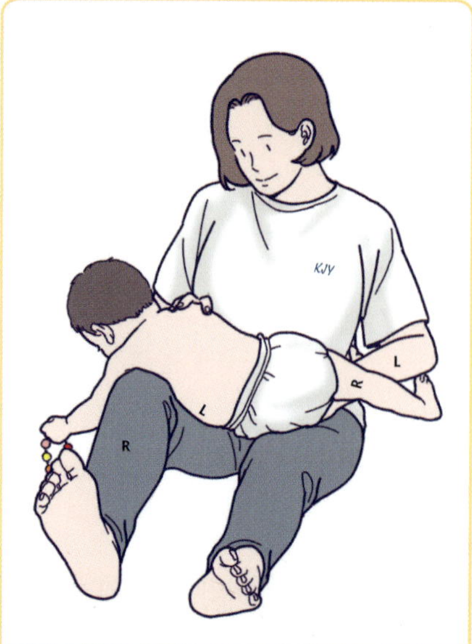

그림 3.5.2

- 코치는 오른쪽 다리를 좀 더 높이 들고, 왼손 엄지로 오른쪽 허벅지를 아기가 편안해하는 범위까지 최대로 펴서 벌린다.
- 오른손은 아기의 팔과 몸통 위쪽을 안정적으로 잡고 몸통 회전과 신전을 촉진한다.

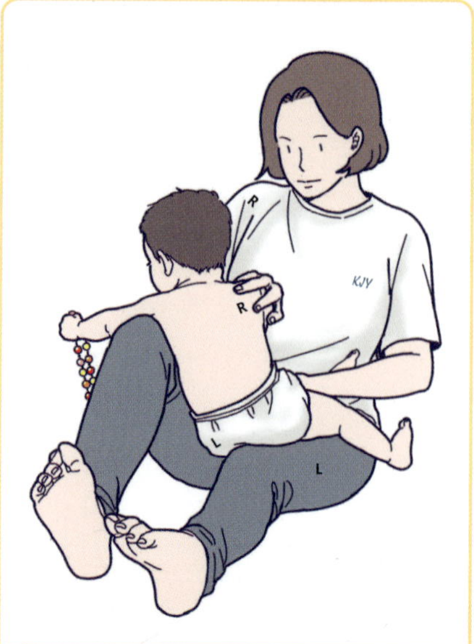

그림 3.5.3

- 양손으로 자세를 조절하며 아기의 몸통을 회전시키면서 오른쪽 다리를 들어, 아기 체중이 왼쪽 엉덩이에 실리게 한다.
- 오른손으로 아기의 오른팔이 앞쪽으로 나오도록 잘 잡아서, 몸통 전체가 자연스럽게 회전하게 한다.

아기가 몸통을 똑바로 세우고 앉은 자세에 가까워지면, 왼손 엄지로 아기의 오른쪽 다리를 코치의 왼쪽 다리에 안정적으로 닿게 한다(그림 3.5.4).

아기가 코치의 낮은 쪽(왼쪽) 다리에 앉으면 앉기 과정이 끝난 것으로 아기의 팔과 몸통을 코치의 높은 쪽(오른쪽) 다리에 기대게 한다(그림 3.5.4).

앉은 자세에서 엎드리기 *Sitting to Prone*

앉은 자세에서 엎드려 눕히기 위해, 먼저 왼손 엄지로 아기의 오른쪽 허벅지를 잘 잡는다. 오른손으로 아기의 오른쪽 어깨(그림 3.5.5)를 잡고, 팔을 가슴 쪽으로 모아준다(그림 3.5.5). 아기의 오른팔이 살짝 당겨지도록 코치의 오른쪽 다리에 걸친다(그림 3.5.6). 아기가 편안해하는 범위에서 몸통 상부를 회전시킨다(그림 3.5.6).

코치는 오른쪽 다리를 낮춰 아기의 왼쪽 다리의 외전 및 신전 자세를 유지한다. 이때, 상부 몸통의 회전에 수반되는 하부 몸통의 회전이 제한되면 안 된다(그림 3.5.7). 아기가 코치의 다리 위로 완전히 엎드릴 때까지 아기의 팔 · 다리를 잘 조절한다.

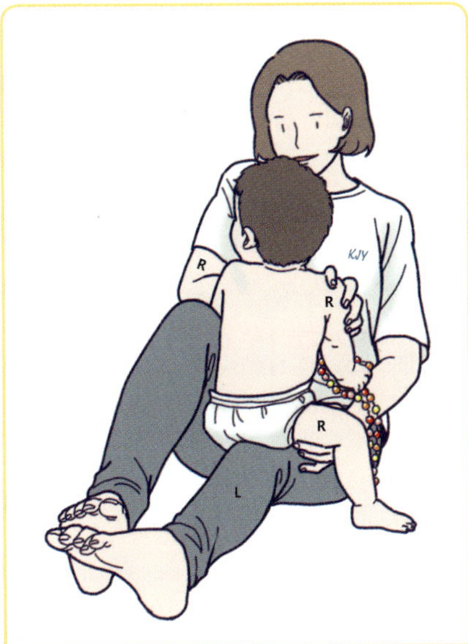

그림 3.5.4

- 아기가 앉으면, 아기 팔이 몸통 옆에 나란히 오게 한다.
- 아기가 몸통을 똑바로 세우고 앉은 자세에 가까워지면, 왼손 엄지로 아기의 오른쪽 다리가 코치의 왼쪽 다리에 안정적으로 닿게 한다.
- 아기가 코치의 왼쪽 다리에 앉으면 앉기 과정이 끝난다.
- 아기의 왼쪽 팔과 몸통은 코치의 오른쪽 다리에 기대게 한다.

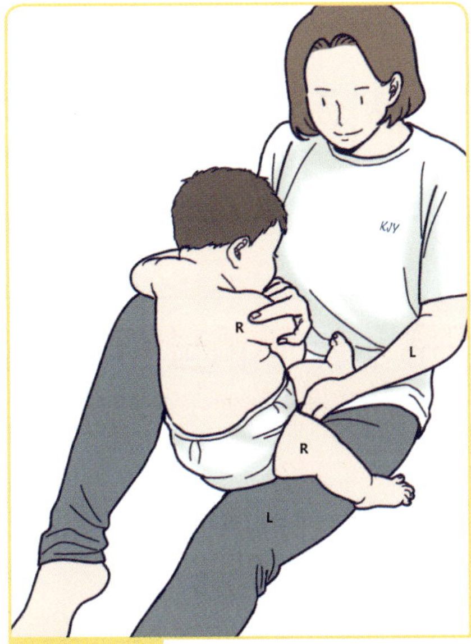

그림 3.5.5 앉은 자세에서 엎드리기

- 왼손으로 아기의 오른쪽 허벅지 밑을 잡는다.
- 오른손으로 아기의 오른쪽 어깨를 잡고, 팔을 가슴 쪽으로 모아준다.

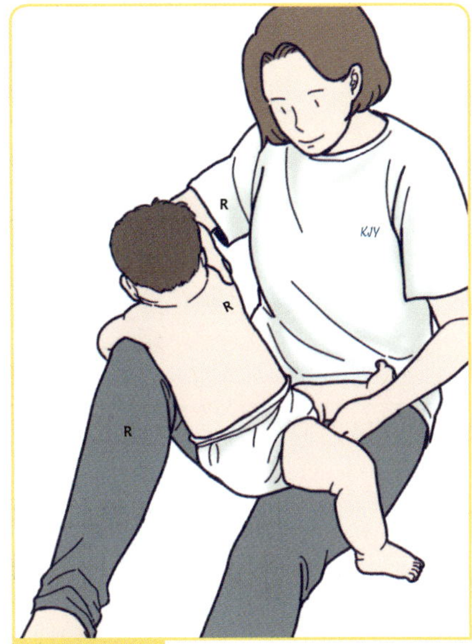

그림 3.5.6

- 오른손으로 아기의 오른팔을 당겨 코치의 오른쪽 다리에 걸치고, 아기가 편안해 하는 범위까지 몸통 상부를 앞쪽으로 회전시킨다.

아기가 엎드리면, 코치는 왼손으로 아기의 엉덩이를 안정적으로 잡는다(그림 3.5.8).

조심할 점

- 몸통 회전은 아기가 편안해 하는 범위 내에서 한다.
- 다리를 신전시킬 때 허리가 과신전되지 않게 한다.
- 팔을 뒤로 빼거나 견갑골이 모아지지 않게 한다.
- 상부 몸통의 움직임을 완전히 제한하면 안 된다.
- 아기 체중이 아래쪽 엉덩이에 실리게 한다. 왼손으로 아기를 들어 올리듯이 움직이면 안 된다.
- 급하게 움직이지 않는다.

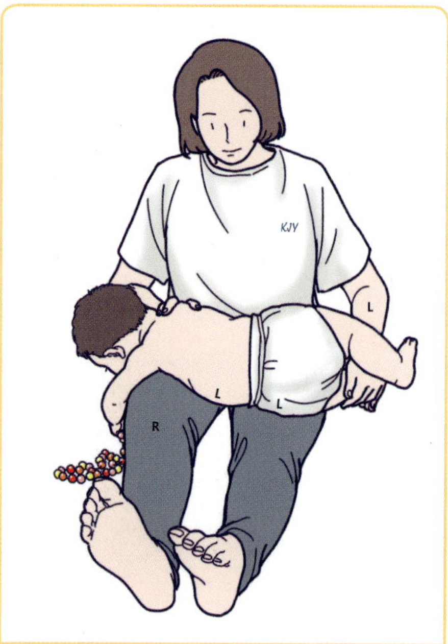

그림 3.5.7

- 코치는 오른쪽 다리를 낮춰 아기의 왼쪽 다리를 벌려서 펴준다.
- 이때, 상부 몸통 회전에 수반되는 하부 몸통의 회전 동작을 제한하면 안 된다.

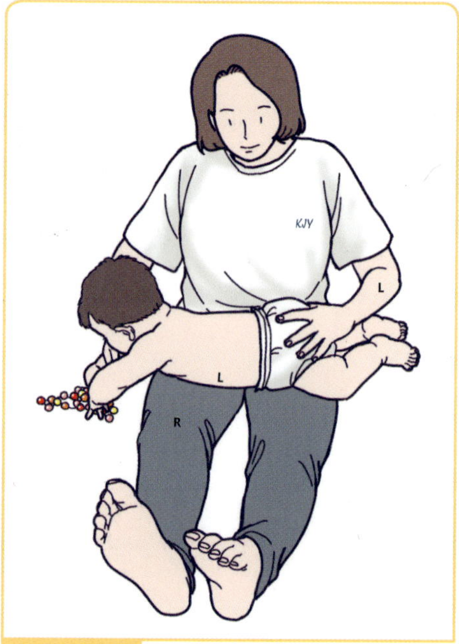

그림 3.5.8

- 아기가 코치의 다리 위에 완전히 엎드릴 때까지 팔 · 다리를 잘 조절한다.
- 아기가 엎드리면 코치는 왼손으로 아기의 엉덩이를 안정적으로 잡는다.

움직임의 요소적 목표

- 몸통 회전 및 신전
- 몸통의 축회전
- 엉덩이 신전, 외전, 외측회전
- 견갑골 – 상완골 움직임
- 어깨 굴곡 및 수평 내전
- 고개 돌리기

기능적 목표

- 자세를 바꾸는데 필요한 몸통 신전 및 회전 동작의 준비
- 아기 스스로 일어나 앉기에 필요한 준비
- 시각, 전정감각, 촉각, 고유수용성감각 등의 조절된 감각자극 경험
- 미드라인을 지나서 팔 뻗기의 준비

CHAPTER

4 공 위에 아기를 엎드려 눕혀서 하는 운동

4.1 공 위에 아기를 엎드려 눕히고 전방으로 체중을 옮겨 몸통과 엉덩이 신전 및 전방보호신전반응 촉진

Prone Extension: Forward Weight Shift for Trunk and Hip Extension and Forward Protective Extension

이 운동의 목표는 아기의 몸통 및 엉덩관절의 신전 범위와 조절능력을 높여주고, 엎드려서 팔을 쓰는 활동, 팔로 체중지지, 전방보호신전반응(anterior protective extension reaction)을 촉진하고, 서기와 걷기에 필요한 엉덩이와 무릎의 신전조절력을 향상시키는 것이다.

아기 자세 아기를 공 위에 갈비뼈와 골반이 들리지 않게 엎드려 눕힌다. 아기 팔은 공 앞으로 늘어뜨린다(그림 4.1.1).

코치 자세 공 뒤쪽에 아기와 함께 앞으로 움직일 수 있는 곳에 앉는다.

코치의 손 위치 그림 4.1.1~4.1.5에서 가이드손과 보조손의 구분 없이 두 손을 사용한다.

아기의 좌우 엉덩이가 대칭이 되도록 정렬한 다음, 코치는 몸으로 아기의 엉덩이를 지그시 눌러서 펴준다(그림 4.1.1).

각 손으로 아기의 가슴 상부와 팔을 감싼다(그림 4.1.1). 아기의 어깨를 약간 바깥쪽으로 돌리고 굴곡시켜 앞쪽, 아래쪽으로 팔을 뻗을 수 있게 한다. 이 운동에서 코치의 손 위치는 일정하다.

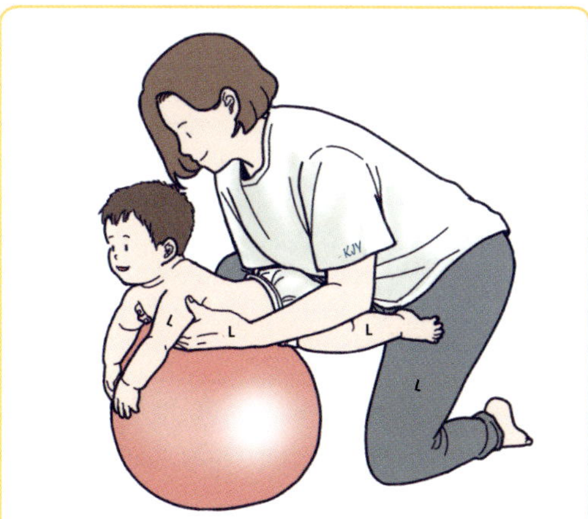

그림 4.1.1 공 위에 아기를 엎드려 눕히고 전방으로 체중을 옮겨 몸통과 엉덩이 신전 및 전방보호신전반응 촉진

- 아기의 갈비뼈와 골반이 들리지 않게 공 위에 엎드려 눕힌다.
- 아기의 팔을 공 아래로 늘어뜨린다.
- 아기의 좌우 엉덩이가 대칭적인 자세에서 코치는 몸으로 아기의 엉덩이를 누르듯이 펴준다.
- 각 손으로 아기의 가슴 상부와 팔을 감싼다.
- 아기의 어깨를 약간 굴곡, 외측회전시켜 팔을 앞쪽, 아래쪽으로 뻗을 수 있게 한다.

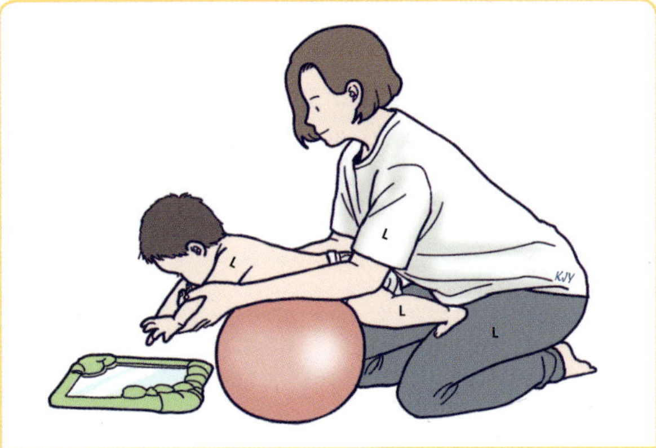

그림 4.1.2 이렇게도 할 수 있어요!

- 각 손으로 아기 팔을 잡고, 그림처럼 앞쪽 · 아래쪽으로 팔을 뻗을 수 있는 자세를 취한다.

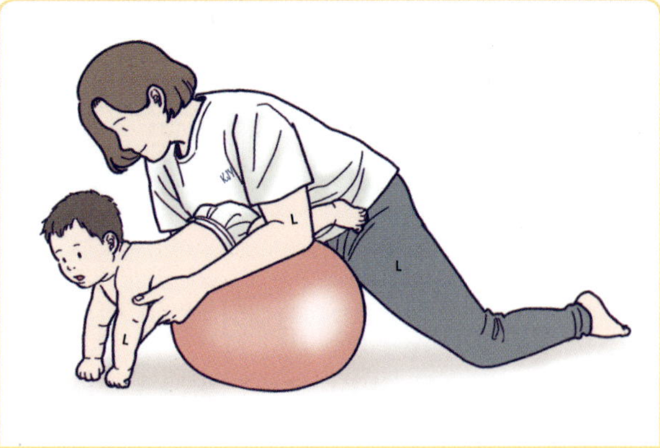

그림 4.1.3

- 코치 몸으로 아기의 엉덩이와 무릎을 펴서 엉덩이가 앞이나 뒤로 기울어지지 않게 한다.
- 아기의 체중을 앞쪽으로 이동시키며, 팔로 바닥을 짚는 전방보호신전반응을 유도한다.

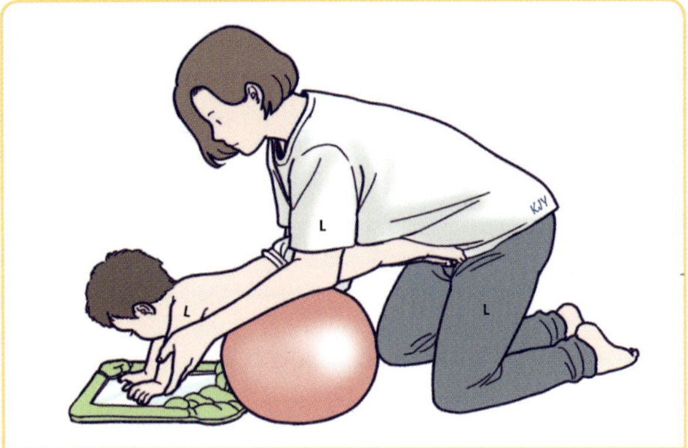

그림 4.1.4

- 아기가 바닥에 놓인 장난감을 향해 팔을 뻗게 한다.

이렇게도 할 수 있어요! 코치는 아기의 엉덩이가 앞이나 뒤로 기울어지지 않게 조절한다. 즉, 중립 위치에서 양쪽 아래팔로 엉덩이를 신전시킨다(그림 4.1.2).

코치는 각 손으로 아기의 팔을 잡는다(그림 4.1.2). 아기의 어깨를 굴곡시켜 앞으로 그리고 바닥을 향해 아래로 팔을 뻗을 수 있게 한다. 운동을 시키는 동안, 코치의 손 위치는 일정하다.

움직임 코치는 아기의 엉덩이가 앞이나 뒤로 기울어지지 않도록 엉덩이와 무릎을 펴고, 아기의 체중을 앞쪽으로 옮겨, 팔로 바닥을 짚는 전방보호신전반응을 유도한다(그림 4.1.3과 4.1.4).

아기의 양팔에서 대칭적으로 보호신전반응이 나타나고(그림 4.1.3), 장난감을 향해 손을 뻗을 수도 있다(그림 4.1.4). 아기가 앞쪽의 벽이나 거울을 향해 손을 뻗으면 하부 승모근이 수축된다.

공의 높이가 적당하면, 아기는 손바닥으로 바닥을 짚고 앞으로 움직일 수도 있다.

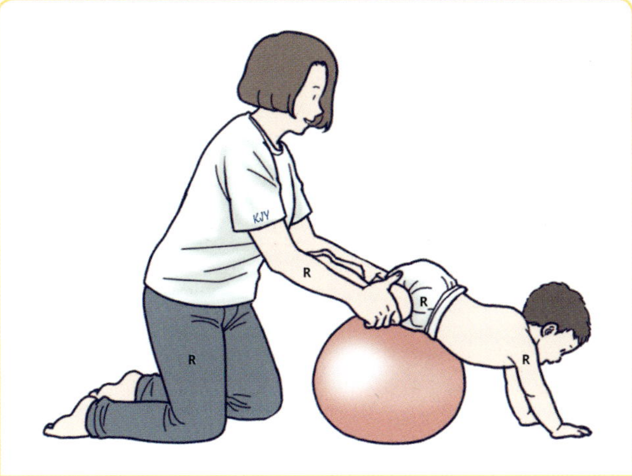

그림 4.1.5 엉덩이 조절, 이렇게도 할 수 있어요!

- 각 손으로 아기의 양쪽 허벅지 외측을 잡고 엄지로 아기의 대둔근을 지그시 눌러주며, 엉덩이와 몸통의 자세를 바르게 조절한다.
- 아기의 엉덩이와 무릎을 펴주어 엉덩이가 벌어지거나 모이지 않게 한다.
- 아기의 체중을 앞으로 옮겨서 전방보호신전반응을 촉진한다.

엉덩이 조절, 이렇게도 할 수 있어요! 아기가 어느 정도 팔을 조절할 수 있다면, 어깨 대신에 엉덩이를 잡는다. 코치는 각 손을 아기의 양쪽 허벅지 외측에 대고, 엄지로 아기의 대둔근을 눌러 자극한다(그림 4.1.5). 아기의 엉덩이와 몸통의 너비는 비슷해야 한다. 아기의 다리가 벌어지면 몸통 너비에 맞게 엉덩이를 모아주고, 다리를 지나치게 모으고 있다면 엉덩이를 벌려준다. 아기의 자세에 따라 엉덩이를 외측회전 또는 내측회전시켜 중립 위치에 오게 한다. 운동을 하는 동안 코치의 손 위치는 일정하다.

엉덩이 굴곡근이나 복직근이 타이트하면, 엉덩이가 굴곡 방향으로 당겨질 것이다. 공을 사용하면 이 문제를 어느 정도 해결할 수 있다. 아기가 불편할 정도로 억지로 엉덩이를 펴지 않는다.

아기의 엉덩이와 무릎을 펴고, 엉덩이는 중립회전 자세에서 체중을 앞으로 이동시켜 전방보호신전반응을 촉진한다(그림 4.1.5).

조심할 점

- 공의 크기를 잘 선택한다. 공이 클수록 아기와 코치 모두 움직이기 쉽다. 하지만, 공이 너무 크면, 아기가 팔을 뻗어도 손이 바닥에 닿지 않을 것이다. 공의 크기가 작을수록 아기 팔이 바닥에 닿기 쉽다.
- 공 위의 아기가 불안하지 않도록 안정적으로 움직임을 조절한다.
- 아기의 반응을 확인하면서 적절한 속도로 공을 움직인다. 보호신전반응이 자극될 정도로 빠르게 움직여야 하지만, 아기가 겁을 낼 정도로 급격하게 움직이지 않는다.

움직임의 요소적 목표

- 머리와 몸통 신전
- 엉덩이와 무릎의 대칭적 신전
- 팔의 전방보호신전반응
- 팔로 체중지지
- 전정감각과 고유수용감각의 자극

기능적 목표

- 신전에 필요한 자세조절
- 균형을 잃고 넘어지는 것을 방지하기 위한 팔을 이용한 전방보호신전반응
- 팔로 체중지지를 통한 근위부의 안정성 증진(자세를 바꾸는 움직임 시 필요)

대칭적 선 자세를 위한 엉덩이 신전 Hip Extension to Symmetrical Standing

"엉덩이 조절, 이렇게도 할 수 있어요(p.73)" 부분과 손의 위치를 똑같이 하거나 필요에 따라 조정할 수 있다. 아기와 공을 뒤쪽으로 움직여 다리가 바닥에 닿는 하방보호신전반응(downward protective extension reaction) 및 발에서 체중지지를 연습시킬 수 있다.

코치의 손 위치 아기의 엉덩이를 펴서 중립회전 위치에 오게 한다. 손으로 아기의 다리가 공에 닿도록 조절하며, 아기가 안정감을 갖게 한다. 검지로 공의 위치를 조절한다.

양쪽 엄지를 각각 아기의 허벅지에 나란히 댄다. 엉덩이를 향해 위쪽으로 힘을 준다. 코치의 엄지 자세 및 힘의 세기에 따라 엉덩이가 펴지는 정도가 달라진다. 운동을 하는 동안, 손의 위치는 일정하게 유지한다.

움직임 엉덩이와 무릎은 펴고 엉덩이는 중립회전 상태에서, 아기의 체중을 뒤쪽 그리고 아래쪽으로 이동시킨다. 처음에는 발가락이 바닥에 닿겠지만, 점차 발 전체로 편평하게 체중을 지지하게 한다. 공을 조절하며 아기의 몸통을 신전시킨다.

아기 발이 바닥에 편평하게 닿도록, 아기의 체중을 뒤쪽(발뒤꿈치쪽)으로 이동시킨다. 아기 발이 바닥에 편평하게 닿으면, 허벅지와 종아리를 외측으로 회전시켜 발 바깥쪽에 체중이 실리게 한다.

큰 공을 사용한다면, 먼저 아기 발이 코치의 무릎에 닿게 한다. 이런 경험을 통해, 아기는 발로 체중지지를 쉽게 적응할 수 있다.

조심할 점

- 공의 크기를 잘 선택한다. 공이 너무 크면, 아기의 발이 바닥에 닿지 않는다. 공이 너무 작으면, 아기의 몸통을 잘 받쳐주지 못한다.
- 운동을 시킬 때, 공과 공 위의 아기 모두 잘 조절해야 한다. 코너 앞에 공을 두면, 아기가 공을 잡고 섰을 때 공이 굴러가는 것을 막을 수 있다.
- 운동을 시킬 때, 아기의 다리는 신전 및 중립회전 자세에 있어야 한다.
- 발바닥 앞쪽 볼록한 부위로 체중을 지지하면 양성지지반응(positive support reaction)이 자극되어 발목이 저측굴곡되고 균형을 잃을 수 있다. 이때는, 다리의 중립 자세를 유지해주는 보조기를 사용하면 도움이 된다. 체중이 실릴 때, 발이 지나치게 회내(pronation) 되는 경우에도 보조기를 신기고 연습한다.

움직임의 요소적 목표

- 엉덩이 및 무릎 신전
- 머리 및 몸통 신전
- 다리에서 체중지지
- 발의 외측에서 체중지지
- 발에서 체중지지를 적응할 수 있도록 촉각 및 고유수용성감각 자극

기능적 목표

- 서기에 필요한 자세조절 준비
- 서기와 걷기에 필요한 다리에서 체중지지 조절
- 보행 주기의 말기입각기 시, 체중 부하에 필요한 발의 외측으로 체중이동

4.2 공 위에서 팔로 체중지지 및 체중이동

Upper-Extremity Weight Bearing and Weight Shift

이 운동의 목표는 아기가 팔로 체중을 지지하는 능력을 높여주고, 체중지지와 체중이동 활동 시 필요한 어깨 근육의 안정성을 증진시키는 것이다.

아기 자세 아기의 갈비뼈와 골반이 공에 잘 닿게 엎드려 눕힌다. 아기의 어깨는 굴곡, 팔꿈치는 어깨보다 앞쪽에 와야 한다.

코치 자세 아기 뒤에서 아기 엉덩이에 가볍게 몸을 기대어 공 위의 아기를 안정적으로 지지한다.

아래팔로 체중지지 Forearm Weight Bearing

코치의 손 위치 및 움직임 그림 4.2.1～4.2.5까지 가이드손은 오른손, 보조손은 왼손이지만, 그림 4.2.6에서는 가이드손이 왼손, 보조손이 오른손으로 바뀐다.

아기의 팔꿈치가 어깨 뒤쪽에 있으면(그림 4.2.1), 아기의 팔을 부드럽게 앞쪽으로 가져와 몸 옆으로 바짝 붙여 모아준다(그림 4.2.2).

아기의 팔꿈치가 어깨 앞쪽에 있고 팔로 체중을 지지하면, 코치는 손을 아기의 몸통으로 옮긴다.

아기의 겨드랑이 밑을 지나 손으로 아기의 가슴과 팔을 잡는다(그림 4.2.3). 손가락 바닥면으로 흉근을 지그시 눌러 근육을 활성화시킨다.

처음에는 양손을 대칭적인 자세로 시작하지만 체중이동을 연습시키는 동안, 비대칭적으로 사용하게 된다. 체중지지쪽을 조절하는 손이 가이드손이며, 나머지 한 손이 보조손이다.

오른손가락의 바닥면으로 흉근을 살짝 누르면서 아기의 체중을 옆으로 이동시킨다. 흉근을 지속적으로 자극해서 어깨 근육의 수축 상태를 유지시킨다(그림 4.2.3). 왼손으로 체중이동을 보조하면서, 아기의 몸통을 약간 뒤쪽으로 회전시킨다(그림 4.2.3).

아기가 아래팔로 체중을 지지하기 어렵다면, 체중이동, 몸통 회전, 팔의 분리 등을 계속해서 연습시킨다(그림 4.2.3).

체중이동을 경험하면서 시각, 전정감각, 신체감각이 자극된다. 또한 아기의 어깨 근육이 활성화되어 체중지지쪽에서는 안정성이 발달하며, 비체중지지쪽은 팔 뻗기가 쉬워진다. 이 운동은 아기가 스스로 체중이동과 팔 뻗기를 하기 위한 준비운동이다.

양쪽 팔을 번갈아서 체중지지와 팔 뻗기를 연습한다.

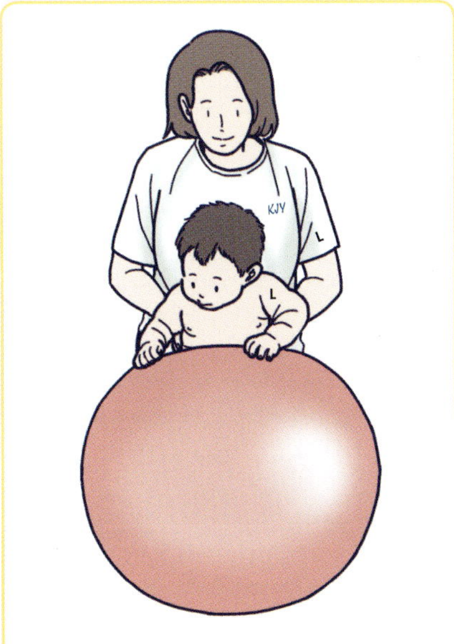

그림 4.2.1 아래팔로 체중지지

- 아기의 갈비뼈와 골반이 공에 잘 닿게 엎드려 눕힌다.

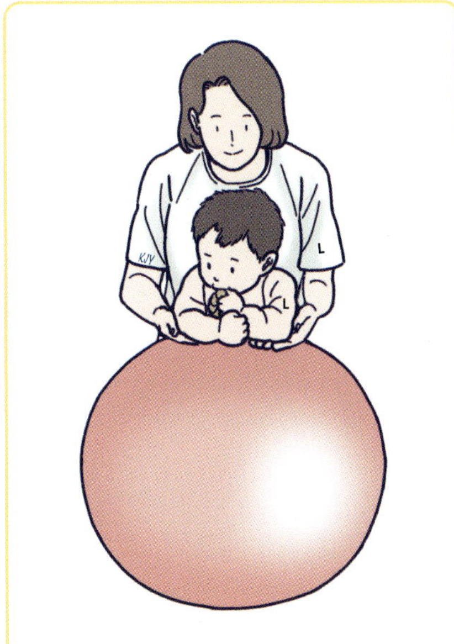

그림 4.2.2

- 아기의 팔을 잡고 앞쪽으로 부드럽게 움직여 몸 옆으로 바짝 붙인다.

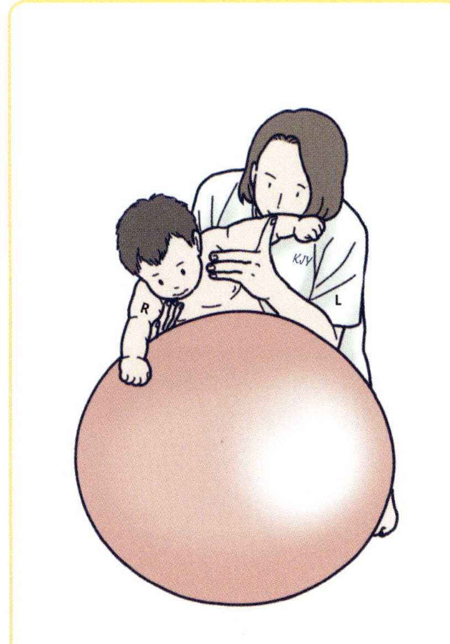

그림 4.2.3

- 코치의 양손을 아기 몸통으로 옮긴다.
- 한 손씩 아기 겨드랑이 밑으로 넣어 아기의 흉근과 팔을 잡는다.
- 오른손가락으로 아기의 흉근을 누르면서 아기의 체중을 오른쪽으로 옮긴다.
- 흉근을 계속 자극해서 어깨 근육의 수축을 유도한다.
- 왼손으로 체중이동을 보조하면서 아기 몸통을 약간 뒤쪽으로 돌린다.

팔꿈치를 펴고 손으로 체중지지 Extended-Arm Weight Bearing

코치의 손 위치 및 움직임 코치는 아기의 어깨를 굴곡시킨 상태에서 손을 아기 겨드랑이 아래로 넣어 손가락으로 흉근, 몸통, 팔을 잡는다(그림 4.2.4). 손가락으로 흉근을 지그시 눌러 활성화시킨다. 공 위에 아기가 안정적으로 엎드릴 수 있도록 코치의 몸을 아기 엉덩이에 조심스럽게 기댄다(그림 4.2.4).

처음에는 양손을 대칭적으로 사용하지만, 체중이동을 연습시키면서 비대칭적으로 사용하게 된다. 체중지지쪽을 조절하는 손이 가이드손이며, 나머지 한 손이 보조손이다.

오른손가락 바닥면으로 아기 몸통을 지그시 눌러주며, 아기의 체중을 오른쪽으로 이동시킨다. 흉근을 지속적으로 자극해 어깨 근육을 활성화시킨다(그림 4.2.5). 오른손으로 아기의 오른쪽 몸통을 감싸고, 검지로 오른팔을 지지해주면 아기는 체중지지 자세에서 안정감을 느낄 것이다(그림 4.2.5).

왼손으로 체중이동, 약간의 몸통 회전 그리고 팔 뻗기를 보조한다(그림 4.2.5와 4.2.6).

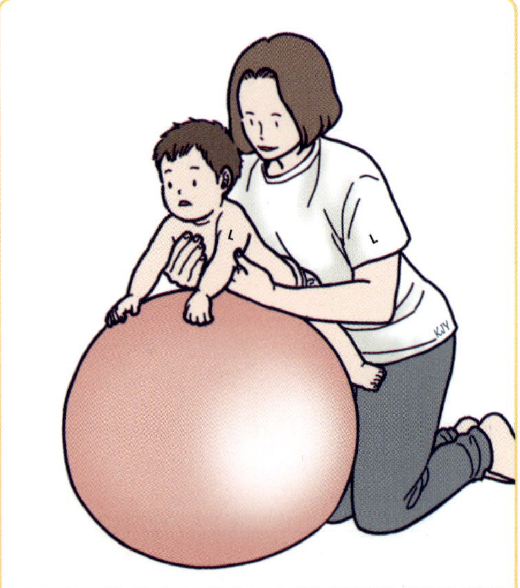

그림 4.2.4 팔꿈치를 펴고 손으로 체중지지

- 아기의 어깨를 굴곡시키고 각 손을 아기 겨드랑이 밑으로 넣어 손가락으로 흉근, 몸통, 팔을 잡는다.
- 손가락으로 흉근을 눌러 활성화시킨다.
- 코치는 아기 엉덩이에 조심스럽게 몸을 기대서 공 위의 아기의 자세를 안정적으로 유지시킨다.

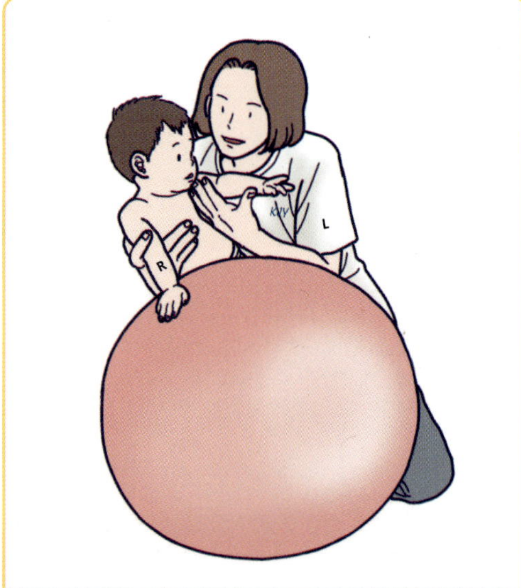

그림 4.2.5

- 오른손가락으로 아기 몸통을 눌러주면서 아기의 체중을 오른쪽으로 이동시킨다.
- 동시에, 오른손으로 아기의 오른쪽 몸통을 감싸면서 검지로 오른팔을 잡아 아기가 안정감을 갖게 한다.
- 왼손은 체중이동, 약간의 몸통 회전, 팔 뻗기를 보조한다.

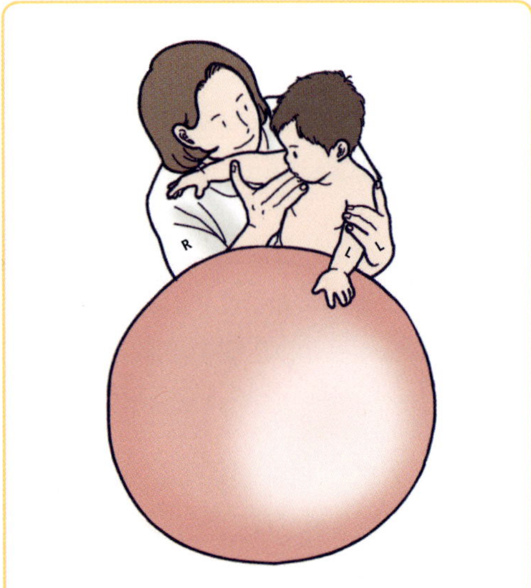

그림 4.2.6 팔꿈치를 펴고 손으로 체중지지 운동의 팁!

- 왼손과 아래팔로 아기의 체중지지측 왼팔과 몸통을 잡는다.
- 왼손가락으로 아기 팔을 약간 외측으로 돌려서 아기가 손바닥으로 공을 지지할 수 있게 도와주고, 오른손은 아기의 몸통을 뒤쪽으로 돌린다.

이렇게도 할 수 있어요! 왼손(가이드손)과 왼쪽 아래팔로 아기가 체중을 지지하는 왼팔과 몸통을 잡고, 손가락으로 아기 팔을 약간 외측으로 돌려서 아기가 손바닥으로 공을 지지할 수 있게 한다(그림 4.2.6). 동시에 오른손(보조손)으로 아기 몸통을 돌린다.

코치는 아기 시야에서 움직이면서 아기가 팔을 뻗도록 유도한다.

조심할 점

- 코치의 몸을 아기의 엉덩이에 기댈 때 과도한 힘이 가해지지 않게 조심한다.
- 흉근을 지나치게 압박하지 않는다.
- 체중이동 시 어깨가 올라가면 안 된다.
- 체중을 지지하는 쪽에서 움직임을 조절하며, 근육은 지속적으로 활성화되어야 한다(전거근이 비활성화되어 견갑골이 돌출되지 않게 한다).
- 흉곽과 골반을 함께 회전시킨다. 골반은 고정된 채로 흉곽만 회전시키면 안 된다.

움직임의 요소적 목표

- 한쪽으로 체중지지를 위한 어깨 조절
- 팔에서 외측으로 체중이동
- 머리와 몸통의 외측바로잡기반응
- 경추와 흉추의 회전 동작 시작
- 몸통 회전을 동반한 신전
- 복직근 신장
- 엉덩이 굴곡근의 신장과 엉덩이 신전

기능적 목표

- 자세이동에 필요한 머리 및 몸통의 외측바로잡기반응
- 네발기기와 기어오르기에 필요한 팔로 체중지지 및 체중이동, 왼팔–오른팔 분리
- 팔을 뻗을 때 눈으로 손을 볼 수 있도록 얼굴을 돌린 쪽의 팔 뻗기
- 비체중지지측에서 팔 뻗기와 잡기 기술의 증진

4.3 공 위에서 외측바로잡기반응과 측방보호신전반응 촉진

Lateral Righting Reactions and Sideways Protective Extension

이 운동의 목표는 아기의 머리와 몸통에서 외측바로잡기반응과 팔 · 다리를 옆으로 짚어 넘어지는 것을 막는 측방보호신전반응을 촉진하는 것이다. 또한 팔로 바닥을 밀면서 체중을 지지하는 능력을 향상시키는 것이다.

아기 자세 공 위에 갈비뼈와 골반이 잘 닿게 엎드려 눕힌다. 아기 팔은 공 앞으로 늘어뜨린다.

코치 자세 공 옆에 앉는다.

코치의 손 위치 및 움직임 그림 4.3.1~4.3.7에서 가이드손과 보조손의 구분은 따로 없다.

코치에서 멀어지는 방향으로 체중이동 Weight Shift Away From Coach

코치로부터 먼쪽의 팔 · 다리를 잡는다(그림 4.3.1). 한 손은 아기의 어깨, 다른 한 손은 엉덩이를 잡는다. 양손으로 아기가 공 위에 안정적으로 엎드리도록 조절한다. 체중이동을 연습할 때, 아기를 안정적으로 잡고 조절하고, 상황에 맞게 손의 위치를 바꾼다.

아기의 팔 · 다리를 안정적으로 잡고, 공을 코치로부터 멀어지는 방향으로 굴린다. 이때 아기의 팔 · 다리를 동시에 살짝 끌어당긴다. 아기의 체중은 코치로부터 멀어지는 쪽, 왼쪽으로 이동된다(그림 4.3.2). 아기의 머리와 몸통에서는 코치 쪽으로 외측바로잡기반응이 나온다. 체중이 실리지 않는 오른쪽 팔은 뻗고, 오른쪽 엉덩이와 무릎은 굴곡된다(그림 4.3.3).

아기의 시야에서 코치의 얼굴이 보이는 위치로 아기가 체중을 외측으로 옮기도록 유도한다. 체중지지 상태(안정성)에 유의하면서 공을 좀 더 멀리 굴리거나 다양한 속도로 움직인다.

미드라인으로 체중이동 Return to Midline

손의 위치는 그대로, 아기를 공 중앙에 오게 한다. 손을 천천히 아기의 반대쪽 팔과 다리로 옮긴다.

코치쪽으로 체중이동 Weight Shift Toward Coach

아기가 공 가운데 누운 자세에서, 코치는 팔을 천천히 움직여 코치와 가까운 쪽(오른쪽) 팔 · 다리를 잡는다(그림 4.3.4). 한 손은 어깨, 나머지 한 손은 무릎을 잡는다.

공을 코치 쪽으로 약간 굴린다. 팔과 다리를 동시에 바깥으로 약간 당겨서 어깨는 굴곡시키고, 엉덩이와 무릎은 편다(그림 4.3.5). 팔과 다리를 동시에 신장시키면, 체중을 코치 쪽으로 이동시키기 쉽다(그림 4.3.5).

두 손으로 공 위의 아기를 안정적으로 잡는다. 체중을 이동시킬 때 아기를 안전하게 잡고 조절하며, 상황에 맞게 손의 위치를 다르게 한다.

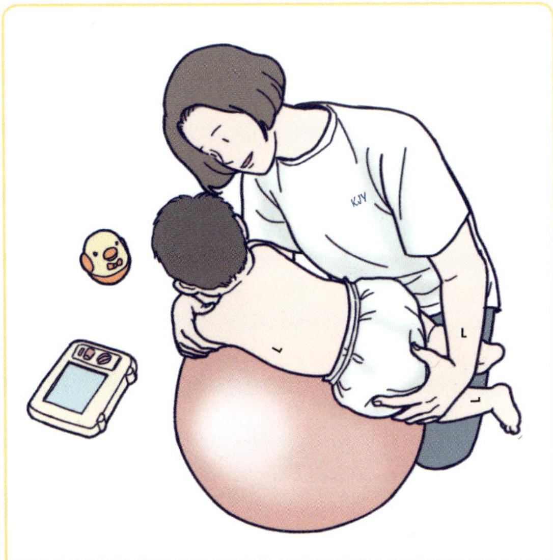

그림 4.3.1 외측바로잡기반응과 측방보호신전장반응 촉진: 코치에서 멀어지는 방향으로 체중이동

- 왼쪽(코치에게서 먼 쪽) 팔과 다리를 잡는다.
- 오른손은 아기의 왼쪽 어깨, 왼손은 엉덩이를 잡는다.
- 양손으로 공 위의 아기를 안정적으로 조절한다.

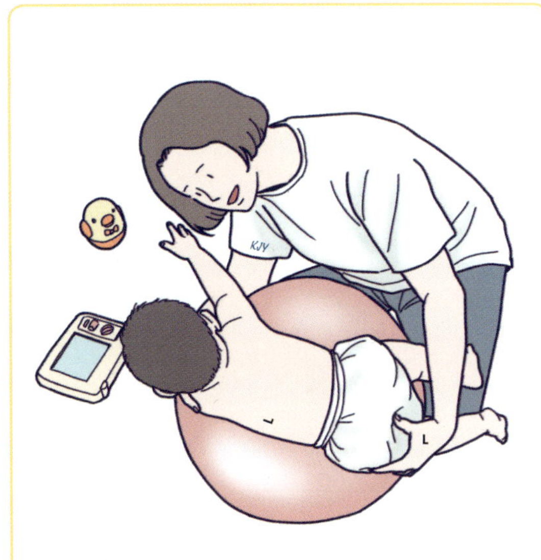

그림 4.3.2

- 아기의 왼쪽 팔과 다리를 안정적으로 잡고, 공을 바깥쪽(코치에게서 먼 쪽)으로 굴린다.
- 이때, 아기의 팔과 다리를 동시에 바깥으로 약간 당겨주면 코치로부터 멀어지는 쪽으로 이동이 쉬워진다.

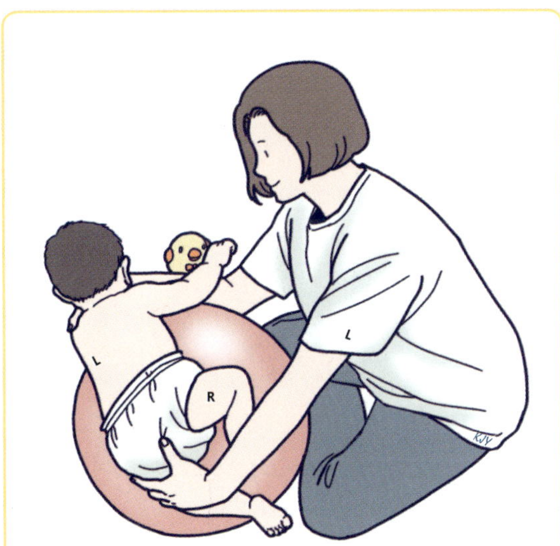

그림 4.3.3

- 아기의 반응으로 머리와 몸통을 코치 쪽(오른쪽)으로 움직이며 외측바로잡기반응이 나와야 한다.
- 즉, 머리는 들고, 자유로운 오른쪽 팔은 뻗고, 오른쪽 엉덩이와 무릎은 구부러진다.

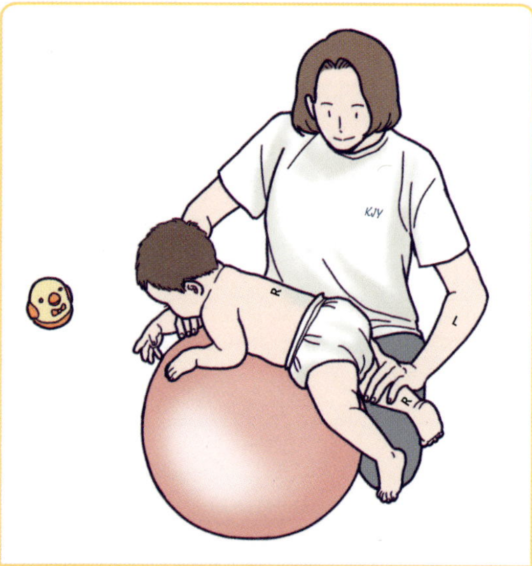

그림 4.3.4 코치 쪽으로 체중이동하기

- 아기를 공 중앙에 엎드려 눕힌다.
- 코치와 가까운 쪽(오른쪽) 팔과 다리를 잡는다.

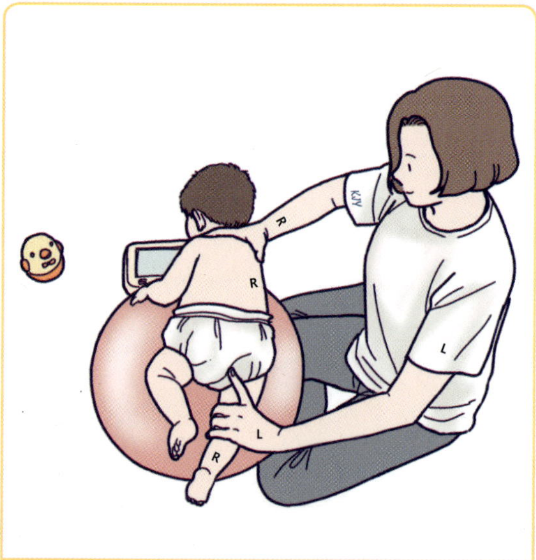

그림 4.3.5

- 오른손은 어깨, 왼손은 무릎 뒤쪽을 잡는다.
- 공을 코치 쪽으로 약간 굴린다. 팔과 다리를 함께 바깥쪽으로 살짝 당겨서 어깨는 굴곡시키고, 엉덩이와 무릎은 펴준다.

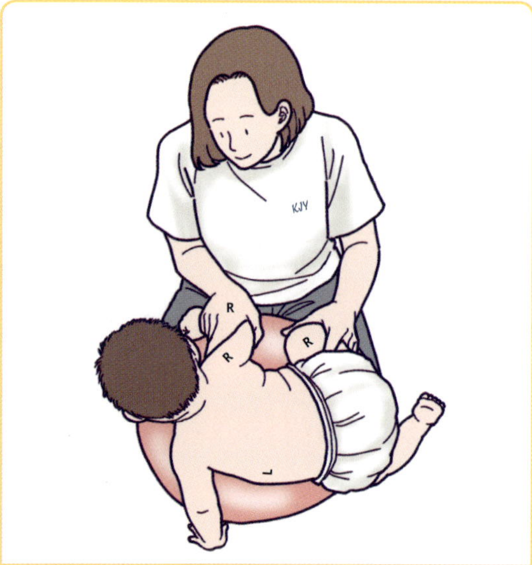

그림 4.3.6 머리와 몸통의 외측굴곡 촉진

- 코치와 가까운 쪽(오른쪽) 팔과 다리를 잡는다.
- 공을 바깥쪽으로 굴리면서 아기의 오른쪽 팔과 다리가 서로 가까워지게 모아준다.
- 그림 4.3.5처럼 아기의 체중을 다시 코치 쪽으로 이동시킨다.

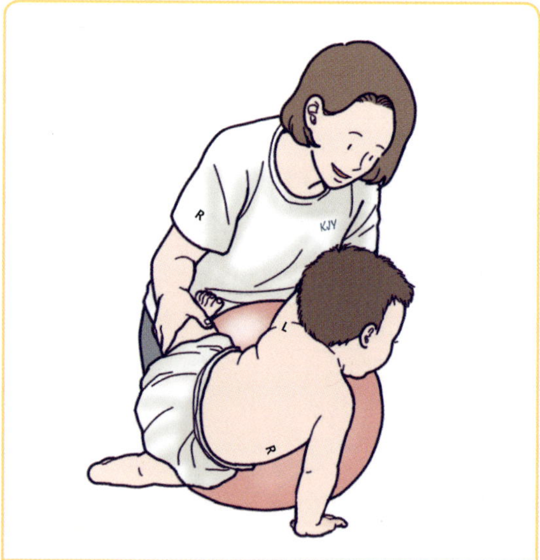

그림 4.3.7 외전 및 보호신전반응 촉진

- 아기의 왼쪽 팔과 다리가 가까워지도록 모아준다.
- 오른쪽 팔과 다리를 벌려서 보호신전반응이 나타날 때까지 공을 바깥으로 굴린다.

이렇게도 할 수 있어요!

- 아기가 위의 자세에 적응하고, 긴장도가 낮거나 인대가 느슨한 상태가 아니라면, 코치와 가까운쪽 팔과 다리를 잡고 코치에서 멀어지는 방향으로 공을 굴려서 아기의 위쪽 팔과 다리가 더욱 가까이 모아지게 한다(그림 4.3.6). 아기의 팔과 다리를 각기 상완와(glenoid fossa) 및 관골구(accetabulum)를 향해 압박을 가하면, 머리와 몸통의 외측굴곡이 촉진된다. 근육긴장도가 낮고 인대가 느슨한 아기에게는 좋은 방법이 아니므로 적용하지 않는다.

  아기의 오른쪽 팔과 다리를 바깥으로 당겨 코치 쪽, 즉 오른쪽으로 체중을 이동시킨다(그림 4.3.5).
- 외측굴곡이 잘 일어나고, 긴장도가 낮지 않고, 인대가 느슨하지 않으면, 아기의 왼팔과 다리(위쪽)를 좀 더 모아서 오른팔(아래쪽)과 다리에서도 보호신전반응이 나타날 때까지 공을 바깥쪽(코치로부터 멀어지는 쪽)으로 굴린다(그림 4.3.7).

  아기가 오른쪽(아래쪽) 팔로 체중을 지지하면, 바닥을 밀면서 스스로 자세를 유지하도록 유도한다. 긴장도가 낮고 인대가 느슨한 아기에게는 적합한 방법이 아니다.

  아기의 팔과 다리를 동시에 바깥쪽으로 당기면서 체중을 다시 코치 쪽으로 옮긴다(그림 4.3.5).

조심할 점

- 아기의 팔 · 다리를 잡고 조심해서 체중을 이동시킨다. 급격하게 움직이지 말고 부드럽게 지속적으로 체중을 이동시킨다. 급격한 움직임은 관절에 큰 무리가 될 수 있다.
- 코치는 체중이동 시 아기의 움직임을 잘 조절해야 한다. 아기를 조절할 수 있는 범위 내에서 움직인다.
- 움직이는 속도를 단계적으로 조절해서 아기가 반응할 수 있는 시간을 준다. 빠른 움직임에 반응을 잘하는 아기도 있지만 시간이 걸리는 아기들도 있다. 움직임이 너무 빠르면, 아기는 공 위에서 떨어지지 않으려고 몸을 고정한 채로 가만히 있을 것이므로 반응이 나타나지 않을 수 있다. 또는 공 굴림이 아무런 자극도 되지 않아 반응이 없을 수도 있다. 이 경우, 자세를 바꿔주면서 반응을 기다린다.
- 아기의 긴장도가 낮거나 인대가 느슨하면, 그림 4.3.6과 4.3.7의 방법은 사용하지 않는다.

움직임의 요소적 목표

- 머리와 몸통의 외측바로잡기반응
- 체중지지쪽 몸통의 신장
- 자유로운(비체중지지쪽) 팔 · 다리의 외전 및 보호신전반응

기능적 목표

- 외측 체중이동에 따른 전정감각 및 시각 자극을 통한 외측바로잡기반응
- 넘어질 때 다치는 것을 막기 위한 팔 · 다리의 측방보호신전반응

4.4 공 위에 아기를 엎드려 눕힌 자세에서 일으켜 앉히기

Prone to Sit on the Ball

이 운동의 목표는 아기의 몸통과 엉덩이 신전, 회전 능력의 향상, 엎드린 자세에서 앉는 자세로 이동을 연습시키는 것이다.

아기 자세 공 위에 몸통과 골반이 잘 닿게 엎드려 눕힌다. 아기 팔은 공 앞으로 늘어뜨리고 엉덩이는 펴준다(그림 4.4.1).

코치 자세 아기 옆에 앉는다.

코치의 손 위치 그림 4.4.1~4.4.4에서 가이드손은 오른손, 보조손은 왼손이다.

보조손(왼손): 왼손의 검지와 중지를 아기의 왼쪽 어깨에 대고, 엄지와 새끼손가락은 위팔에 댄다(그림 4.4.1~4.4.3).

가이드손(오른손): 오른손은 아기 다리 사이로 넣어, 네 손가락으로 오른쪽 허벅지를 잡는다(그림 4.4.1). 엄지는 왼쪽 허벅지 밑에 댄다(그림 4.4.1과 4.4.3).

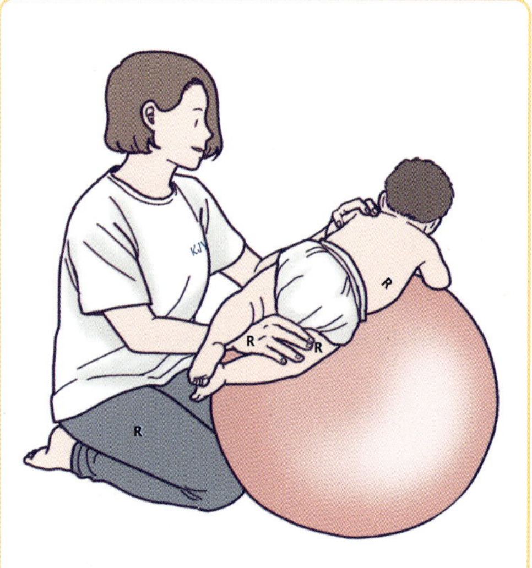

그림 4.4.1 공 위에 엎드린 자세에서 일으켜 앉히기

- 아기를 공 위에 엎드려 눕힌다.
- 왼손 검지와 중지를 아기 어깨에 대고, 엄지와 새끼손가락은 위팔을 잡는다.
- 오른손을 아기 다리 사이로 넣어 네 손가락은 오른쪽 허벅지를 잡고 엄지는 왼쪽 허벅지 밑에 댄다.
- 오른손 엄지로 왼쪽 엉덩이를 펴주면서 벌린다.

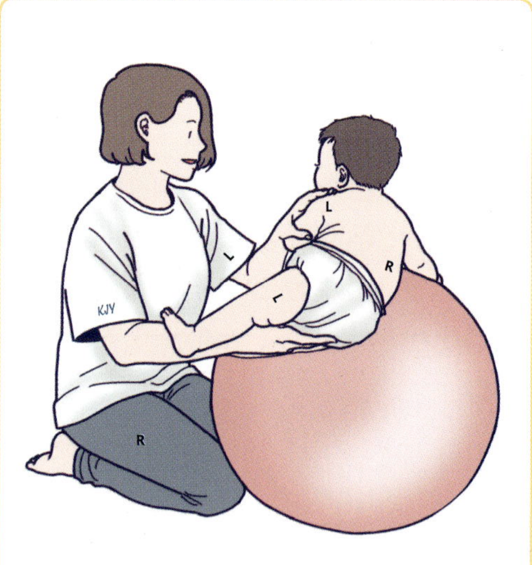

그림 4.4.2

- 왼손으로 아기의 왼팔이 어깨 앞에 위치하도록 조절한다.
- 오른손으로 아기가 편안해하는 범위 내에서 왼쪽 다리를 펴주면서 벌린다.

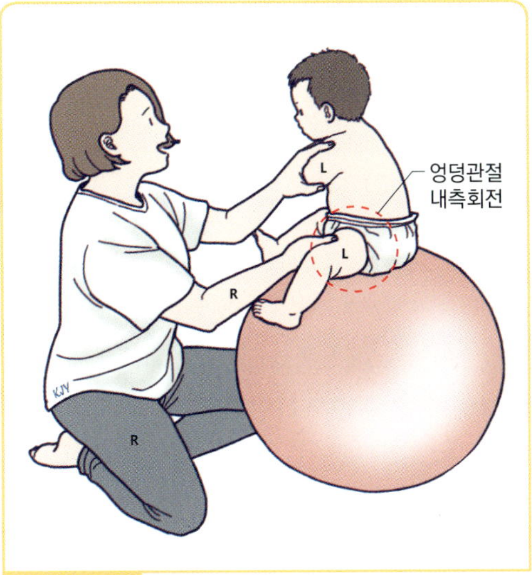

그림 4.4.3

- 오른손으로 아기 다리를 최대한 펴주면서 벌린 다음, 왼손으로 아기를 일으켜 앉힌다.
- 동시에 오른손 엄지로 아기의 왼쪽 허벅지가 공 위에 안정적으로 닿게 한다.

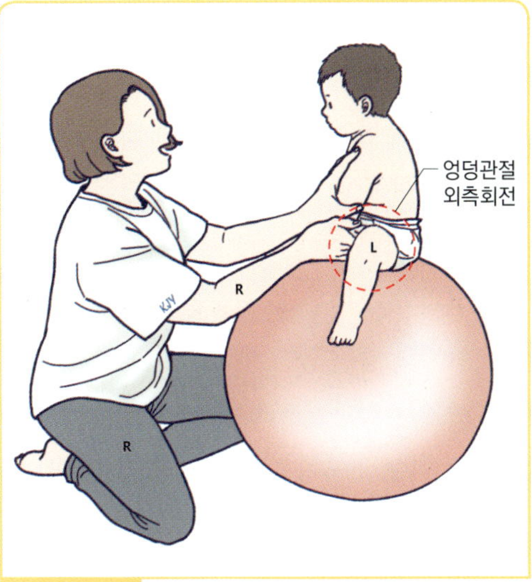

그림 4.4.4

- 오른손 엄지로 아기의 왼쪽 허벅지를 바깥으로 돌려, 아기의 양쪽 엉덩이에 대칭적으로 체중이 실리게 한다.

주로 엄지로 아기의 움직임을 촉진한다.

움직임 왼손으로 아기 팔이 몸 앞으로 오게 해서 몸통 상부를 안정적으로 잡는다. 오른손 엄지로 아기의 왼쪽 엉덩이를 끌어 당겨 펴주고 벌린다(그림 4.4.1). 아기가 편안해하는 범위 내에서 한다.

오른손으로 최대한 아기 다리를 신전 및 외전시키고, 왼손으로 아기의 팔이 몸 앞에 오도록 자세를 유지시키면서 아기를 일으켜 앉힌다(그림 4.4.2와 4.4.3). 동시에 오른손 엄지로 아기의 왼쪽 허벅지가 공에 닿게 한다(그림 4.4.3).

오른손 엄지로 아기의 왼쪽 허벅지를 바깥으로 돌려, 아기의 양쪽 엉덩이에 체중이 대칭적으로 실리게 한다(그림 4.4.4). 그림 4.4.3에서는 아기가 왼쪽 다리가 내측회전된 자세이다. 그림 4.4.4에서는 왼쪽 다리가 외측회전 상태로 바뀐 것을 확인한다. 왼쪽 허벅지가 외측회전되면, 아기의 체중이 왼쪽 엉덩이로 옮겨간다.

아기 팔이 몸통 가까이 있어야 위와 같이 자세를 변경하는 운동을 안정적으로 연습할 수 있다.

엎드린 자세에서 일으켜 앉히는 과정에서, 아기 체중이 코치로부터 멀어질 때 공을 코치 쪽으로 약간 굴려준다. 이렇게 하면 아기 엉덩이가 공에서 미끄러짐 없이 안정적으로 운동시킬 수 있다.

양쪽 모두 일어나 앉기를 연습시킨다. 앉힌 자세에서는 아기의 몸통, 팔, 다리가 대칭적 자세가 되어야 한다.

조심할 점

- 아기의 안전과 움직임의 안정성을 확인한다.
- 아기가 편안한 범위 내에서 허벅지(대퇴골)를 회전시킨다.
- 엉덩이를 펼 때 요추가 과신전되면 안 된다.
- 아기 팔이 어깨 뒤로 빠지지 않게 한다.
- 코치와 가까운 쪽 견갑골이 모아지면 안 된다.
- 아기의 팔이 몸 앞에 있어야 하지만, 상부 몸통의 움직임을 제한하는 자세가 되면 안 된다.
- 아기는 엉덩이로 체중을 지지해야 한다. 아기 엉덩이가 공에서 들리면 안 된다.
- 공 위에서 아기를 움직일 때, 아기의 골반과 엉덩이가 공에 닿아 있어야 한다. 아기 체중이 코치로부터 멀어질 때 공을 코치 쪽으로 약간 굴려서 아기가 안정적으로 자세를 유지할 수 있게 한다.
- 천천히 움직인다.

움직임의 요소적 목표

- 몸통의 축을 중심으로 한 회전
- 몸통 회전 및 신전
- 비체중지지측, 즉 움직이는 다리의 엉덩이 신전, 외전, 외측회전
- 어깨 굴곡 및 수평 내전
- 머리 회전

기능적 목표

- 자세변경 시 필요한 몸통 회전 및 신전
- 아기 스스로 일어나 앉기를 위한 준비
- 호흡능력 증진을 위한 흉곽 및 갈비뼈 사이의 움직임 증진
- 자세조정 및 조절 능력의 향상을 위한 조절된 감각자극

CHAPTER

5 아기를 바닥에 엎드려 눕혀서 하는 운동

5.1 외측으로 체중이동을 위한 어깨 조절

Shoulder Girdle Facilitation for Lateral Weight Shift

이 운동의 목표는 아기의 쇄골과 견갑골 근육을 활성화시켜 엎드린 자세에서 체중을 이동하고, 교대로 팔을 뻗어 손을 한쪽씩 사용하고, 상호교대로 팔을 움직여 네발기기를 할 수 있도록 어깨를 안정적으로 조절하는 법을 연습시키는 것이다.

아기 자세 바닥에 엎드려 눕히거나 팔꿈치로 체중을 지지하게 한다. 엉덩이는 펴준다.

코치 자세 아기 뒤에 앉는다.

코치의 손 위치 및 움직임 그림 5.1.1~5.1.3에서 가이드손과 보조손에 대한 구별은 따로 없다.

왼손으로 아기의 왼쪽 어깨를 굴곡시켜 팔꿈치가 어깨 앞에 오게 한다. 왼손을 아기의 왼쪽 겨드랑이 밑으로 넣어, 손가락은 흉근에 엄지는 상완삼두근에 댄다(그림 5.1.1). 오른손은 장난감을 잡고 움직인다.

왼쪽 손가락 끝 둥근면으로 아기의 흉근과 흉곽을 지그시 눌러 흉근과 전거근이 수축하면 왼쪽 아래팔로 체중을 지탱하는 것이 쉬워진다(그림 5.1.1). 아기의 왼쪽 어깨와 견갑골 근육이 활성화되고 견갑골이 벌어지면, 코치는 손가락으로 아기의 체중을 왼쪽으로 이동시킨다. 이때 엄지로 아기의 왼쪽 팔을 살짝 당기면 같은 쪽 몸통 근육의 신장이 촉진된다.

아기의 체중이 한쪽 팔로 옮겨지면, 반대쪽 팔을 자유롭게 앞으로 뻗을 수 있다. 아기가 좋아하는 장난감을 사용해서 팔 뻗기를 촉진한다(그림 5.1.2와 5.1.3).

양쪽 모두 체중이동과 팔 뻗기를 촉진한다(그림 5.1.3).

운동 팁 아기가 좋아하는 장난감을 사용하면 아기의 참여를 높일 수 있다. 한 손으로 가지고 놀 수 있고 누르면 소리가 나거나 불빛이 반짝거리는 장난감이 좋다.

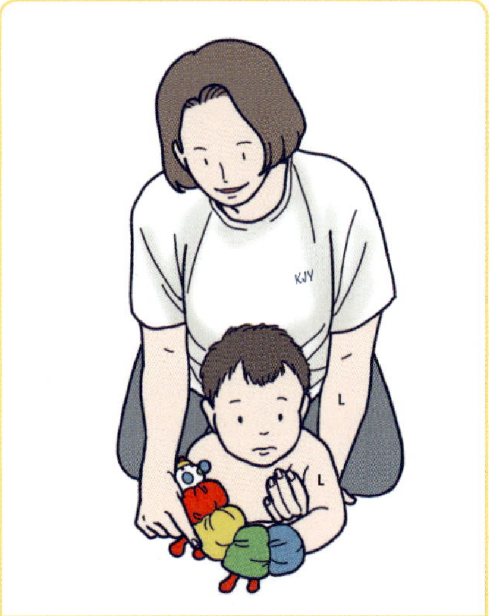

그림 5.1.1 외측으로 체중이동을 위한 어깨 조절

- 왼손을 아기의 겨드랑이 밑으로 넣어 네 손가락은 흉근에, 엄지는 상완삼두근에 댄다.
- 손가락으로 아기의 흉근과 흉곽을 눌러 자극하면, 흉근과 전거근이 활성화되므로 팔꿈치로 체중을 지탱하기가 쉽다.
- 아기의 어깨 근육이 활성화되고 견갑골이 벌어지면, 코치는 왼쪽 손가락으로 아기의 체중을 왼쪽으로 옮기고 엄지로 아기의 팔을 살짝 바깥으로 당긴다.

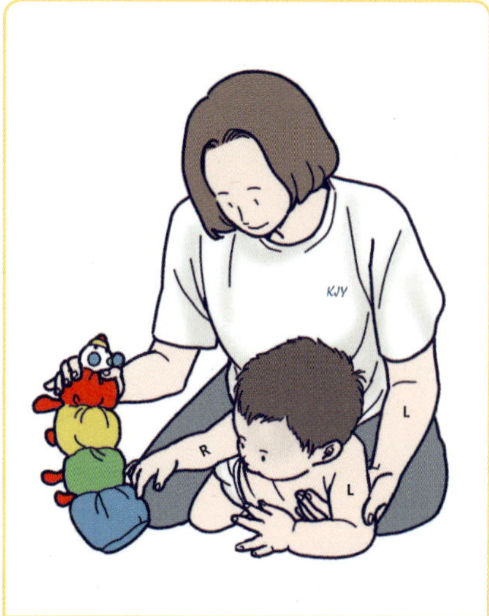

그림 5.1.2

- 오른손으로 아기가 좋아하는 장난감을 보여주면서 팔 뻗기를 촉진한다.

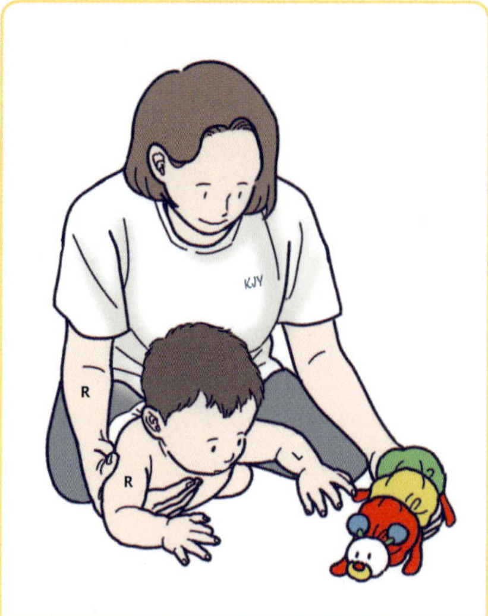

그림 5.1.3

- 반대쪽도 체중이동과 팔 뻗기 연습을 한다.

조심할 점

- 흉근과 전거근의 지속적인 수축을 위해 자극이 필요하지만 세게 누르지 않는다.
- 아기가 체중을 옮기고 장난감에 팔을 뻗을 수 있는 시간을 주고 기다린다.

움직임의 요소적 목표

- 한쪽 팔로 체중이동 시 필요한 어깨의 안정성
- 얼굴이 향한 쪽의 팔 뻗기
- 머리 및 몸통바로잡기반응
- 체중지지쪽 몸통의 신장

기능적 목표

- 바닥놀이 시 아래팔에서 체중이동
- 바닥놀이 시 얼굴이 향한 쪽의 팔 뻗기
- 배밀이, 네발기기, 기어오르기를 위한 준비

5.2 옆으로 눕기: 옆으로 누워서 놀기

Sidelying: Play in Sidelying

이 운동의 목표는 아기의 어깨 근육을 수축시켜 엎드린 자세에서 체중이동과 옆으로 누워서 어깨를 조절하는 능력을 높여주는 것이다. 또한, 한 손을 뻗어서 장난감 가지고 놀기, 체중지지측 몸통의 신장, 머리와 몸통의 외측굴곡, 양쪽 다리의 분리 등이다.

아기 자세 바닥에 엎드려 눕히거나 팔꿈치로 체중을 지지하게 한다. 엉덩이는 펴준다.

코치 자세 아기 뒤에 앉는다.

코치의 손 위치 및 움직임 그림 5.2.1~5.2.6에서 가이드손은 오른손, 보조손은 왼손이다.

오른손을 아기의 겨드랑이 밑으로 넣어, 네 손가락은 흉근 바깥쪽에 대고, 엄지는 상완삼두근에 댄다(그림 5.2.3).

왼손은 골반이 아닌 흉곽 외측에 대고, 갈비뼈와 골반의 정렬을 바르게 한다(그림 5.2.1). 아기가 스스로 외측으로 체중을 이동하지 못하면 코치가 도와준다. 이때 손으로 아기를 끌어당기지 않도록 주의한다.

오른쪽 손가락 평평한 면으로 아기의 흉근과 흉곽을 지그시 눌러주면, 흉근과 전거근이 활성화되어 팔꿈치로 체중을 지지할 수 있다(그림 5.2.1). 아기의 어깨 근육이 수축하면 코치는 손가락으로 아기의 체중을 외측으로 이동시킨다(그림 5.2.2). 엄지로 체중지지측 팔을 약간 당겨서 같은 쪽 몸통을 신장시킨다.

아기가 옆으로 눕는데 도움이 더 필요하면, 왼손으로 아기의 흉곽을 들어 옆으로 눕힌다(그림 5.2.2).

아기의 체중이 한쪽 팔로 옮겨지면, 나머지 한쪽 팔은 뻗기가 쉬워진다. 아기가 좋아하는 장난감을 이용해 손 뻗기를 유도한다(그림 5.2.2와 5.2.3).

아기가 옆으로 누운 자세에서, 비체중지지쪽 몸통은 외측굴곡되고 다리는 분리된다. 체중지지측 아래쪽 다리는 신전, 내전, 내측회전 상태로 중립 위치에 온다. 비체중지지측이 되는 위쪽 다리는 굴곡, 외전, 외측회전된다(그림 5.2.2). 아래쪽 다리의 엉덩이와 무릎이 신전되어야 몸통 근육이 활성화된다. 아래쪽 다리가 굴곡되면 몸통 근육은 활성화되지 않는다.

아기가 옆으로 누운 자세에서, 코치는 왼손으로 아기의 비체중지지측 위쪽 다리의 엉덩이와 무릎을 굴곡시켜 발이 매트에 닿게 한다(그림 5.2.3). 이 자세에서 장난감을 가지고 놀게 한다(그림 5.2.3).

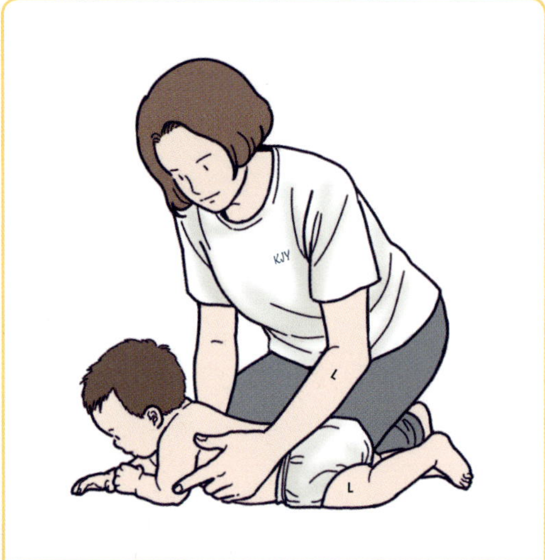

그림 5.2.1 옆으로 누워서 놀기

- 오른손을 아기의 오른쪽 겨드랑이 밑으로 넣어 네 손가락을 흉근 외측면에 대고 엄지는 상완삼두근에 댄다.
- 오른쪽 손가락으로(손가락 끝을 사용하지 않도록 주의) 아기의 흉근과 흉곽을 살짝 눌러주면 흉근과 전거근이 활성화되어 오른쪽 팔꿈치에서 체중을 지탱하기가 쉬워진다.
- 왼손은 아기의 왼쪽 흉곽 외측-전면부를 잡고, 갈비뼈와 골반이 나란해지도록 자세를 정렬한다.

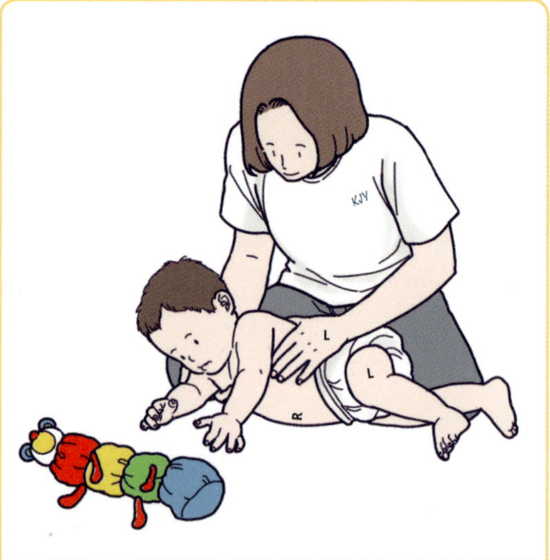

그림 5.2.2

- 오른손가락으로 아기 체중을 오른쪽으로 옮기면서, 엄지로 아기의 오른팔을 바깥으로 살짝 당긴다. 체중을 지지하는 오른쪽 몸통 근육이 편심성 수축되어 근육 길이가 신장된다.
- 왼손으로 오른쪽 옆으로 누운 자세가 될 때까지 아기의 흉곽을 들어준다.
- 오른쪽 옆으로 누우면, 비체중지지측 왼쪽 몸통은 외측굴곡되고 다리는 분리된다(체중지지측 아래쪽 다리는 신전, 내전, 내측회전되고, 비체중지지측 위쪽 다리는 굴곡, 외전, 외측회전된다).

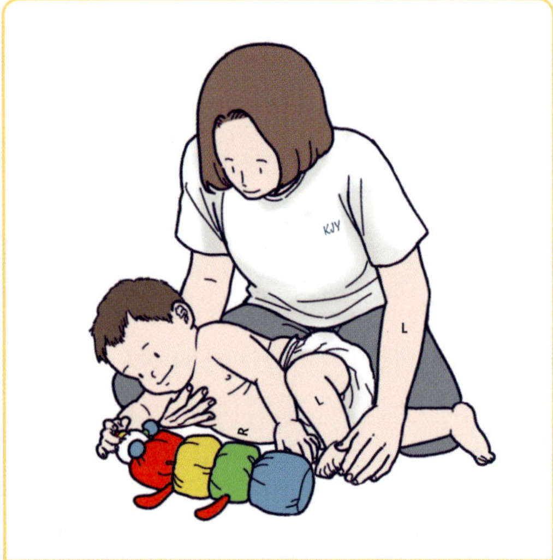

그림 5.2.3

- 아기가 오른쪽 옆으로 누운 자세에서, 코치는 왼손으로 왼쪽 엉덩이와 무릎을 구부려서 발이 바닥에 닿게 한다.

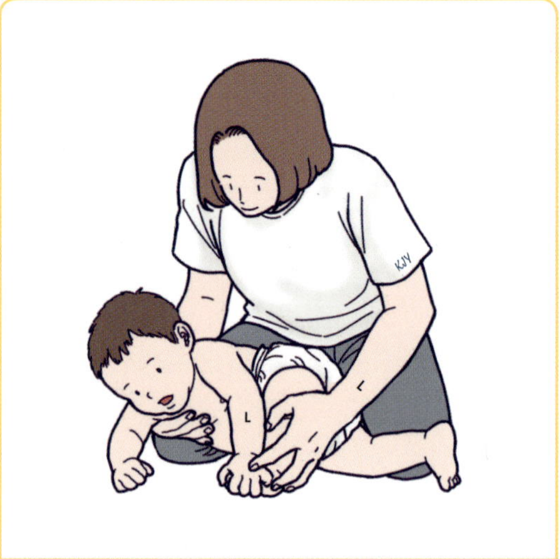

그림 5.2.4

- 장난감을 치우고 아기가 손으로 발을 가지고 놀 수 있게 한다.
- 코치는 왼손 검지로 아기가 손으로 발을 만져보게 한다(코치는 왼손 검지로 아기의 왼쪽 손등을 눌러 손가락을 펼 수 있게 도와준다).

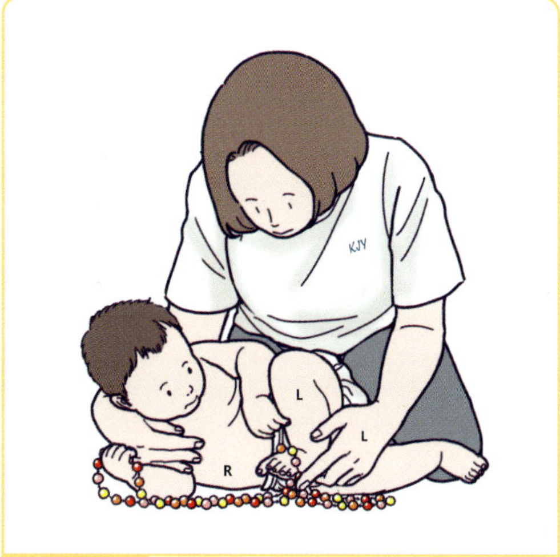

그림 5.2.5 이렇게도 할 수 있어요! 오른쪽 옆으로 누운 자세 촉진

- 아기가 오른쪽 아래팔로 체중을 지지하지 못하거나 머리를 반대쪽(왼쪽)으로 들지 못하면, 오른손으로 아기의 머리 아래쪽을 감싸 왼쪽으로 외측굴곡시킨다.
- 오른손으로 머리를 받쳐주고 왼손으로 발을 잡고 장난감을 보여주면서 발로 장난감을 탐색하도록 유도한다.

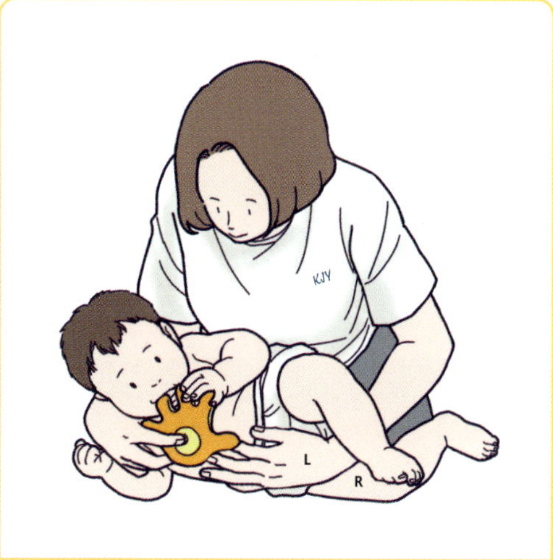

그림 5.2.6 이렇게도 할 수 있어요! 오른쪽 옆으로 누운 자세 촉진

- 양쪽 다리의 분리가 어렵다면, 코치는 왼손을 아기의 다리 사이로 넣어, 몸통을 잡고 오른손으로 머리를 받쳐준다.
- 장난감을 보여주며 탐색을 유도한다.

아기가 손으로 발을 가지고 놀게 하려면 장난감을 치운다(그림 5.2.4). 손으로 발을 만지고 노는 탐색놀이를 통해 발의 인식력을 높여주고, 손을 사용하는 법을 배울 수 있다. 또한 손과 발의 예민함도 줄일 수 있다.

주의: 아기와 코치가 마주보는 자세에서는 아기의 움직임을 조절하는 것이 어렵다. 반대쪽을 운동시킬 때는 아기를 반대로 돌려서 옆으로 눕힌다.

이렇게도 할 수 있어요! 아기가 오른쪽 아래팔로 체중을 지지하지 못하거나 머리를 반대쪽(왼쪽)으로 들지 못하면, 오른손(가이드손)으로 아기의 머리 아래쪽을 감싸서 왼쪽으로 외측굴곡을 유도한다(그림 5.2.5와 5.2.6).

- 머리를 받쳐주고 장난감을 보여주거나, 아기가 자기의 발을 가지고 놀게 하면서 시각적 · 촉각적 탐색(그림 5.2.5) 또는 입으로 탐색(그림 5.2.6)을 유도한다.
- 양쪽 다리의 분리가 어려운 아기는, 코치의 왼손(보조손)을 아기의 다리 사이로 넣어, 몸통을 잡고(그림 5.2.6), 아래팔로 위쪽, 즉 왼쪽 다리를 구부린다.

조심할 점

- 옆으로 누운 자세에서 신체 정렬을 바르게 유지한다.
- 아기의 흉근을 지그시 눌러 지속적으로 활성화시킨다.
- 아기가 머리를 외측으로 굴곡하지 못하면, 코치는 손이나 아래팔로 머리의 아래쪽을 받쳐준다.
- 아래쪽 엉덩이와 무릎은 펴준다.
- 위쪽 엉덩이와 무릎은 구부려준다.
- 급하게 움직이지 않는다. 아기가 촉각 탐색에 반응할 수 있도록 시간을 갖고 기다린다.
- 움직임을 섬세하게 조절하면서, 아기가 놀이를 시작하고 리드하게 한다.

움직임의 요소적 목표

- 머리 및 몸통의 외측바로잡기반응
- 체중을 지지하는 쪽 몸통과 엉덩이 근육, 특히 광배근과 엉덩이 외전근의 신장
- 팔 뻗기
- 양쪽 다리의 분리 및 움직임
- 체중지지쪽 발로 촉각 및 고유수용감각 자극 입력

기능적 목표

- 시각 및 촉각 탐색을 통한 신체 인식력 향상
- 눈의 사용
- 손으로 촉각 탐색
- 놀이 탐색 시 기능적 손 사용의 증가
- 눈으로 신체 여러 부위 쳐다보기
- 옆으로 누운 자세에서 팔 뻗기 및 놀이를 위한 준비

5.3 엎드려 눕힌 자세에서 앉히기

Prone to Sitting

이 운동의 목표는 엎드린 자세에서 일어나 앉기를 연습시키는 것이다. 또한, 아기가 몸의 중심축을 기준으로 움직일 때 일어나는 환경변화에 적응시키기 위해 감각자극, 척추 움직임, 외측바로잡기반응, 머리 및 몸통의 외측 굴곡근 활성화, 팔로 체중지지, 바닥을 밀면서 팔 펴기, 양쪽 다리의 분리 등을 촉진시키는 것이다.

아기 자세 바닥에 엎드려 눕히거나 팔꿈치로 체중을 지지하게 한다. 엉덩이는 펴준다.

코치 자세 아기 뒤에 앉는다.

코치의 손 위치 및 움직임 그림 5.3.1과 5.3.2에서 가이드손은 왼손, 보조손은 오른손이다. 그림 5.3.3과 5.3.4에서는 가이드손과 보조손의 구분이 따로 없다.

왼손(가이드손)으로 아기의 가슴을 받쳐 양쪽 어깨를 굴곡시켜서 팔이 몸 앞에 오게 한다(그림 5.3.1). 오른손으로 아기의 엉덩이를 펴준다(그림 5.3.1).

그 다음, 왼손은 아기의 왼쪽 흉곽 외측과 흉근에 대고, 오른손은 오른쪽 흉곽 외측에 댄다(그림 5.3.2).

오른손으로 아기의 엉덩이를 펴준다(그림 5.3.1). 그 다음, 오른손을 아기의 오른쪽 흉곽 외측으로 옮긴다(그림 5.3.2).

왼쪽 손가락의 편평한 면으로 아기의 흉근을 지그시 눌러 활성화시킨다. 아기의 흉근이 수축하면, 아기의 몸통을 앞쪽으로 회전시킨다(그림 5.3.2). 아기의 체중을 아래쪽 엉덩이로 옮겨주면서 몸통을 약간 들어준다(그림 5.3.2).

오른손으로 아기 흉곽의 회전을 촉진한다. 아기를 위쪽으로 끌어당기면 안 된다. 천천히 움직이면서 아기가 팔을 펴고 손바닥으로 바닥을 지탱할 시간을 준다(그림 5.3.2). 아기가 스스로 바닥을 밀고 팔을 펼 수 있다면, 기능적 움직임을 학습한 것이다.

아기가 일어나 앉는 과정에서, 아기 몸통(흉곽 및 골반)을 아래쪽 엉덩이 위로 계속 회전시킨다(그림 5.3.3). 이와 동시에 양손으로 아기의 몸통에서 아래쪽 엉덩이로 체중이 전달되도록 가볍게 힘을 준다. 이때 골반은 고정시킨 채 흉곽만 회전시키면 안 된다.

코치는 양손으로 아기 몸통을 잡고 아기가 몸통을 최대로 똑바로 세우고 대칭적으로 앉도록 조절한다(그림 5.3.4). 양손으로 몸통에서 지지면을 향해 아래 방향으로 대칭적으로 힘을 주면서 지지면에 체중이 실리게 한다.

아기를 다시 엎드려 눕힐 때도 손의 위치는 동일하다.

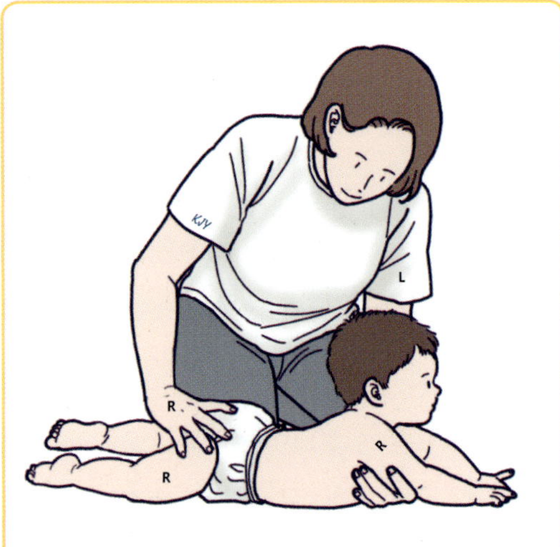

그림 5.3.1 엎드려 눕힌 자세에서 앉히기

- 왼손으로 아기의 가슴을 받쳐 두 팔을 앞으로 뻗고 엎드려 눕힌다.
- 오른손으로 아기의 엉덩이를 펴준다.

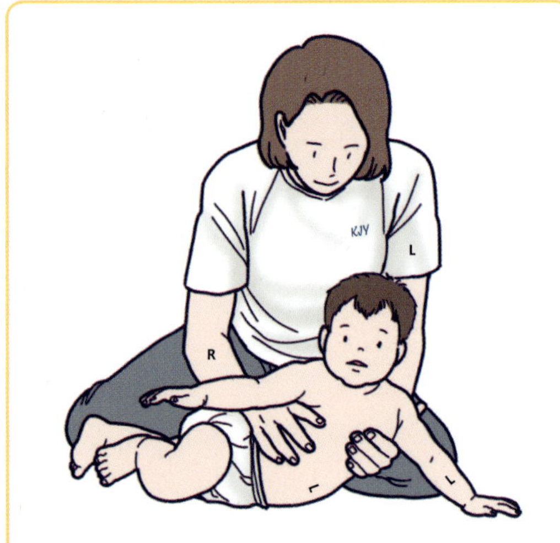

그림 5.3.2

- 왼손은 아기의 왼쪽 흉곽 외측과 흉근에 대고, 오른손은 오른쪽 흉곽 외측에 댄다.
- 왼쪽 손가락으로 아기의 흉근을 지그시 눌러 활성화시킨다.
- 아기의 흉근을 수축시키면서 몸통을 앞쪽으로 회전시킨다.
- 아기의 체중을 아래쪽(왼쪽) 엉덩이로 이동시키면서 몸통을 약간 들어준다.
- 천천히 움직이며 아기가 왼팔을 펴서 바닥을 짚고 지탱할 시간을 준다.

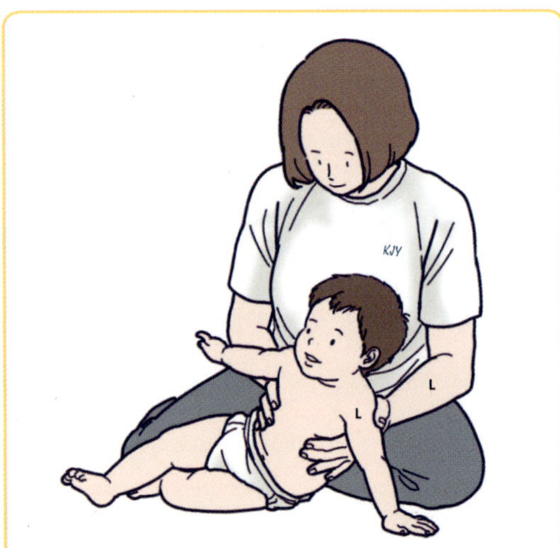

그림 5.3.3

- 아기가 일어나 앉는 과정에서, 코치는 아기의 몸통(흉곽 및 골반)을 앞쪽으로 계속 회전시킨다.
- 동시에 양손으로 아기의 몸통에서 아래쪽 엉덩이로 체중이 전달되도록 약간 힘을 준다. 이때 골반은 고정시킨 채 흉곽만 움직이면 안 된다.

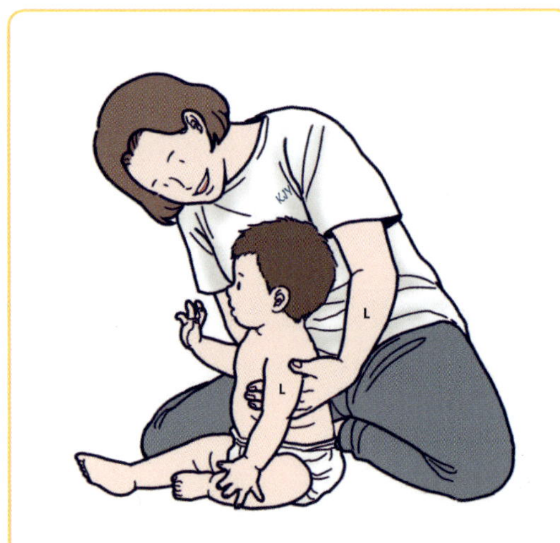

그림 5.3.4

- 양손으로 아기 몸통을 잡고, 아기가 몸통을 최대로 세우고 대칭적으로 앉을 수 있도록 조절한다.
- 몸통에서 지지면을 향해 대칭적으로 힘을 주어 아기의 엉덩이(지지면)에 체중이 실리도록 한다.

조심할 점

- 왼손으로 흉근을 자극 및 활성화시킬 때 너무 강하게 누르지 않는다.
- 오른손으로 아기를 끌어당기듯이 수동적으로 앉히지 않는다.
- 오른손으로 골반의 움직임을 제한하지 않도록 주의한다.
- 옆으로 앉은 자세에서 동작을 멈추지 말고 이어간다. 몸통을 최대로 똑바로 세우고 좌우 대칭적인 앉기로 진행한다. 대칭적으로 앉고 다시 엎드리기를 학습하는 것이 이 운동의 목표이다. 옆으로 앉은 자세에서 움직임을 멈추면, 대칭적인 앉기를 배우기 어렵다. 또한, 옆으로 앉은 자세에서는 골반은 그대로 있고 흉곽만 회전되어 비정상적으로 분리되므로 좋지 않다.

움직임의 요소적 목표

- 몸통의 중심축을 기준으로 한 움직임
- 몸통 회전
- 팔로 체중지지 및 체중이동
- 골반-대퇴골(엉덩관절) 움직임
- 자세 조절에 필요한 지지면으로 체성감각정보 입력

기능적 목표

- 엎드린 자세에서 스스로 일어나 앉기
- 앉은 자세에서 스스로 엎드리기
- 앉은 자세에서 팔을 이용한 외측보호신전반응을 위한 준비

5.4 엎드려 눕힌 자세에서 달리기 선수의 스트레치 자세로 이동

Prone to Runner's Stretch Position

이 운동의 목표는 몸통과 팔꿈치를 펴고 손바닥으로 체중을 지지한 자세에서 어깨와 몸통 근육의 활성화, 하지 분리, 양쪽 다리의 움직임 증가 등이다.

아기 자세 바닥에 엎드려 눕히거나 팔꿈치로 체중을 지지하게 한다. 엉덩이는 펴준다.

코치 자세 아기 뒤에 앉는다.

코치의 손 위치 및 움직임 그림 5.4.1~5.4.5에서 가이드손은 오른손, 보조손은 왼손이다.

오른손을 아기의 오른쪽 겨드랑이 사이로 넣어 오른쪽 흉곽 외측 및 흉근에 대고, 왼손으로 엉덩이를 펴준다(그림 5.4.1).

코치는 오른손가락으로 아기의 흉근을 지그시 눌러 어깨 주변부 근육을 활성화시킨다. 이와 동시에 손목을 구부리는 동작을 취해 아기의 체중을 오른쪽 외측으로 이동시킨다(그림 5.4.2). 오른손은 계속해서 어깨 주변부 근육을 활성화시키면서 왼손은 비체중지지쪽(왼쪽) 다리에 대고 엉덩이와 무릎을 최대한 굴곡시킨다(그림 5.4.2).

코치는 왼손으로 아기의 다리를 구부린 자세로 유지하면서 골반을 함께 잡는다. 오른손으로 계속 아기의 흉근을 자극하고 굴곡된 다리 높이에 맞게 아기의 몸통을 들어준다(그림 5.4.3).

아기의 체중이 굴곡된 다리에 실리면 코치는 왼손을 아기의 천골에 대고(그림 5.4.4), 골반에서 아래쪽 및 뒤쪽으로 힘을 주어 양쪽 다리를 분리된 자세로 유지시킨다. 엉덩이 굴곡근이 타이트한 경우 네발 자세가 되기 쉽다.

코치는 오른손을 아기의 흉근에 대고 계속 자극한다.

굴곡된 왼쪽 다리 위로 골반과 몸통을 바르게 정렬시켜 체중을 지지한 상태에서 양옆으로 체중을 이동시킨다. 왼손으로 아기의 천골을 계속해서 뒤쪽으로 당겨주면서 양옆으로 체중을 이동시킨다. 구부린 왼쪽 다리의 발목은 저측굴곡 자세이다(그림 5.4.4). 체중을 양옆으로 이동시키면서 비체중지지쪽 머리와 몸통에서 외측바로잡기반응이 나타나는지 그리고 체중지지쪽 몸통 근육들이 신장되는지 확인한다.

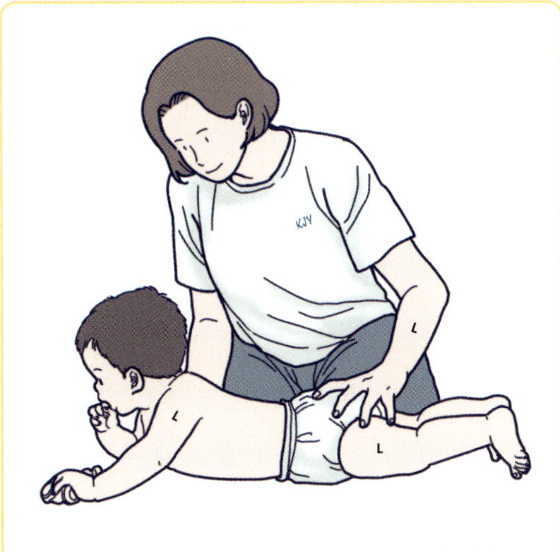

그림 5.4.1 엎드려 눕힌 자세에서 달리기 선수의 스트레치 자세로 이동

- 아기는 아래팔로 체중을 지지하고 엉덩이를 편 상태로 엎드려 눕힌다.
- 오른손은 아기의 오른쪽 겨드랑이 사이로 넣어 오른쪽 흉곽 외측 및 흉근에 대고, 왼손은 엉덩이를 펴준다.

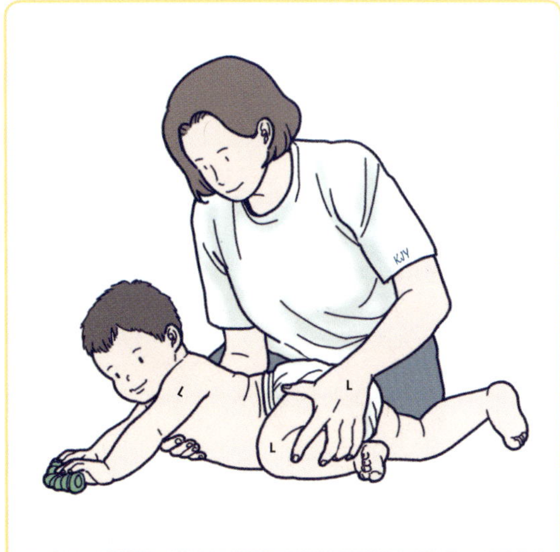

그림 5.4.2

- 오른손가락으로 아기의 흉근을 지그시 눌러 어깨 주변부 근육을 활성화시킨다.
- 동시에, 오른쪽 손목을 구부려 체중을 오른쪽 외측으로 이동시킨다.
- 왼손은 비체중지지쪽(왼쪽) 다리를 잡고 엉덩이와 무릎을 최대한 구부린다.

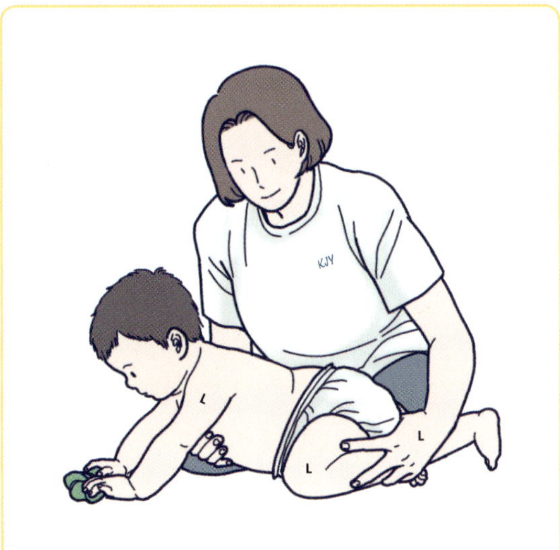

그림 5.4.3

- 왼손으로 아기의 구부린 왼쪽 다리와 골반을 함께 잡는다.
- 오른손은 아기의 흉근을 계속 자극하면서 구부린 왼쪽 다리 높이로 아기의 몸통을 든다.

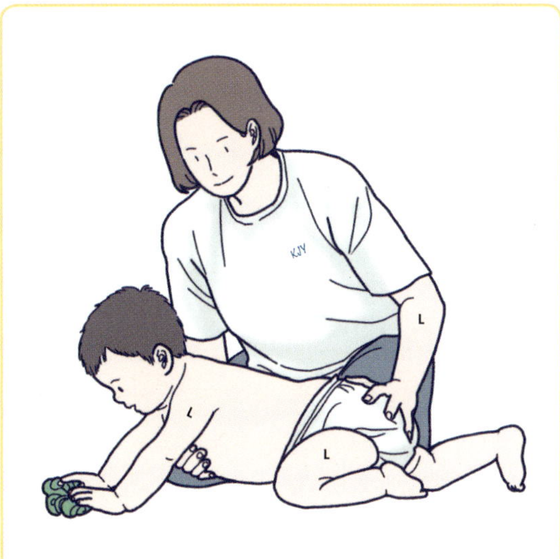

그림 5.4.4

- 아기의 체중이 왼쪽 다리에 실리면 코치는 왼손을 아기의 천골(꼬리뼈)에 대고 골반에서 아래쪽 및 뒤쪽으로 힘을 주어 양쪽 다리의 분리 자세를 유지시킨다.

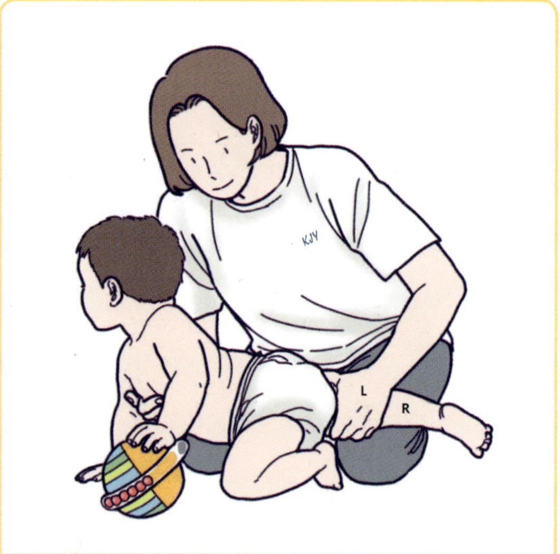

그림 5.4.5 달리기 선수의 스트레치 자세에서 한쪽 다리를 편 네발 자세로 이동

- 오른손은 아기의 흉근을 자극하면서 아기 체중이 뒤쪽으로 다리에 실리게 한다.
- 왼손을 오른쪽 다리로 옮겨 엄지를 허벅지와 나란하게 두고 네 손가락으로 무릎을 잡는다.
- 아기의 오른쪽 엉덩이와 무릎을 편 상태로 천천히 다리를 들어 체중을 앞으로 팔 쪽으로 이동시킨다.

달리기 선수의 스트레치 자세에서 한쪽 다리를 편 네발 자세로 이동

Runner's Stretch to Extended-Leg Quadruped

달리기 선수의 스트레치 자세에서 수정된 네발 자세로 이동시켜 왼쪽과 오른쪽 다리를 분리된 자세로 유지시킨다(그림 5.4.5).

오른손은 아기의 흉근을 자극하면서 체중은 다리에 실리게 한다.

아기의 천골(꼬리뼈)에 대고 있던 왼손을 오른쪽 다리로 옮긴다. 엄지를 허벅지와 나란하게 두고 네 손가락으로 무릎을 잡는다. 아기의 오른쪽 엉덩이와 무릎을 편 상태로 유지하면서, 천천히 다리를 들어 체중을 앞으로 팔 쪽으로 이동시킨다(그림 5.4.5).

달리기 선수의 스트레치 자세와 네발 자세를 번갈아 취하면서 아기의 다리를 앞뒤로 움직이고 체중을 외측으로 이동시키는 연습을 한다. 내측회전과 함께 다리를 낮춰주면 체중은 펴고 있는 쪽 다리로 이동되고, 외측회전과 함께 살짝 들어주면 구부린 쪽으로 이동된다. 이 운동을 하는 동안 오른손은 아기의 몸통을 잡고 흉근과 복근을 지속적으로 활성화시킨다.

조심할 점

- 아기의 다리는 편 상태에서 몸통과 일직선이 되어야 한다.
- 아기의 구부린 쪽 다리는 몸통 아래로 내전(모음)된 상태가 되어야 한다. 다리가 벌어지면, 골반이 앞쪽으로 기울어지고 허리가 과신전된다.
- 양쪽 다리를 분리시킬 수 있는 가장 쉬운 방법은 골반에서 아래쪽 및 뒤쪽 방향으로 힘을 주는 것이다. 힘의 세기를 줄이면 펴고 있던 다리가 구부러지면서 네발 자세가 될 것이다.
- 아기가 불편해하는 자세는 억지로 하지 않는다.

움직임의 요소적 목표

- 시상면에서 머리 들기 및 바로잡기반응
- 팔을 펴서 손바닥으로 체중지지
- 체중지지쪽 몸통 근육 신장
- 비체중지지쪽 척추 굴곡 및 머리, 몸통, 골반의 외측바로잡기반응
- 양쪽 다리 분리, 엉덩이와 무릎의 운동범위 증가(펴고 있는 쪽 다리의 엉덩이와 무릎 굴곡근 신장, 구부린 쪽 다리의 엉덩이와 무릎 신전근 신장, 양쪽 다리의 외전근과 내전근 신장)
- 양쪽 다리가 제대로 분리되면 시상면에서 골반의 움직임이 일어나지 못하므로 골반이 앞 또는 뒤로 기울어지지 않는다. 그러므로 골반과 요추의 움직임은 이마면과 수평면에서 일어나게 된다.

기능적 목표

- 머리, 몸통의 외측바로잡기반응, 기본 자세반응, 자세조절과 균형 유지에 필요한 움직임
- 네발기기, 오르기, 걷기 같은 모든 동적 움직임의 수행에 필수적인 양쪽 다리의 분리
- 엎드린 자세에서 네발 자세로 이동

5.5 코치 무릎에 아기의 다리를 걸치고 엎드리기

Prone Straddle

이 운동의 목표는 네발기기와 기어오르기 활동에 필요한 몸통 및 엉덩이 신전근 조절, 팔로 체중지지 및 체중이동 능력을 향상시키는 것이다.

아기 자세 아기를 엎드려 눕히고 양쪽 다리를 신전, 외전시켜 코치의 무릎 위에 걸친다.

코치 자세 아기 뒤에 무릎앉기 자세로 앉아 아기의 다리를 무릎 위로 걸친다.

코치의 손 위치 그림 5.5.1~5.5.3에서 가이드손과 보조손의 구별은 따로 없다.

코치는 양손을 아기의 몸통 외측에 대고 검지 또는 엄지로 아기의 팔을 지지하여 자세 안정성을 높여준다(그림 5.5.1과 5.5.3). 아기의 다리를 무릎에 올려 놓고 아기 다리의 외측을 코치의 아래팔로 지지한다(그림 5.5.1).

운동을 시키는 동안 양손으로 아기의 몸통을 안정적으로 잡는다.

코치의 움직임 아기의 엉덩이 및 무릎 신전, 엉덩이 중립회전으로 안정적인 자세를 만들어주고, 검지로 아기의 흉근을 지그시 눌러 어깨 근육을 활성화시킨다(그림 5.5.1). 어깨 근육이 활성화되면 몸통을 회전시켜 아기의 체중을 외측으로 옮겨 한쪽 팔로 지탱하게 한다(그림 5.5.2와 5.5.3).

아기는 체중을 지지하지 않는 쪽 손은 자유롭게 뻗을 수 있다. 체중을 양쪽 팔로 번갈아 이동시켜 체중이동, 체중지지, 손 뻗기 등을 경험시킨다.

운동 팁 장난감을 사용하면 체중지지 자세를 유지하는데 도움이 된다.

조심할 점 운동을 하는 동안 아기의 어깨 근육 및 복근이 활성화되어야 한다. 이 근육들이 수축하지 않으면, 허리 전만(lordosis) 또는 골반 전반경사가 나타난다.

움직임의 요소적 목표

- 머리 및 몸통 신전
- 머리 및 몸통 회전
- 엉덩이 및 무릎 신전
- 팔로 체중지지
- 왼팔, 오른팔 번갈아 외측으로 체중이동
- 손바닥 외측과 내측을 번갈아서 체중이동
- 손목과 손가락 굴곡근의 신장

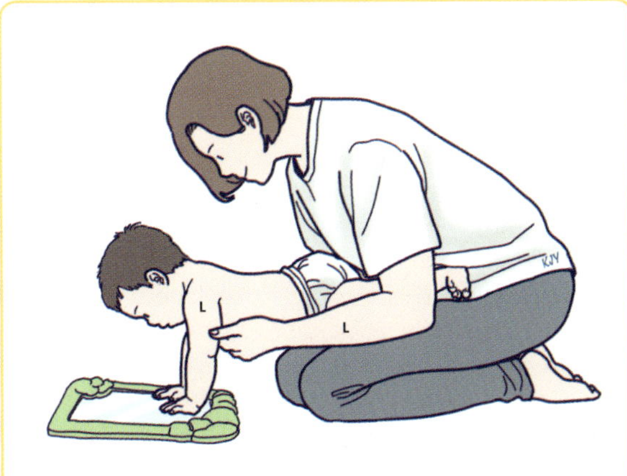

그림 5.5.1 코치 무릎에 다리 걸치고 엎드리기

- 아기를 엎드린 상태에서 양쪽 다리를 신전 및 외전시켜 코치의 무릎 위에 걸친다.
- 각 손을 아기의 몸통 외측에 대고, 엄지로 아기 팔을 안정적으로 잡는다. 아래팔로 아기의 다리 외측을 지지하여 코치 무릎 위에 안정적으로 올려 놓는다.
- 아기의 엉덩이 및 무릎 신전, 엉덩이 중립회전으로 자세 안정성을 제공하고 검지로 아기의 흉근을 지그시 눌러 어깨 주변부 근육을 활성화시킨다.

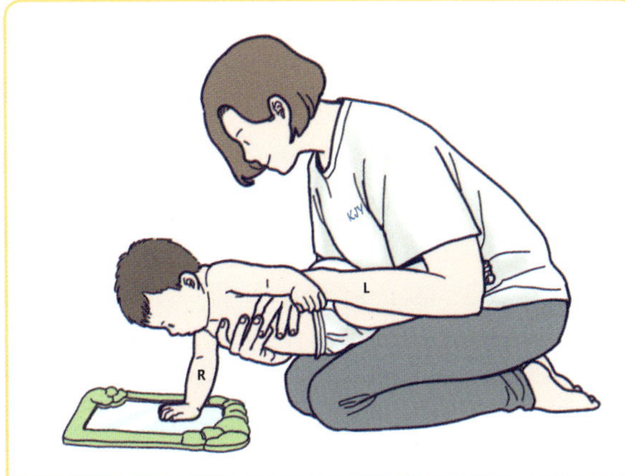

그림 5.5.2

- 아기의 몸통을 오른쪽으로 회전시켜 체중을 오른쪽 외측으로 이동시켜, 오른팔로 체중을 지탱하게 한다.

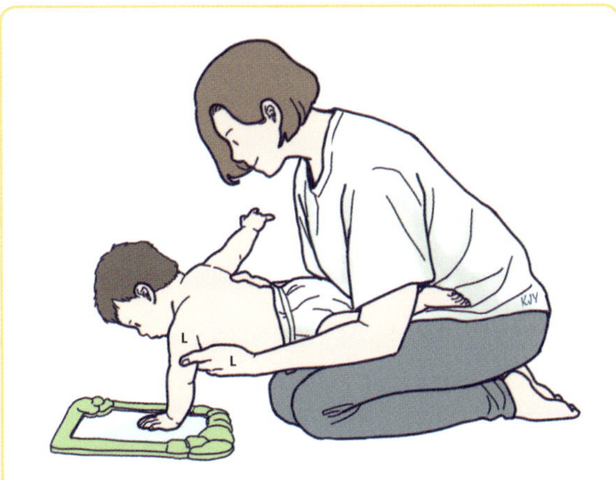

그림 5.5.3

- 체중을 양쪽 팔로 번갈아 이동시켜 체중이동, 체중지지, 손 뻗기를 경험시킨다.

기능적 목표

- 신전에 필요한 자세 준비
- 팔로 체중지지 및 체중이동은 어깨 근위부의 동적 안정성을 높여준다. 아기는 학습한 안정성을 바탕으로 자세를 바꾸고 점차 체중이동의 범위를 넓혀서 장난감이나 흥미로운 물건을 탐색할 수 있다.
- 손의 아치(arch) 발달을 위한 준비

CHAPTER

6 아기를 볼스터 위에 엎드려 눕혀서 하는 운동

6.1 바닥에 앉은 자세에서 볼스터 위로 엎드리기: 대칭적 엉덩이 펴기

Sitting to Prone on Bolster: Symmetrical Hip Extension

이 운동의 목표는 바닥에 앉은 자세에서 볼스터 위로 엎드린 자세로 이동하기를 연습시키는 것이다. 또 다른 목표로는 어깨 굴곡, 몸통 회전, 몸통의 중심축 회전 등이다.

아기 자세 아기를 볼스터 옆에 앉힌다(그림 6.1.1).

코치 자세 아기 뒤에 앉는다.

코치의 손 위치 및 움직임 그림 6.1.1~6.1.4에서 가이드손과 보조손의 구분은 따로 없다. 양손으로 아기의 몸통을 신전 및 회전시킨다(그림 6.1.1). 아기의 몸통을 볼스터 쪽으로 회전시키면서 손을 아기 팔 쪽으로 옮겨 볼스터 위로 걸친다(그림 6.1.2).

코치는 양손으로 아기의 팔을 잡고 아래팔로 아기의 몸통을 받쳐서 아기의 복부가 볼스터 위에 닿도록 움직인다.

아기의 몸통이 볼스터 위에 안정적으로 걸쳐지면 코치는 손을 아기의 엉덩이로 옮긴다(그림 6.1.3). 양손으로 아기의 무릎 위쪽을 잡고 엄지는 아기의 허벅지와 나란히 한다. 허벅지를 외측회전시켜 다리가 중립 위치에 오게 하고 엉덩이와 무릎이 골반 및 몸통과 나란하도록 펴준다(그림 6.1.3).

이렇게도 할 수 있어요!

- 아기를 볼스터 위에 엎드리게 한 다음, 양손으로 장난감을 가지고 놀게 한다(그림 6.2.1 참고).
- 아기의 엉덩이를 신전 및 중립회전으로 빠르게 하지만 조심스럽게 안정화시키면서 아기의 체중을 다양한 속도로 볼스터 너머로 앞으로 이동시켜 전방보호신전반응을 유도한다(그림 6.1.4). 아기 손이 바닥에 닿을 수 있도록 충분히 앞으로 움직인다. 아기가 반응할 시간을 갖도록 너무 급격한 움직임은 피한다.

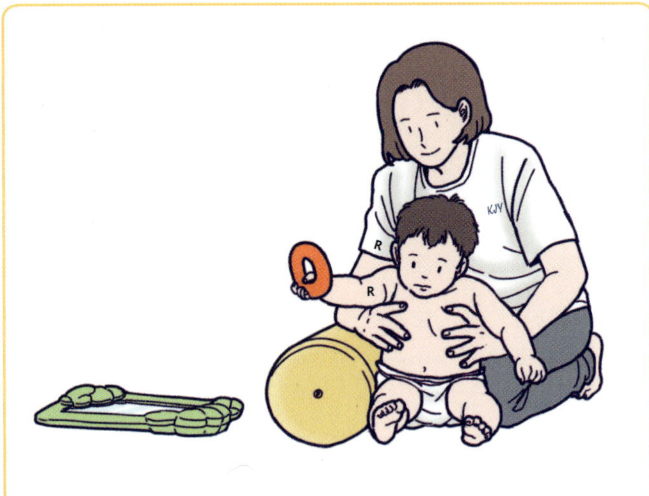

그림 6.1.1 바닥에 앉은 자세에서 볼스터 위로 엎드리기: 대칭적 엉덩이 펴기

- 각 손으로 아기의 몸통을 잡고 최대로 똑바로 편 상태에서 볼스터 쪽으로 몸통을 돌린다.

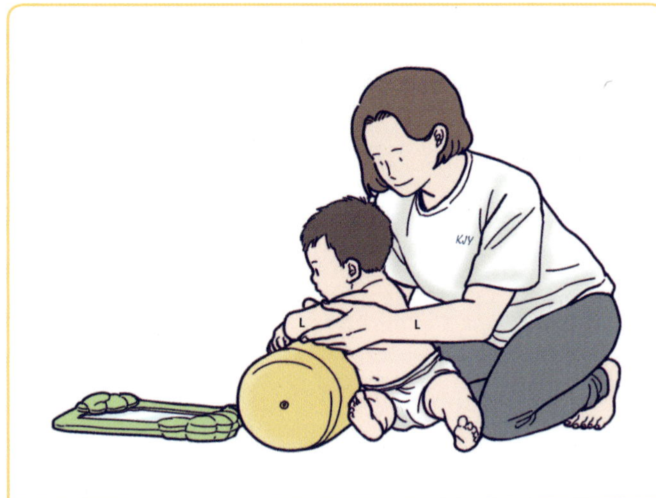

그림 6.1.2

- 아기가 볼스터 쪽으로 몸을 돌리면 코치는 각 손을 아기의 팔 쪽으로 옮긴다.
- 양쪽 아래팔로 아기의 몸통을 받쳐 아기 팔이 볼스터 위에 걸쳐지게 한 다음, 아기를 볼스터 위로 굴린다.

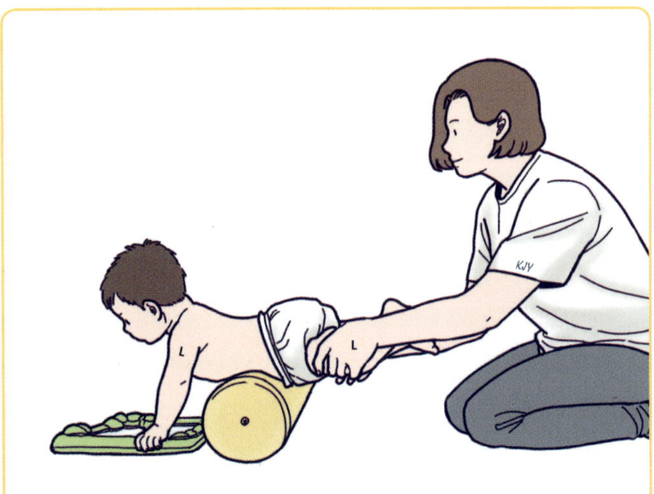

그림 6.1.3

- 아기의 복부 밑으로 볼스터를 잘 받치고 손을 아기의 엉덩이 쪽으로 옮긴다.
- 각 손으로 아기의 무릎 위쪽을 잡고 엄지는 허벅지와 나란히 한다.
- 허벅지를 외측회전시켜 엉덩이와 무릎을 골반 및 몸통과 나란히 펴준다.

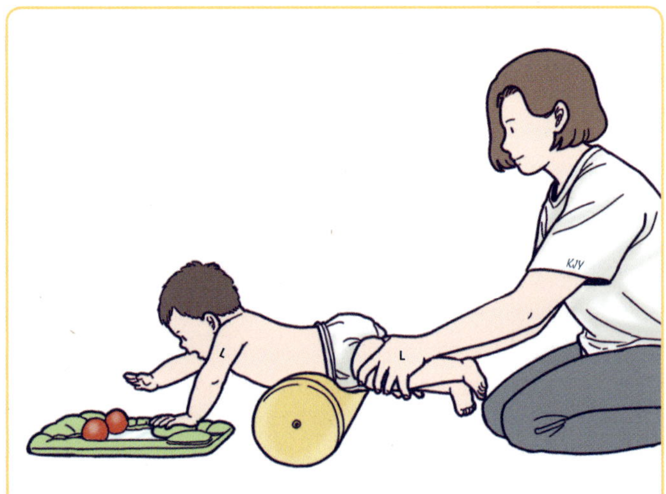

그림 6.1.4 전방보호신전반응 유도

- 아기의 엉덩이를 신전 및 중립회전시킨 채, 다양한 속도로 아기의 체중을 볼스터 너머로 앞으로 이동시켜 전방보호신전반응을 유도한다.
- 아기 손이 바닥에 닿을 만큼 체중을 충분히 앞으로 이동시킨다.

조심할 점

- 대둔근이 잘 활성화될 수 있도록 골반이 앞 또는 뒤로 기울어지지 않게 한다. 다리가 내측회전되면 대둔근이 수축하지 않고 요추가 과신전된다.
- 아기 골반이 볼스터에 닿아 있어야 요추가 과신전되지 않는다.
- 아기가 손바닥으로 체중을 지지하는지 확인한다.
- 전방보호신전반응을 유도하기에 앞서 아기의 반응능력을 고려한다. 반응이 잘 나오지 않는 아기는 공 위에서 전방보호신전반응을 촉진한다.

움직임의 요소적 목표

- 대칭적 어깨 굴곡 및 몸통 회전
- 대둔근의 활성화에 따른 엉덩이 신전
- 대칭적 몸통 신전
- 고유수용성감각과 안정성 증진을 위한 팔로 체중지지 및 체중이동
- 팔꿈치, 손목, 손가락 신전 및 어깨의 능동 굴곡
- 손목과 손가락 굴곡근의 신장

기능적 목표

- 똑바른 자세유지에 필요한 몸통 및 엉덩이 신전근의 조절
- 앞으로 균형을 잃고 넘어지는 것을 방지하기 위한 전방보호신전반응
- 네발기기와 기어오르기 활동에 필요한 팔꿈치를 펴고 손바닥으로 체중지지를 위한 팔의 준비 운동
- 손 사용 증진에 필요한 손목과 손가락 굴곡근의 신장
- 손바닥 끝 부분에서 체중지지로 손가락과 손바닥의 분리를 촉진함으로써 자유로운 손가락 굴곡/신전 및 움켜쥐기

6.2 볼스터에 엎드린 자세에서 다리를 분리하여 옆으로 눕기

Prone to Sidelying With Lower Extremity Dissociation

이 운동의 목표는 아기의 몸통 운동성 및 조절력 증진 그리고 다리의 운동성, 분리, 능동적 근육 조절 능력을 증진시키는 것이다.

아기 자세 볼스터 위에 아기의 복부가 잘 닿도록 엎드려 눕힌다. 양쪽 팔을 볼스터 앞으로 걸치고 팔꿈치를 펴서 손바닥으로 바닥을 짚게 한다. 아기의 몸통, 골반, 엉덩이는 나란히 한다.

코치 자세 아기의 뒤에 앉는다.

코치의 손 위치 및 움직임 그림 6.2.1에서는 가이드손과 보조손의 구분이 따로 없다. 그림 6.2.2와 6.2.3에서는 가이드손이 오른손, 보조손이 왼손이며, 그림 6.2.4와 6.2.5에서는 가이드손이 왼손, 보조손이 오른손이며, 그림 6.2.6과 6.2.7에서는 가이드손이 오른손, 보조손이 왼손이다. 그림 6.2.8에서는 가이드손이 왼손, 보조손이 오른손이다.

코치는 양손으로 아기의 무릎 위 허벅지 바깥쪽을 잡는다. 이때 양쪽 엄지는 허벅지와 나란히 한다(그림 6.2.1과 6.2.2). 아기의 엉덩이와 무릎은 펴고 안쪽이나 바깥쪽으로 돌아가지 않게 한다. 아기가 편안해 하는 범위 내로 다리를 편다. 아기가 다리를 펴지 않으려 하고 버티는 힘을 주면, 억지로 하지 않는다.

가이드손은 곧 체중을 지지하게 될 아래쪽 다리를 잡은 손이다. 이 운동에서는 주로 아래쪽 다리를 조절한다. 보조손은 위쪽 다리를 잡는 손이다.

아기의 다리를 분리시키기 위해 오른손으로 아기의 오른쪽 다리를 잡고 뒤쪽으로 당기면서 내측회전시켜 중립 자세가 되게 한다(그림 6.2.2). 당김과 내측회전을 동시에 해야 한다. 엉덩이와 무릎을 편 상태로 몸통과 나란한 자세가 되어야 한다. 코치는 왼손 엄지로 아기의 엉덩이를 지그시 눌러서 자극을 주며 신전 상태를 유지시킨다(그림 6.2.4).

아기의 다리를 당기면서 내측회전시키면, 어깨에서 골반까지 신장되므로 아기의 체중이 그쪽으로 이동된다(아래쪽이 신장되는 쪽).

아기의 체중을 오른쪽으로 이동시키면서 왼손은 아기의 왼쪽 무릎과 종아리 쪽으로 옮겨 다리를 굴곡, 외전, 외측회전시킨다(그림 6.2.2와 6.2.3). 왼쪽 다리를 구부리면서 대퇴골을 관골구로 밀어 넣어 아기의 몸이 뒤쪽으로 돌아가게 한다(그림 6.2.3).

아기의 체중이 오른쪽으로 이동되어 오른쪽 몸통이 신장되면, 위쪽이 놓이는 왼쪽에서는 외측바로잡기반응이 나오거나 외측굴곡된다(그림 6.2.3). 복부 수축과 비체중지지측 다리의 굴곡, 외전, 외측회전에 따라 머리, 몸통, 골반에서 외측바로잡기반응이 나타난다.

아기의 시야에 장난감을 놓아두거나 장난감을 들고 움직여서 아기의 참여를 유도한다(그림 6.2.3).

그림 6.2.4와 6.2.5에서는 가이드손이 왼손, 보조손이 오른손이다.

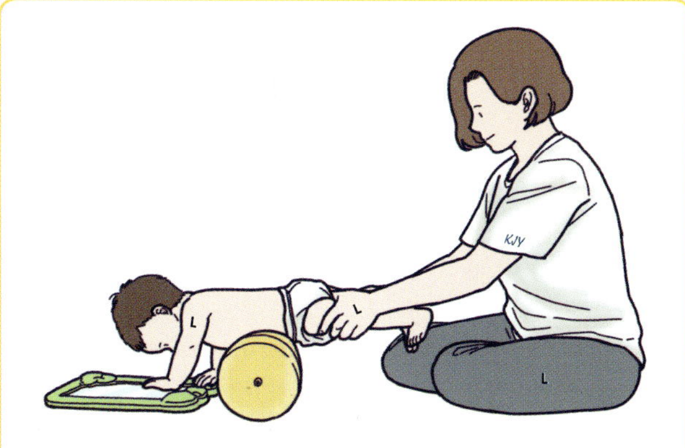

그림 6.2.1 볼스터에 엎드린 자세에서 다리를 분리하여 옆으로 눕기

- 볼스터 위에 아기의 복부가 잘 닿도록 엎드려 눕힌다.
- 양쪽 팔은 볼스터 너머로 팔꿈치를 펴서 손으로 바닥을 짚게 한다.
- 몸통, 골반, 엉덩이는 나란히 한다.
- 코치는 각 손으로 아기의 무릎 위쪽 허벅지를 잡고 엄지는 허벅지와 나란히 한다.

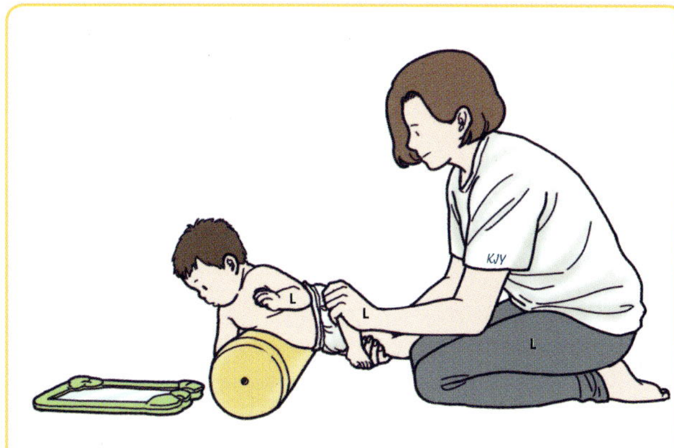

그림 6.2.2

- 아기의 다리를 분리시키기 위해 오른손으로 아기의 오른쪽 다리를 뒤로 당기면서 내측회전시켜 중립 자세로 만든다.
- 아기의 체중을 오른쪽으로 옮기면서 왼손으로 아기의 왼쪽 무릎과 종아리를 잡고 다리를 굴곡, 외전, 외측회전시킨다.

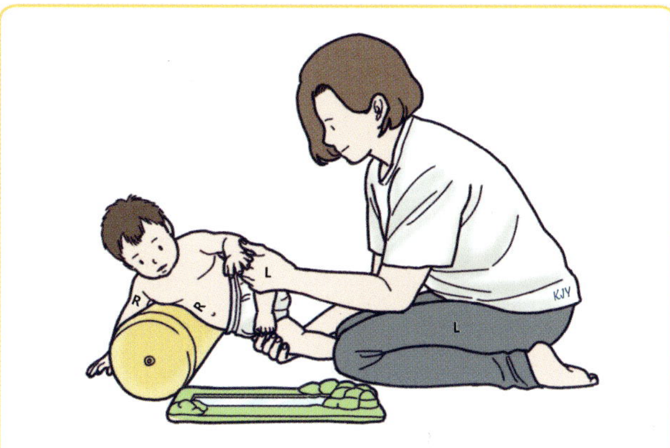

그림 6.2.3

- 왼손으로 아기의 왼쪽 다리를 구부리면서 대퇴골을 관골구로 밀어 넣어 아기의 몸이 약간 뒤쪽으로 돌아가게 한다(아이를 뒤쪽 바닥에 앉힌다는 느낌으로).

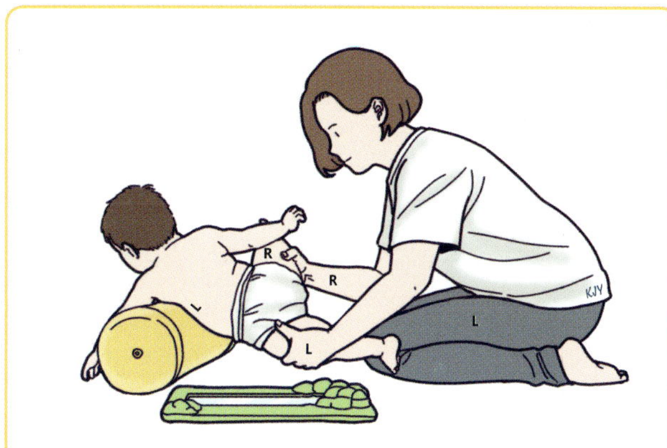

그림 6.2.4

- 반대쪽도 연습한다(손의 위치가 바뀜).
- 왼손 엄지로 아기의 왼쪽 엉덩이를 펴주면서 오른손으로 아기의 오른쪽 다리를 굴곡, 외전, 외측회전하여 아기의 체중을 왼쪽으로 이동시킨다.

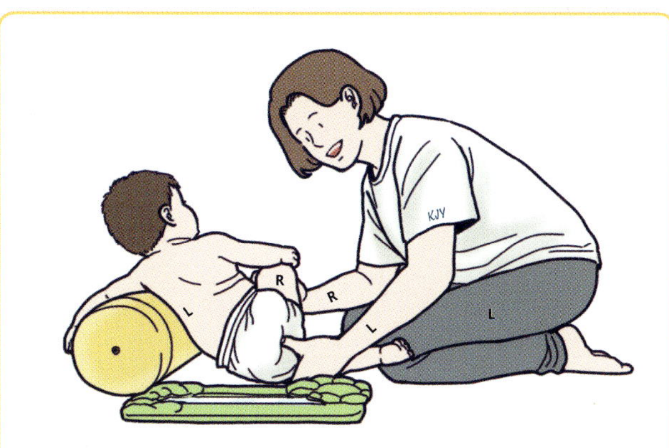

그림 6.2.5

- 아기의 체중지지쪽(왼쪽)을 더욱 신장시키기 위해 코치는 왼손으로 천천히 아기의 엉덩이를 바닥으로 내려준다.
- 이때, 양쪽 다리의 분리 상태를 유지한다.
- 오른손으로 오른쪽 대퇴골을 관골구로 밀어 넣어 아기의 몸이 약간 뒤쪽으로 돌아가게 한다.

아기를 다시 볼스터 위에 대칭적인 자세로 엎드리기 위해, 체중을 앞쪽으로 옮기면서 굴곡시킨 다리가 중립 자세가 될 때까지 신전 및 내측회전시켜 다리를 펴준다.

대칭적 자세에서 반대쪽을 연습한다(그림 6.2.4). 아기의 체중지지쪽(왼쪽)을 더욱 신장시키기 위해 코치는 왼손으로 천천히 아기의 엉덩이를 바닥으로 내려준다. 이때, 양쪽 다리의 분리 상태를 유지한다(그림 6.2.5). 오른손으로 오른쪽 대퇴골을 관골구로 밀어 넣어 아기의 몸이 약간 뒤쪽으로 돌아가게 한다. 이런 식으로 처럼 아기의 복부를 계속 활성화시킨다. 아기의 오른팔은 볼스터에 걸치고 있어야 한다.

그림 6.2.6과 6.2.7에서 가이드손이 오른손, 보조손이 왼손이다.

옆으로 눕히고 발로 체중지지하기 *Sidelying to Foot Placement*

아기의 다리 분리와 엉덩이 및 몸통의 신전 범위를 증가시키기 위해 다리를 분리한 자세로 몸을 바닥으로 내리면서 옆으로 누운 자세를 촉진한다(그림 6.2.6). 오른손으로 아기의 오른쪽 다리를 편 상태로 유지하면서 왼손으로 아기의 왼쪽 발이 바닥에 닿게 한다(그림 6.2.6).

그 다음, 아기 체중을 약간 앞으로 이동시킨다(그림 6.2.7). 아기가 왼발로 체중을 지지하면 왼손으로 왼쪽 무릎에서 발쪽으로 힘을 주어 체중지지 자세를 유지시킨다. 뒤쪽의 오른쪽 다리는 편 상태로 유지한다.

이렇게도 할 수 있어요! 땅콩볼에서 운동시킨다(그림 6.2.8). 땅콩볼은 볼스터보다 덜 단단하므로 땅콩볼을 더 좋아하는 아기들도 있다. 땅콩볼은 볼스터보다 크고 움직이기 쉬워 코치가 사용하기 좋고 아기를 땅콩볼 가운데 움푹한 곳에 눕히므로 볼스터보다 안정적이다.

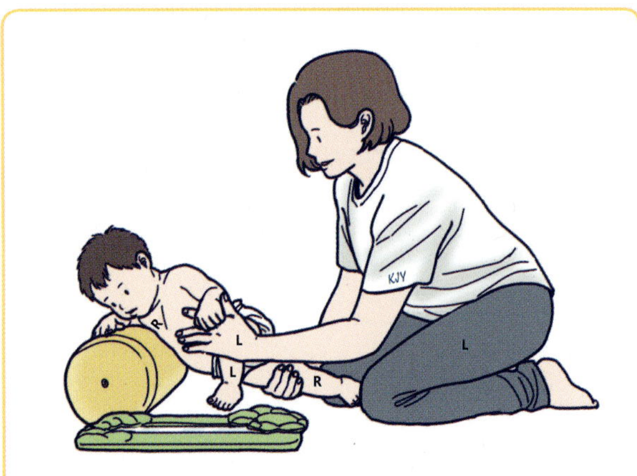

그림 6.2.6 옆으로 눕히고 발로 체중지지 경험시키기

- 아기의 다리를 분리하여 오른쪽 옆으로 눕기를 촉진한다.
- 그 다음, 아기 몸을 바닥으로 낮춘다.
- 왼손으로 아기의 왼쪽 다리를 구부려 발이 바닥에 닿게 하고 오른손으로 오른쪽 다리를 편다.

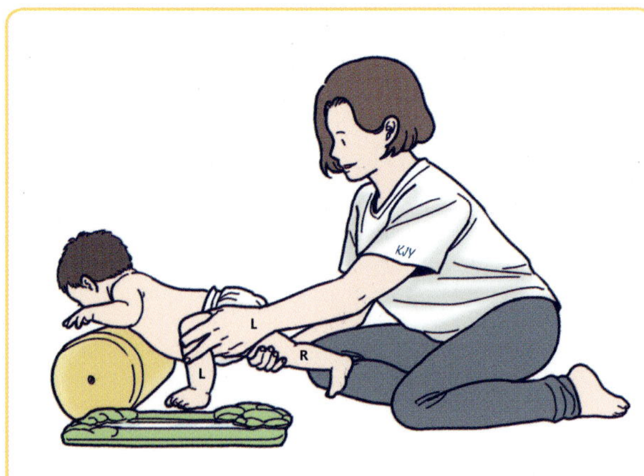

그림 6.2.7

- 아기의 왼쪽 발이 바닥에 닿게 하면서 아기 체중을 볼스터를 향해 약간 앞으로 이동시킨다.
- 아기가 왼발로 체중을 지지하면 왼손으로 아기의 왼쪽 무릎에서 발쪽으로 힘을 주어 체중지지를 촉진시킨다.
- 뒤쪽의 오른쪽 다리는 편 상태로 잡는다.

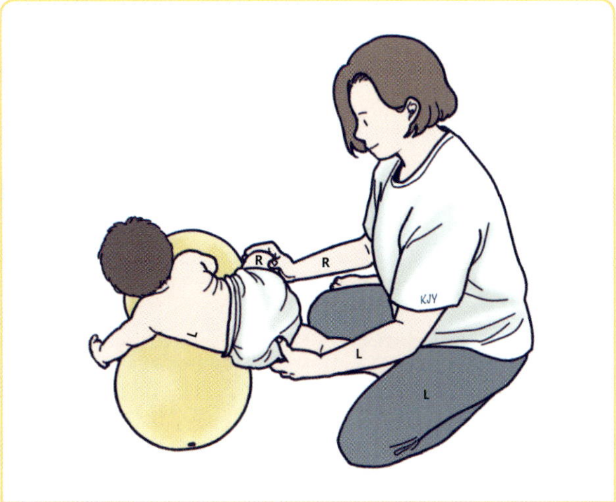

그림 6.2.8 이렇게도 할 수 있어요!

■ 땅콩볼 위에 엎드린 자세에서 다리를 분리시켜 옆으로 눕기를 연습시킬 수 있다.

조심할 점

- 몸통 근육을 수축시키기 위해 아래쪽 다리를 신전 상태로 유지한다. 아래쪽 다리가 굴곡되면 몸통 근육이 활성화되지 않는다.
- 가이드손의 역할은 움직임을 조절하는 것이다. 다리를 신전 및 내측회전하면서 당겨주는 부분에 특별히 신경 쓴다.
- 보조손의 역할은 크지 않다. 비체중지지쪽 엉덩이의 굴곡, 외전, 외측회전을 시작하는 역할을 한다.
- 아기 몸통이 약간 뒤쪽으로 돌아가도록 대퇴골을 관골구 안으로 부드럽게 밀어넣는다. 몸통이 뒤쪽으로 회전하면 아기의 복근이 수축한다.

움직임의 요소적 목표

- 체중지지쪽 근육들의 신장: 견갑-상완 근육, 갈비사이근육, 갈비뼈와 골반 사이 근육(특히, 복사근, 광배근, 요방형근) 그리고 골반-대퇴근육(엉덩이 외전근, 내전근, 굴곡근, 신전근)
- 비체중지지쪽 머리, 몸통(척추), 골반의 능동적 외측 굴곡, 바로잡기반응
- 뒤쪽으로 체중지지에 따른 복근의 수축
- 다리 분리 및 엉덩이와 무릎의 관절범위 증가

기능적 목표

- 머리와 몸통의 외측바로잡기반응(균형을 유지하고 자세 변경을 시작하기 위한 기본적인 자세 반응)
- 네발기기, 기어오르기, 걷기와 같은 모든 이동 동작에 필요한 다리 분리

6.3 엎드린 자세에서 다리로 체중지지하며 옆으로 눕기

Prone to Sidelying With Lower Extremity Weight-bearing Progression

이 운동의 목표는 아기의 몸통 운동성과 조절, 다리의 운동성, 분리, 근육 조절을 증진시키는 것이다.

이 운동은 6.2 볼스터에 엎드린 자세에서 다리를 분리하여 옆으로 눕기와 연결되는 움직임이다. 하지만, 다리의 분리, 운동성, 체중지지, 외측 체중이동이 필요한 자세 변경을 더욱 강조한다.

아기 자세 볼스터 위에 아기의 복부가 잘 닿게 엎드려 눕힌다. 양쪽 팔은 볼스터에 걸쳐서 팔꿈치를 펴고, 손으로 바닥을 짚게 한다. 아기의 몸통, 골반 그리고 엉덩이는 나란히 한다(그림 6.3.1).

코치 자세 아기의 뒤에 앉는다.

코치의 손 위치 및 움직임 그림 6.3.1~6.3.6에서 가이드손은 오른손, 보조손은 왼손이다.

코치는 양손으로 아기의 무릎 위 허벅지를 잡는다. 양쪽 엄지는 허벅지와 나란히 한다(그림 6.3.1). 아기의 엉덩이와 무릎을 펴고 안쪽이나 바깥쪽으로 돌아가지 않게 한다. 아기가 불편해하지 않는 범위까지 다리를 편다. 아기가 다리를 펴지 않고 버티는 힘을 주면, 억지로 하지 않는다.

가이드손은 체중을 지지하게 될 아래쪽 다리를 잡는 손이다. 이 운동에서 대부분은 아래쪽 다리를 조절한다. 보조손은 위쪽 다리를 잡는 손이다.

아기의 다리를 분리시키기 위해, 오른손으로 아기의 오른쪽 다리를 잡고 뒤쪽으로 당기면서 내측회전시켜 중립 자세가 되게 한다(그림 6.3.2). 당김과 내측회전을 동시에 한다. 엉덩이와 무릎은 펴진 상태로 몸통과 나란한 자세가 되도록 한다. 코치는 왼손 엄지로 아기의 엉덩이를 지그시 눌러 자극함으로써 신전 상태를 유지시킨다(그림 6.2.4).

아기의 다리를 당기면서 내측회전시키면 어깨에서 골반까지 신장되므로 아기의 체중이 그쪽으로 이동된다(아래쪽이 신장되는 쪽). 아기의 체중을 오른쪽으로 이동시키면서 왼손은 아기의 왼쪽 무릎과 종아리 쪽으로 옮겨 다리를 굴곡, 외전, 외측회전시킨다(그림 6.2.3). 왼쪽 다리를 구부리며 대퇴골을 관골구로 밀어 넣어 아기의 몸이 뒤쪽으로 돌아가게 해서(그림 6.2.3) 복근을 수축시킨다.

옆으로 누운 자세에서 옆으로 앉기로 이동하며 한 발로 체중지지

Sidelying to Elongated Side-Sit and Foot Placement

아기의 다리가 그림 6.3.2처럼 분리된 자세에서, 코치는 오른손으로 아기의 오른쪽 엉덩이와 무릎을 펴서 바닥으로 내려준다(그림 6.3.3).

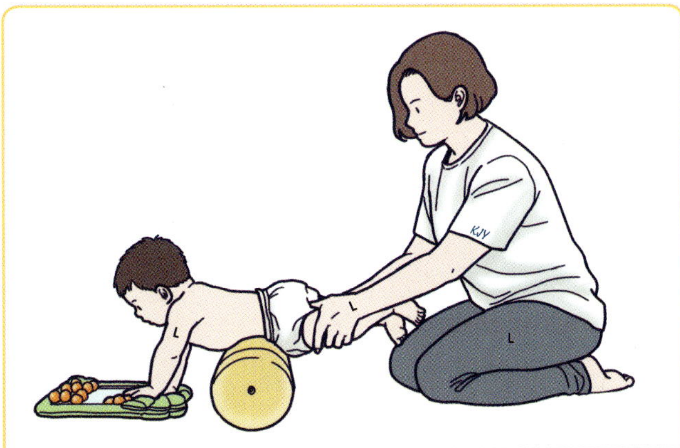

그림 6.3.1 엎드린 자세에서 옆으로 눕기

- 볼스터 위에 아기의 복부가 잘 닿도록 엎드려 눕힌다.
- 양쪽 팔은 볼스터 너머로 팔꿈치를 펴서 손으로 바닥을 짚게 한다.
- 아기의 몸통, 골반, 엉덩이를 나란히 한다. 코치는 엄지손가락을 아기의 허벅지와 나란히 무릎 위쪽을 잡는다.

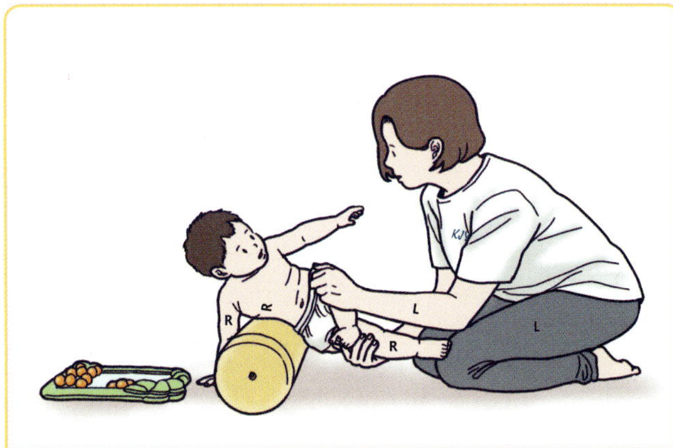

그림 6.3.2

- 다리 움직임을 분리시키기 위해, 코치는 오른손으로 아기의 오른쪽 다리를 자신 쪽으로 당기면서 안쪽으로 돌려 중립 위치에 오게 한다.
- 아기 체중을 오른쪽으로 이동시키면서 몸을 돌려서 앉기 쉽게 그리고 복근을 활성화시키기 위해서, 왼손으로 아기의 왼쪽 무릎과 종아리를 잡고 다리를 굴곡, 외전, 외측회전시켜 허벅지를 골반 가까이 가져간다.

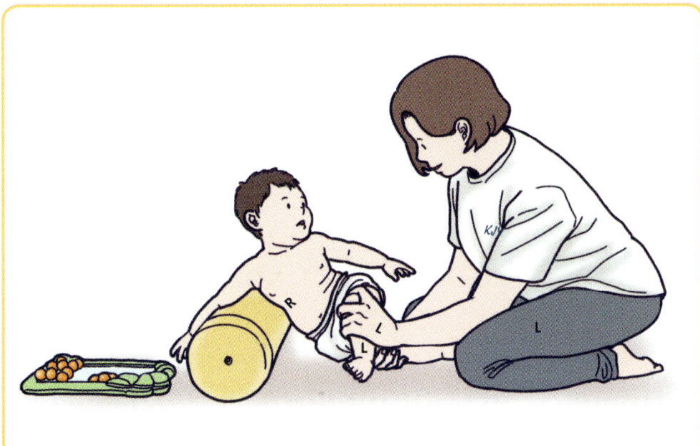

그림 6.3.3 옆으로 기댄 자세에서 옆으로 앉기로 이동하며 한 발로 체중지지

- 오른손으로 아기의 아래쪽(오른쪽) 엉덩이와 무릎을 펴서 바닥으로 내려준다.
- 왼손으로 위쪽(왼쪽) 엉덩이와 무릎을 구부려 종아리는 바닥과 수직이 되도록 하고 발로는 체중을 지지하게 한다.

아래쪽 엉덩이가 펴져야 몸통 근육이 계속해서 수축한다. 엉덩이가 구부러지면 체중지지쪽 몸통 근육이 활성화되지 못한다.

코치는 왼손으로 아기의 왼쪽(위쪽) 엉덩이와 무릎을 구부려서 종아리가 바닥과 수직을 이루게 한 다음, 왼발로 바닥을 딛게 한다(그림 6.3.3).

아기가 왼발로 체중을 지지하면 코치는 왼손으로 아기의 왼쪽 무릎에서 발 쪽으로 힘을 주어 체중지지 자세를 유지시킨다.

아기가 발로 체중을 지지하는 자세에서 왼손으로 아기의 왼쪽 대퇴골을 관골구로 밀어 넣으면서 아기 체중을 뒤쪽으로 이동시킨다. 허벅지를 앞으로 당기면 체중은 몸통 앞쪽으로 이동된다.

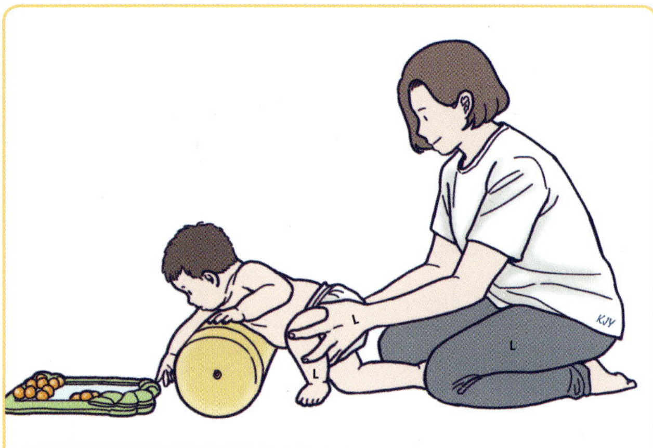

그림 6.3.4 옆으로 앉기에서 반무릎서기로 이동

- 오른손으로 아기의 오른쪽 엉덩이와 무릎을 구부려서 엉덩이를 잘 잡고 무릎으로 체중을 지지하게 하면서, 체중을 앞쪽으로 약간 이동시킨다.
- 왼쪽 손가락을 펴서 아기의 왼쪽 허벅지와 종아리를 잡고 왼발에 체중이 실리게 한다.

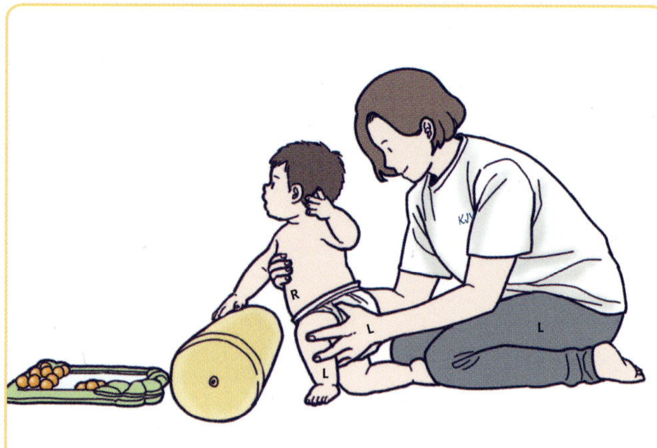

그림 6.3.5

- 왼손으로 아기의 왼쪽 다리를 잘 잡고 오른손은 아기의 몸통을 잡는다.
- 오른손으로 아기의 몸통을 최대로 똑바로 세우고 오른쪽 엉덩이를 잘 펴서 반무릎서기 자세가 되도록 조절한다.

이와 같이 체중이 앞 · 뒤로 이동되면 골반-대퇴골의 운동성이 증진되며, 뒤허벅지근육이 신장되고 발목관절의 운동성이 향상된다.

옆으로 앉기에서 반무릎서기로 이동 Elongated Side-Sit to Half-Kneel

아기가 오른쪽 옆으로 앉은 자세에서 오른쪽(아래쪽) 다리는 펴고, 왼쪽(위쪽) 다리는 구부려서 발로 체중을 지지하도록 조절하면서, 아기의 체중을 볼스터 위로 약간 앞으로 옮겨준다(그림 6.3.4). 코치는 양손으로 아기의 양쪽 다리를 잘 잡는다.

아기의 체중을 앞쪽으로 이동시키면서 오른손으로 아기의 오른쪽 엉덩이와 무릎을 구부린다(그림 6.3.4). 아기의 오른쪽 엉덩이를 구부리면서 오른손으로 아기의 오른쪽 엉덩이를 잘 잡고 무릎에서 체중을 지지하도록 힘을 준다.

왼손은 아기가 왼쪽 다리를 구부린 자세에서 발로 체중을 잘 지지하도록 손가락을 펴서 아기의 왼쪽 허벅지와 종아리를 잡는다(그림 6.3.4).

아기의 다리와 골반이 안정적인 자세가 되면, 왼손은 아기의 왼쪽 다리를 잡고 오른손은 아기의 몸통으로 옮긴다(그림 6.3.5). 아기의 엉덩이 좌우가 분리된 안정적 자세에서 오른손으로 아기의 몸통을 똑바로 세우고 오른쪽 엉덩이는 잘 펴서 반무릎서기 자세가 되도록 조절한다(그림 6.3.5).

아기가 손바닥으로 볼스터를 짚어 체중을 지지할 수도 있다.

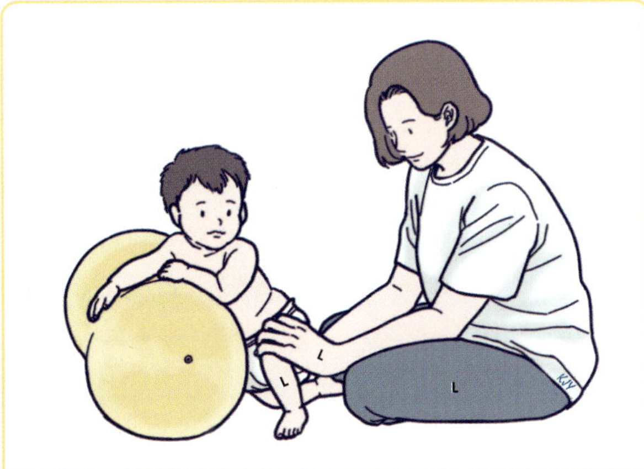

그림 6.3.6 이렇게도 할 수 있어요!

■ 땅콩볼 위에서도 엎드린 자세에서 다리로 체중을 지지하며 옆으로 눕기를 연습시킬 수 있다.

이렇게도 할 수 있어요! 이 운동은 땅콩볼 위에서도 할 수 있다(그림 6.3.6). 땅콩볼은 볼스터보다 덜 단단하므로 땅콩볼을 더 좋아하는 아기들도 있다. 땅콩볼은 볼스터보다 크고 움직이기 쉽기 때문에 코치가 사용하기 좋고 아기를 가운데 움푹한 곳에 눕히기 때문에 볼스터보다 안정적이다.

조심할 점

- 아기가 움직임과 새로운 자세를 조정하고 적응할 시간을 가질 수 있도록 천천히 움직인다.
- 앞쪽 다리의 자세 정렬을 유지한다. 엉덩이 내전근이 타이트하면 다리가 모아지고 안쪽으로 돌아가기 쉽다. 엉덩이 외전근이 타이트하거나, 내전근이 늘어나 있거나, 엉덩이의 안정성이 부족하면 다리가 벌어지고 바깥으로 돌아가기 쉽다.
- 자세가 바뀌는 동작에서 엉덩이와 양쪽 다리를 안정적으로 잡는다.
- 아기가 반무릎서기를 할 때 몸통을 안정적으로 잡는다.

움직임의 요소적 목표

- 체중지지쪽 신장 및 머리와 몸통의 외측굴곡
- 왼쪽과 오른쪽 다리의 자세 분리
- 엉덩이/무릎 신전, 엉덩이/무릎 굴곡 자세 교대로 취하기
- 발로 체중지지 및 체중이동
- 발의 감각자극을 위한 준비
- 다리 분리 및 체중지지
- 뒤쪽 다리의 능동적 엉덩이 신전과 무릎 굴곡
- 다리로 체중지지 및 몸통 신전

기능적 목표

- 놀이활동에 필요한 옆으로 앉기 자세 유지
- 일어서기를 위한 준비로서 엎드린 자세에서 반무릎 자세로 이동

6.4 네발 자세로 볼스터 오르기

Climbing: Quadruped

이 운동의 목표는 네발 자세를 포함한 오르기 활동을 연습시키는 것이다. 직경이 넓은 볼스터를 사각 의자에 걸쳐서 경사로를 만든다. 바닥보다 볼스터 경사로를 네발기기로 올라가는 것이 다리 조절과 분리를 연습하기에 더 쉽다. 또한 이 활동 자체를 매우 즐거워하는 아기들이 있다. 볼스터 대신에 가정에서 사용하는 낮은 미끄럼틀 또는 접이식 매트를 경사로 형태로 접어서 사용할 수 있다.

아기 자세 아기를 볼스터 앞에 세우거나(그림 6.4.1) 볼스터 위에 네발 자세로 둔다(그림 6.4.3).

이 운동은 아기가 팔로 어느 정도 체중을 지지할 수 있어야 할 수 있다. 아기들의 능력은 생각보다 대단하다. 동기부여는 아기의 능력을 최대로 높여줄 것이며 대개는 오르기 활동 놀이를 좋아한다.

코치 자세 아기와 함께 움직일 수 있는 자세로 아기 뒤에 앉는다.

코치의 손 위치 및 움직임 그림 6.4.1에서는 가이드손과 보조손의 구분이 따로 없다. 그림 6.4.2, 6.4.3, 6.4.4, 6.4.6, 6.4.7에서는 가이드손이 오른손, 보조손이 왼손이며, 그림 6.4.5에서는 가이드손이 왼손, 보조손이 오른손이다. 그림 6.4.8~6.4.11에서는 가이드손과 보조손의 구분이 따로 없다.

시작 및 앞으로 나아가기 **Initiation and Forward Progression**

양손으로 아기의 무릎 위 허벅지를 감싼다. 네 손가락은 허벅지와 수직, 엄지는 나란히 한다(그림 6.4.1과 6.4.3). 체중지지쪽 다리를 조절하는 손이 가이드손이며, 비체중지지쪽 다리를 조절하는 손이 보조손이다.

엄지로 엉덩이를 위쪽으로 살짝 밀어 엉덩이가 펴지도록 조절한다. 손가락으로 아기 다리의 회전동작을 조절한다. 손바닥으로 양쪽 다리의 외전 및 내전, 무릎의 굴곡과 신전을 조절한다.

아기가 서기 시작하면 오른손으로 아기 체중을 오른쪽으로 옮겨주고, 왼손으로 아기가 왼쪽(비체중지지쪽) 엉덩이와 무릎을 구부려서 볼스터 위로 다리를 올리도록 도와준다(그림 6.4.2).

코치는 왼손으로 볼스터 위에 구부리고 있는 왼쪽 다리를 안정적으로 잡고 오른손으로 오른쪽 다리도 구부려서 볼스터 위로 올린다(그림 6.4.3). 양쪽 다리가 볼스터 위에 올라가면, 코치는 손가락으로 아기의 허벅지를 잡고 엄지로 위쪽과 안쪽으로 힘을 주어 엉덩이 신전근을 자극해서 아기의 체중이 앞쪽에 놓인 손에 실리도록 한다(그림 6.4.3).

주의: 아기가 처음에 한두 번 볼스터에 오를 때는 엉덩이를 강하게 굴곡하고 체중을 다리로 지탱하므로 손에는 거의 체중이 실리지 않는다. 처음에는 자연스러운 반응이지만 여러 번 오르기를 연습한 후에는 손에서 체중을 지지할 수 있게 될 것이다.

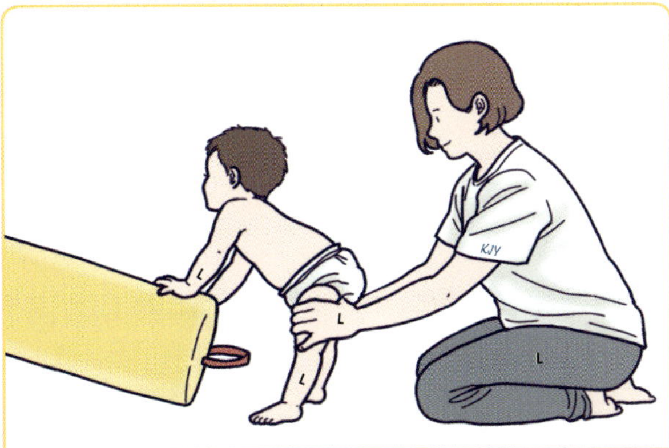

그림 6.4.1 네발 자세로 볼스터 오르기: 시작 및 앞으로 나아가기

- 각 손으로 아기의 무릎 위 허벅지를 감싼다.
- 네 손가락은 허벅지와 수직, 엄지는 나란히 한다.

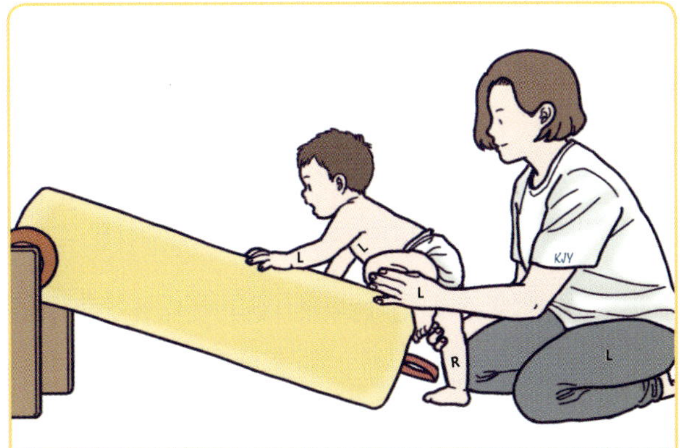

그림 6.4.2

- 오른손으로 아기의 체중을 오른발 외측으로 옮긴다.
- 왼손으로 아기의 왼쪽 엉덩이와 무릎을 구부려 볼스터 위로 올린다.

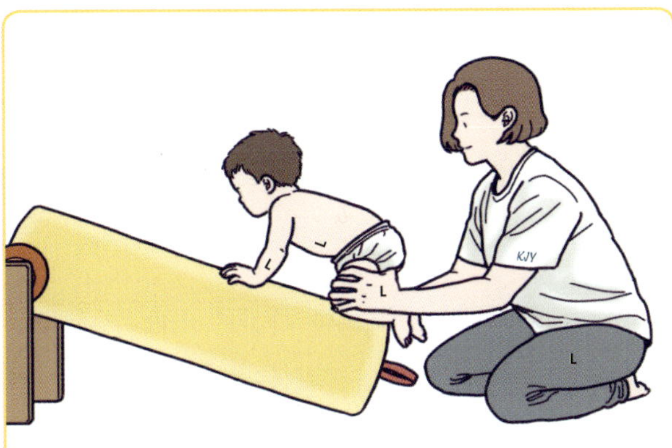

그림 6.4.3

- 왼손으로 아기의 왼쪽 다리를 안정적으로 잡고 오른손으로 아기의 오른쪽 다리도 구부려서 볼스터 위로 올린다.
- 양쪽 다리가 볼스터 위로 올라가면, 코치는 손가락으로 아기의 허벅지를 잡는다.
- 엄지로 위쪽, 안쪽으로 힘을 주어 엉덩이 신전근을 자극해서 아기의 체중이 앞쪽의 손에 실리도록 한다.

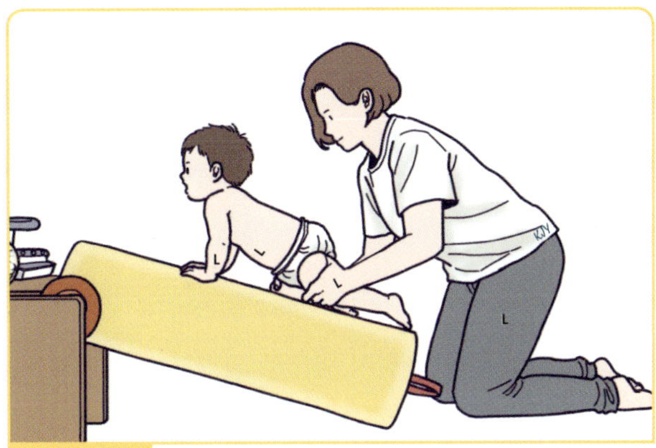

그림 6.4.4

- 볼스터 위의 아기의 자세가 안정적이면, 코치는 오른손 엄지로 아기의 오른쪽 엉덩이에 앞, 위쪽으로 힘을 주며 신전근을 자극해서 오른쪽 외측으로 체중을 이동시킨다
- 아기의 왼쪽 다리에는 체중이 실리지 않는다.
- 다리의 분리를 더욱 촉진시키기 위해, 오른쪽 다리는 그대로 잡고 왼쪽 다리를 한 번 펴준 다음 구부린다.

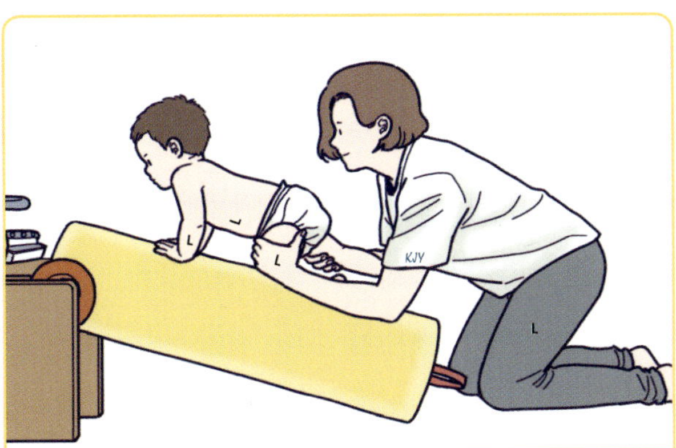

그림 6.4.5

- 볼스터 위에서 왼쪽 무릎으로 체중을 지지하면, 코치는 왼쪽 엄지로 아기의 왼쪽 엉덩이를 약간 펴주면서 왼쪽 외측으로 체중을 이동시킨다.
- 다리 분리를 더욱 촉진시키기 위해, 왼쪽 다리는 그대로 잡고 오른쪽 다리를 한 번 펴준 다음 구부린다.

볼스터 위의 아기 자세가 안정적으로 느껴지면 코치는 오른손 엄지로 아기의 오른쪽 엉덩이에 앞, 위쪽으로 힘을 주어 신전근을 자극하면서 오른쪽 외측으로 체중을 이동시킨다(그림 6.4.4에서 아기는 오른쪽 엉덩이로 체중을 지지하고 있다. 그림 6.4.5에서 아기는 왼쪽 엉덩이에서 체중을 지지하고 있다. 각 그림에서 코치는 아기의 체중지지쪽 엉덩이 신전근을 자극하기 위해 엄지로 앞쪽으로 힘을 주고 있다).

이렇게 하면 반대쪽 다리에는 체중이 실리지 않아 앞으로 움직일 수 있다. 다리를 더욱 분리시키기 위해 비체중지지쪽 다리를 한 번 편 다음, 구부려서 앞으로 움직이게 한다(그림 6.4.4에서 왼쪽 다리, 그림 6.4.5에서 오른쪽 다리).

아기 스스로 다리를 앞으로 움직이지 않으면 보조손으로 아기의 비체중지지쪽 엉덩이와 무릎을 굴곡시켜 체중지지 자세로 만들어준다(그림 6.4.4에서 왼쪽 다리를 굴곡시켜 앞으로 움직이게 하고 그림 6.4.5에서는 볼스터 위에 왼쪽 무릎으로 체중을 지지하는 모습이다).

앞쪽 무릎에서 체중을 지지하면 엄지로 같은 쪽 엉덩이를 약간 펴서 외측으로 체중을 이동시킨다.

아기가 양쪽 무릎으로 번갈아 체중을 지지하며 볼스터 기어오르기를 반복시킨다. 이 운동에서는 체중이동이 중요하다.

돌아 앉기와 내려오기 *Rotation and Descent*

아이가 볼스터 끝까지 올라가면, 코치는 오른손으로 체중을 지지하는 오른쪽 다리를 모아 몸통을 돌려서 옆으로 앉힌다(그림 6.4.6). 왼손으로 아기의 왼쪽 다리를 벌려서 바깥으로 돌린다. 오른쪽 옆으로 앉은 자세에서 오른손으로 아기의 몸통이나 골반을 안정적으로 잡는다(그림 6.4.7). 양손으로 아기의 골반과 몸통을 돌려서 코치와 마주보도록 앉힌다(그림 6.4.8).

주의: 아기를 네발 자세에서 앉힐 때 코치는 한 번에 한쪽 손만 움직인다. 아기의 안전을 위해 한쪽 손으로 항상 아기를 잘 잡고 있어야 한다.

아기를 볼스터에서 내려오게 하기 위해 한 번에 한쪽씩 아기의 무릎을 펴준다(그림 6.4.9). 아기의 무릎을 잡고 미끄럼을 태우듯이 볼스터를 따라 바닥으로 내려준다(그림 6.4.10). 아기가 볼스터 끝으로 내려오면 잠깐 서 있게 한 다음(그림 6.4.11), 다시 볼스터 위로 올라가는 연습을 위해 돌아서기를 도와준다.

아기가 이런 식으로 볼스터에서 내려오려면 혼자서 앉은 자세를 유지할 만큼 몸통을 조절할 수 있어야 한다. 그렇지 않을 경우, 전체 운동과정에서 이 부분은 시도하지 않는다.

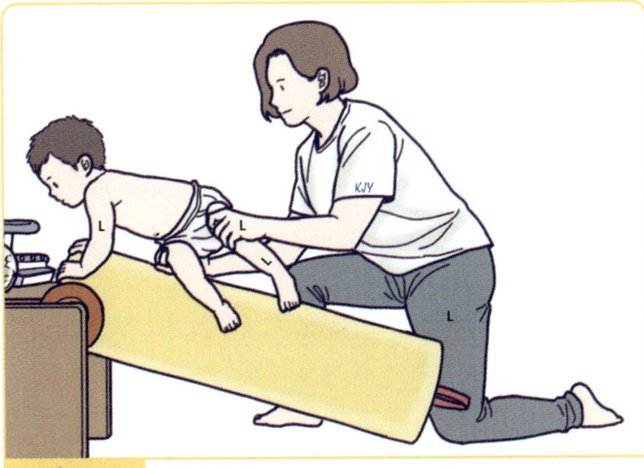

그림 6.4.6 몸을 돌려서 앉기와 내려오기

- 아이가 볼스터 끝까지 올라가면 코치는 오른손으로 아기의 체중지지측 오른쪽 다리를 모아 몸통을 돌려서 옆으로 앉힌다.
- 왼손은 아기의 왼쪽 다리를 벌리면서 바깥으로 돌린다.

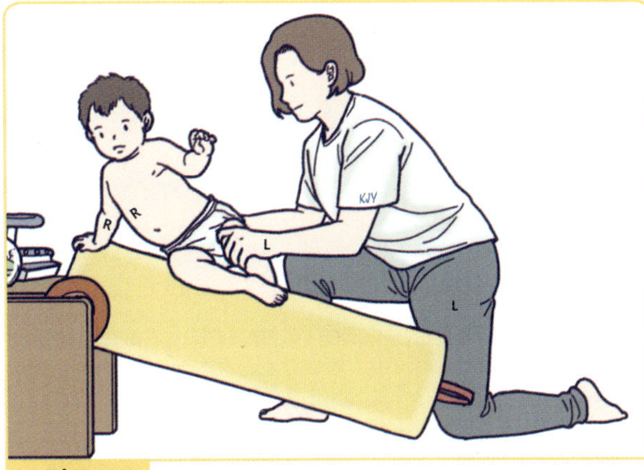

그림 6.4.7

- 아기가 오른쪽 옆으로 앉은 자세에서 코치는 오른손으로 아기의 몸통이나 골반을 안정적으로 잡는다.

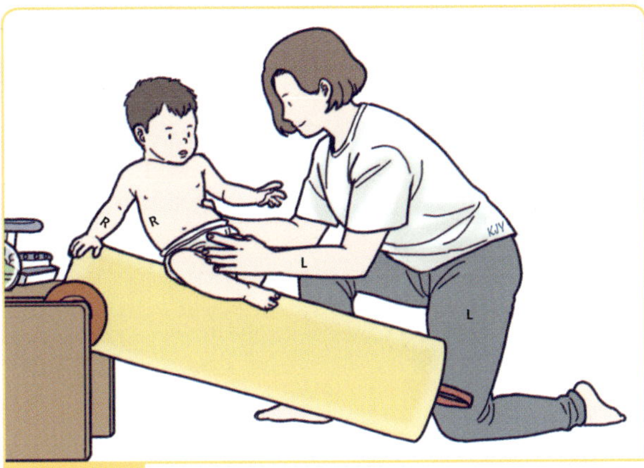

그림 6.4.8

- 양손으로 아기의 골반과 몸통을 돌려서 코치와 마주보도록 앉힌다.

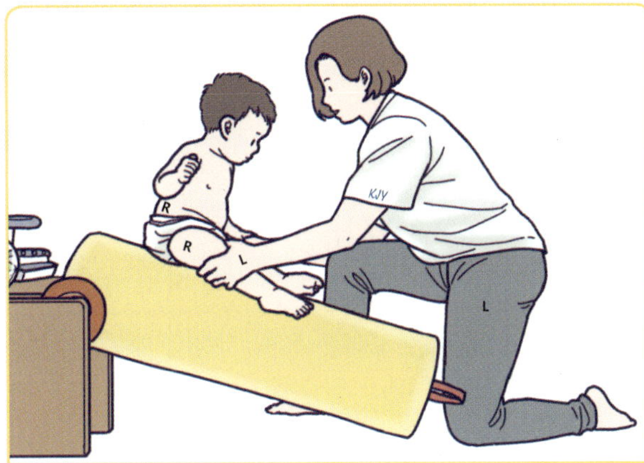

그림 6.4.9

- 아기가 볼스터에서 내려오도록 한 번에 한쪽씩 아기의 무릎을 펴준다.

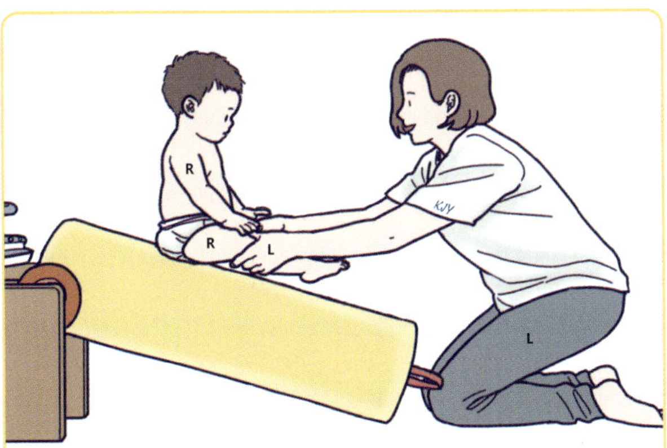

그림 6.4.10

- 아기의 무릎을 잡고 미끄럼을 태우듯이 볼스터를 따라 바닥으로 내려준다.

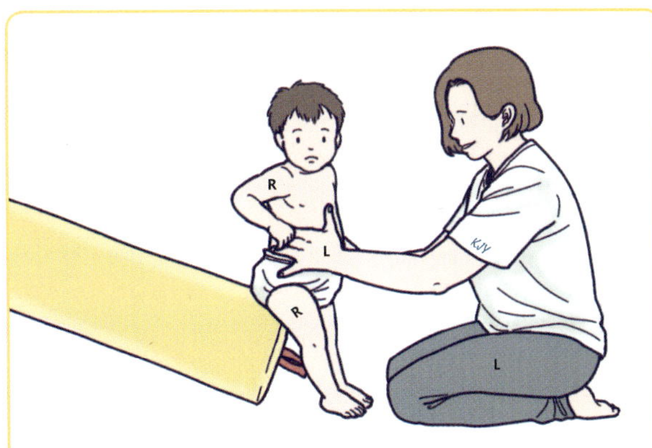

그림 6.4.11

- 아기가 볼스터 끝으로 내려오면 잠깐 서 있게 한 다음 다시 볼스터 위로 올라가는 연습을 위해 돌아서기를 도와준다.

움직임의 요소적 목표

- 팔로 체중지지 및 체중이동
- 어깨 근육의 동적 안정성
- 팔로 지지하며 앞으로 이동
- 다리의 분리
- 몸통의 카운터 로테이션(conterrotation) 및 상호교대적 팔 · 다리의 움직임
- 다리 근육의 상호교차적 신장/수축
- 체중지지 시 엉덩이 내전근의 구심성 조절
- 앞으로 움직이는 동안 엉덩이 굴곡근, 외전근, 외측회전근의 구심성 조절
- 펴고 있는 쪽 엉덩이 굴곡근의 신장
- 구부러진 다리의 대퇴사두근의 신장
- 네발 자세에서 앉기로 자세 이동 시 몸통의 외측굴곡
- 골반 회전
- 앉은 자세 유지를 위한 몸통과 골반 조절

기능적 목표

- 독립적 오르기와 네발기기
- 환경의 영향과 탐색으로 인지 발달
- 환경을 고려한 목표 지향적 행위로 기능적 이동성 획득
- 공간 인식

6.5 곰 자세로 볼스터 오르기

Climbing: Bear Standig

이 운동의 목표는 곰 자세로 오르기 활동을 연습시키는 것이다. 직경이 넓은 볼스터를 사각 의자에 걸쳐서 경사로를 만든다. 볼스터 대신에 가정에서 사용하는 낮은 미끄럼틀 또는 접이식 매트를 경사로 형태로 접어서 사용할 수 있다.

이 운동은 아기가 팔과 다리로 어느 정도 체중을 지지할 수 있어야 할 수 있다.

아기 자세 볼스터 위에 양손과 양발로 체중을 지지하는 곰 자세로 세운다(그림 6.5.1). 앞으로 움직이기 위한 준비 자세이다.

코치 자세 아기와 함께 움직일 수 있는 자세로 아기 뒤에 앉는다.

코치의 손 위치 및 움직임 그림 6.5.1~6.5.3에서 가이드손은 오른손, 보조손은 왼손이며, 그림 6.5.4에서는 가이드손과 보조손의 구분이 따로 없다.

양손으로 아기의 무릎 위 허벅지를 감싼다. 네 손가락은 허벅지와 수직 그리고 엄지는 나란히 한다(그림 6.5.1).

오른손으로 아기의 오른쪽 엉덩이에 앞, 위쪽으로 힘을 주면서 엉덩이가 펴지도록 촉진한다. 손바닥으로 엉덩이 외전과 내전, 무릎의 신전과 굴곡을 조절하고 손가락으로 엉덩이 회전 움직임을 조절한다.

오른손 엄지로 오른쪽 엉덩이 신전근에 앞 · 위쪽으로 힘을 주어 활성화시키면서 네 손가락으로 아기 체중을 오른쪽 엉덩이 외측으로 이동시킨다. 그림 6.5.1에서, 코치는 오른손으로 아기의 오른쪽 엉덩이 신전근을 자극하며 오른쪽 다리로 체중지지를 촉진하고 있으므로 왼쪽 다리는 가벼워진다.

왼손은 아기가 왼쪽 다리를 앞으로 움직여 볼스터 위에 왼발을 딛고 체중을 지지하도록 유도한다(그림 6.5.2).

아기가 왼발로 체중을 지지할 때, 코치가 왼손으로 아기의 체중을 왼발 외측으로 옮겨주면 오른쪽 다리는 가벼워진다(그림 6.5.3).

양쪽 발로 번갈아 체중을 지지하며 볼스터 기어오르기를 반복 연습시킨다. 이 운동에서 체중이동은 중요한 운동요소이다.

주의: 아기는 볼스터를 올라갈 목표가 있어야 한다(그림 6.5.4). 아기가 장난감에 손을 뻗으면 코치는 양손으로 아기의 다리를 안정적으로 잡아준다.

볼스터 끝까지 곰 자세로 올라가면 골반과 몸통을 돌려 앉혀서 그림 6.4.6~6.4.10처럼 미끄럼을 타듯이 볼스터를 미끄러져 내려오게 한다.

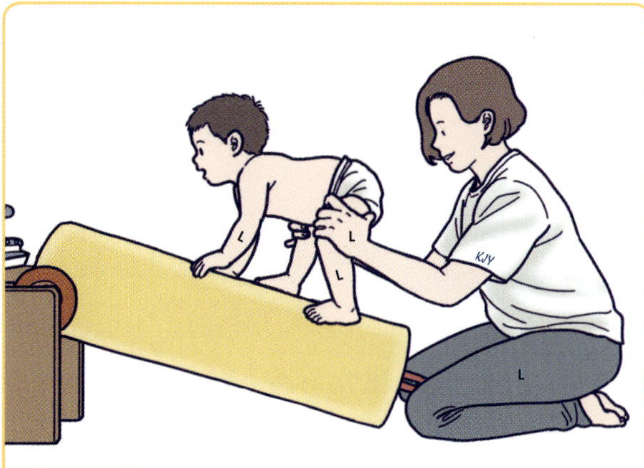

그림 6.5.1 곰 자세로 볼스터 오르기

- 볼스터 위에 아기를 양손과 양발로 체중을 지지하는 곰 자세로 세운다.
- 각 손으로 아기의 무릎 위 허벅지를 감싼다. 네 손가락은 허벅지와 수직, 엄지는 나란히 다리를 잡는다.
- 오른손으로 아기의 오른쪽 엉덩이에 앞, 위쪽으로 힘을 주어 엉덩이 신전근을 활성화시키면서 체중을 오른쪽 외측으로 옮긴다.
- 오른쪽으로 체중이 이동되므로 왼쪽 다리는 가벼워진다.

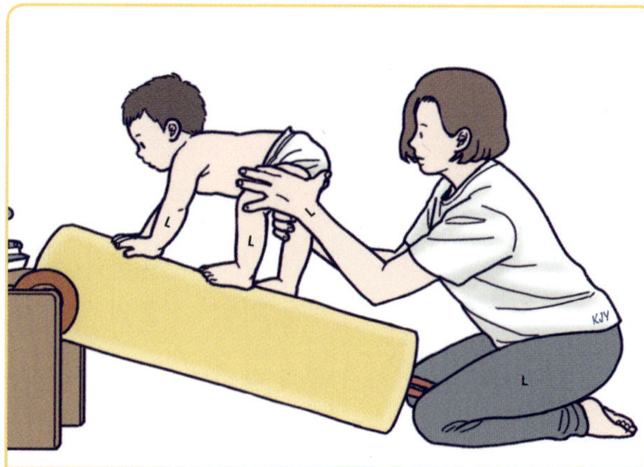

그림 6.5.2

- 왼손으로 아기가 왼쪽 다리를 앞으로 움직이며 왼발로 체중을 지지하도록 촉진한다.

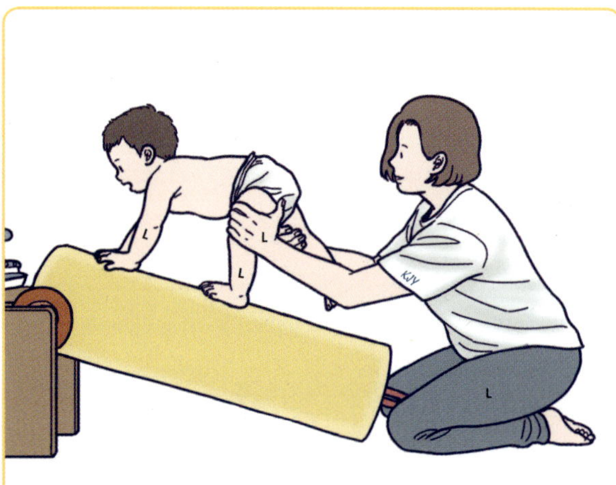

그림 6.5.3

- 왼발 체중지지 자세에서 코치는 왼손으로 아기 체중을 왼발 외측으로 옮긴다.
- 왼쪽으로 체중이 이동되므로 오른쪽 다리는 가벼워진다.

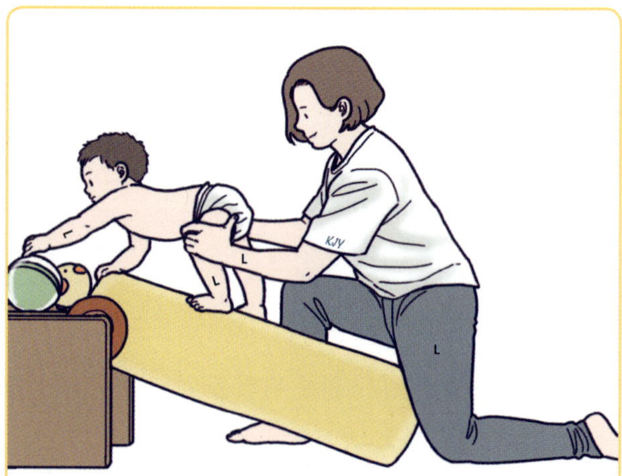

그림 6.5.4

- 볼스터 앞에 장난감을 놓아두면 아기가 즐겁게 볼스터를 올라갈 수 있다.
- 아기가 장난감에 손을 뻗을 수 있도록 코치는 양손으로 아기의 다리를 안정적으로 잡는다.

움직임의 요소적 목표

- 팔로 체중지지 및 체중이동
- 어깨 근육의 동적 안정성
- 팔을 지지하며 앞으로 이동
- 다리 분리
- 몸통 카운터로테이션 및 팔 · 다리의 상호교대적 움직임
- 다리 근육의 상호교차적 신장/수축
- 체중지지 시 엉덩이 외전근과 신전근의 편심성 조절
- 체중지지 시 엉덩이 내전근의 구심성 조절
- 앞으로 움직이는 동안 엉덩이 굴곡근, 외전근, 외측회전근의 구심성 조절
- 뒤허벅지근의 신장
- 비복근, 가자미근, 발가락 굴곡근의 신장

기능적 목표

- 독립적 오르기, 네발기기, 걷기
- 환경 영향과 탐색으로 인지 발달
- 높이 지각의 발달

CHAPTER

7 매트에서 연습하는 다양한 자세 변경

대개, 아기는 매트에서 놀며 다양한 자세를 취한다. 이때 동작이 자연스럽게 연결되어야 한다. 아기들은 바닥 매트에서 움직이고 일어서는데 필요한 연결 동작들을 수없이 반복한다. 아기의 컨디션에 따라 연결 동작의 일부 또는 전체를 연습시킨다. 어려운 동작이 있을 수 있지만 시도해보는 것이 중요하다. 코치는 아기의 움직임을 촉진하고 손으로 안정적으로 잡아주면서 다양한 자세로 이동하는 연습을 시킨다.

7.1 엎드린 자세에서 양쪽 다리 분리

Prone to Lower-Extremity Dissociation

이 운동의 목표는 아기가 엎드려서 놀다 다른 자세로 바꾸는 것을 연습시키는 것이다. 또한, 양쪽 다리의 움직임 및 조절, 팔로 체중지지, 뒤허벅지근/발가락 굴곡근/대퇴사두근/엉덩이 굴곡근의 신장 그리고 엉덩이와 몸통 신전근의 활성화이다.

아기 자세 바닥에 엎드려 눕히거나 아래팔에서 체중을 지탱하고 엎드려 눕힌다. 엉덩이는 펴준다.

코치 자세 아기 뒤에 무릎앉기 자세로 앉는다.

코치의 손 위치 및 움직임 그림 7.1.1~7.1.7에서 가이드손은 오른손이고 보조손은 왼손이다. 오른손을 아기 겨드랑이 사이로 넣어 몸통을 잡는다(그림 7.1.1). 왼손은 아기의 왼쪽 허벅지를 잡는다(그림 7.1.1).

오른손으로 아기의 체중을 오른쪽으로 옮기면서 옆으로 눕힌다. 이와 함께 왼손으로 아기의 엉덩이와 무릎을 구부려 아기 발이 바닥에 닿게 한다(그림 7.1.2).

체중이 한쪽 팔로 이동되면 다른 팔은 자유로워져 뻗기가 쉬워진다. 아기가 좋아하는 장난감을 이용해서 손 뻗기를 유도한다(그림 7.1.2). 이때, 아래쪽(오른쪽) 엉덩이와 무릎은 편 자세이다. 다리가 펴져야 몸통 근육이 활성화된다.

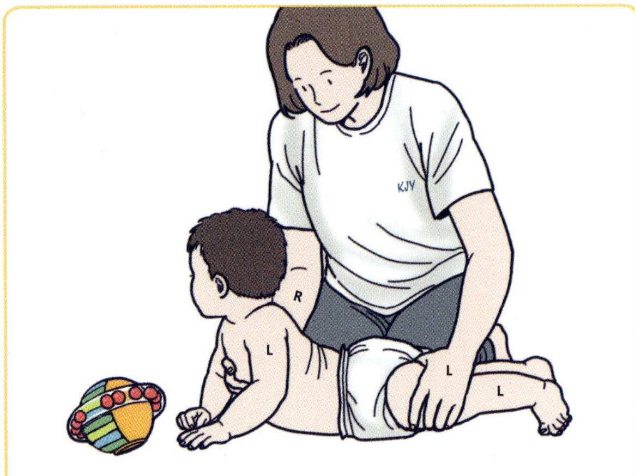

그림 7.1.1 엎드린 자세에서 양쪽 다리 분리

- 오른손은 아기의 오른쪽 겨드랑이로 넣어 몸통을 잡고 왼손은 왼쪽 허벅지를 잡는다.

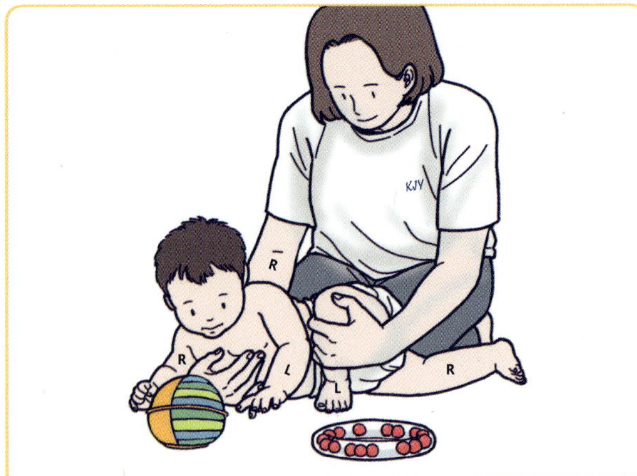

그림 7.1.2

- 오른손으로 아기의 체중을 오른쪽으로 옮겨서 옆으로 눕힌다.
- 왼손은 아기의 왼쪽 엉덩이와 무릎을 구부려 발이 바닥에 닿게 한다.
- 오른쪽 엉덩이와 무릎은 편 자세에서, 자유로운 왼팔을 장난감을 향해 뻗게 한다.

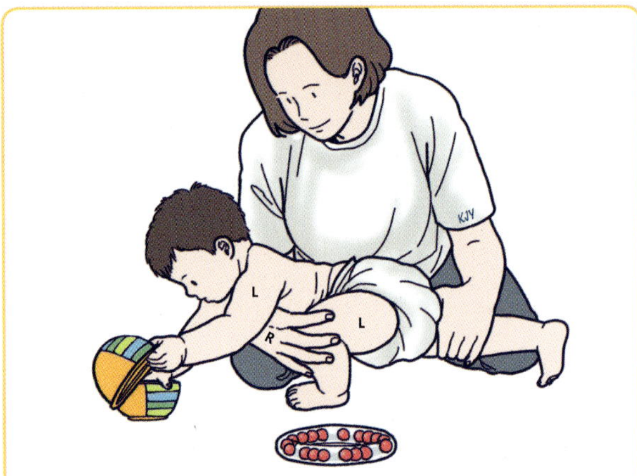

그림 7.1.3 한쪽으로 체중지지

- 오른손은 아기의 가슴 앞을 지나 구부리고 있는 왼쪽 무릎을 잡고 오른쪽 아래팔로 몸통을 받쳐준다.
- 왼손은 펴고 있는 아기의 오른쪽 무릎을 잡고 엄지는 허벅지와 나란히 한다.
- 그다음, 아기의 오른쪽 다리를 들면서 외측회전시켜서 중립 자세를 만들고 체중은 왼쪽 다리에 실리게 한다.

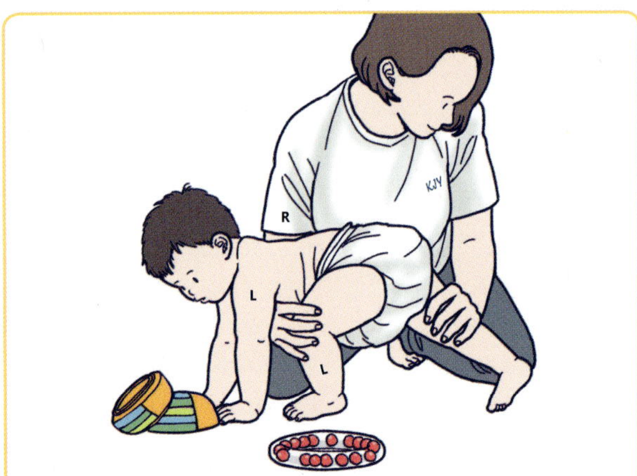

그림 7.1.4 곰 서기 자세

- 그림 7.1.3처럼 아기를 잡고 양손으로 앞, 위쪽, 즉 대각선 방향으로 체중을 약간 이동시키면 왼쪽(앞쪽) 무릎이 펴지기 시작한다.

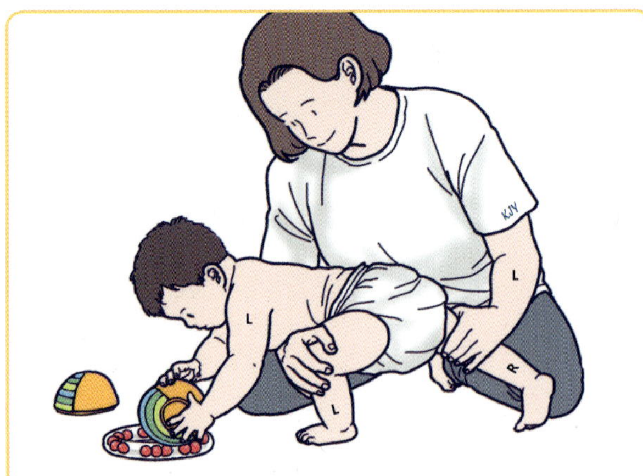

그림 7.1.5

- 오른쪽 발가락이 바닥에 닿게 한다.
- 이 자세에서 아기의 체중을 앞 · 뒤로 이동시킨다.

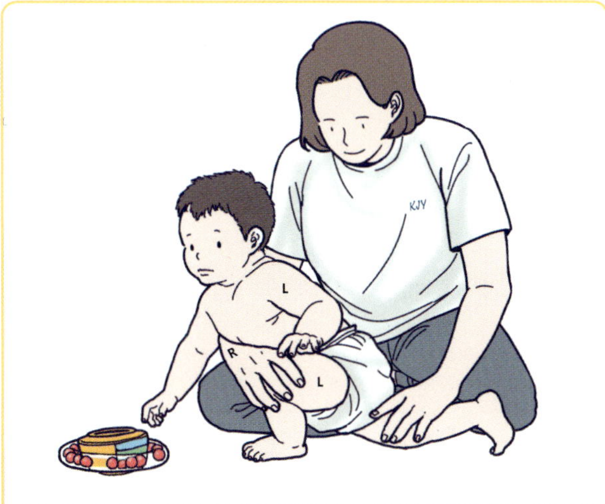

그림 7.1.6 반무릎서기

- 오른손은 아기의 왼쪽 무릎을 잡고 아래팔로 몸통을 받쳐준다.
- 왼손으로 아기의 오른쪽 무릎이 바닥에 닿게 한다.

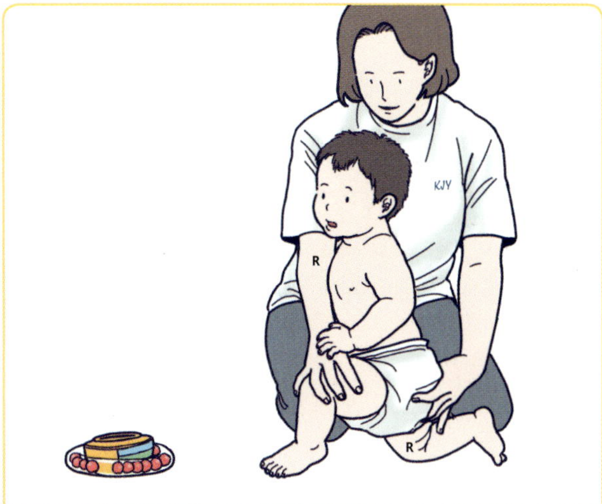

그림 7.1.7

- 아기의 오른쪽 무릎이 바닥에 닿으면 오른쪽 아래팔로 아기가 몸통을 최대로 똑바로 세우도록 조절한다.
- 코치는 왼손가락을 펴서 아기의 엉덩이를 안정적으로 잡고 체중을 오른쪽 다리로 이동 및 유지시킨다.

한쪽으로 체중지지 *Unilateral Weight Bearing*

왼손은 아기 발이 바닥에 닿도록 잡고 오른손은 아기의 왼쪽 무릎을 잡는다(그림 7.1.3).

코치는 오른손으로 아기의 가슴 밑을 받쳐서 구부리고 있는 왼쪽 무릎을 잡고 오른쪽 아래팔로 몸통을 지지한다(그림 7.1.3). 왼손은 아기의 오른쪽 무릎을 잡고 엄지는 허벅지와 나란히 한다(그림 7.1.3).

뻗고 있는 오른쪽 다리를 외측회전시켜 왼쪽 다리로 체중을 이동시킨다(그림 7.1.3). 아기의 몸통은 오른쪽 아래팔로 잘 받쳐준다. 아기의 오른쪽 엉덩이와 무릎을 몸통 높이로 들고 신전 상태를 유지한다. 코치는 왼손 엄지로 아기의 왼쪽 엉덩이 신전근을 자극해서 엉덩이가 더욱 펴진 상태가 되게 한다.

곰 서기 자세 *Bear-Standing Position*

양손으로 아기 다리를 잡고 오른쪽 아래팔로 아기 몸통을 받쳐준다. 양손으로 아기의 체중을 약간 앞쪽 그리고 위쪽, 즉 대각선 방향으로 이동시키면 아기의 앞쪽 무릎(왼쪽)이 펴지기 시작한다(그림 7.1.4). 아기의 오른쪽(뒤쪽) 발가락이 펴지도록 발가락 끝으로 체중을 지지하게 한다(그림 7.1.5).

이 자세에서 체중을 앞·뒤로 이동시킨다. 체중이 뒤로 이동되면 발가락 굴곡근, 뒤종아리근육, 뒤허벅지근육이 신장된다. 체중이 앞으로 옮겨지면 비복근과 대퇴사두근이 신장된다(그림 7.1.5). 아기가 왼쪽(앞쪽) 무릎을 펴면 뒤허벅지근이 신장된다.

반무릎서기 Half-Kneeling

곰 서기 자세에서(그림 7.1.5) 오른쪽 아래팔로 몸통을 받쳐준다. 왼손으로 아기의 오른쪽 무릎이 바닥에 닿게 한다(그림 7.1.6). 이때 발가락이 바닥에 닿아야 한다. 오른손으로 아기의 왼쪽 다리를 잘 잡고 오른쪽 아래팔로 몸통을 받쳐 준다(그림 7.1.6).

아기의 오른쪽 무릎이 바닥에 닿으면 코치는 오른손 아래팔로 아기가 몸통을 최대로 세우도록 조절한다(그림 7.1.7). 코치는 왼손가락을 펴서 아기의 엉덩이를 안정적으로 잡고 아기의 체중을 오른쪽 다리로 이동시킨다(그림 7.1.7).

조심할 점

- 아래팔로 아기의 몸통을 잘 잡고 아기가 안정적으로 움직일 수 있게 한다.
- 운동을 시키는 동안 아기의 다리에서 손을 떼지 않는다.

움직임의 요소적 목표

- 체중지지쪽 근육의 신장
- 양쪽 다리 분리
- 한쪽 발바닥을 바닥에 완전히 대고 체중지지
- 발가락 굴곡근, 뒤종아리근육, 뒤허벅지근육의 신장
- 보행 시 발끝밀기(push-off) 준비
- 몸통 근육의 활성화
- 엉덩이 신전근 및 대퇴사두근 활성화
- 골반이 안정적인 상태에서 몸통 신전

기능적 목표

- 엎드린 자세에서 곰 서기 자세로 이동
- 곰 서기 자세에서 반무릎서기 자세로 이동

7.2 앉은 자세에서 네발 자세를 거쳐 무릎서기로 이동

Sitting to Quadruped to Kneeling

이 운동의 목표는 앉은 자세에서 네발 자세를 거쳐 무릎서기 자세로 이동하는 것을 연습시키는 것이다. 또한 몸통 회전, 팔을 옆으로 뻗는 측방보호신전반응, 팔로 체중지지 및 체중이동 그리고 엉덩이 신전 및 몸통 신전 등이다.

아기 자세 양쪽 다리를 앞으로 뻗고 바닥에 앉힌다.

코치 자세 아기 뒤 또는 옆에 앉는다.

코치의 손 위치 및 움직임

앉은 자세에서 네발 자세로 이동 Sitting to Quadruped

코치는 양손으로 아기의 몸통 외측을 잡고(그림 7.2.1) 몸통을 회전하여 팔로 옆을 짚는 측방보호신전반응을 유도한다(그림 7.2.2). 아기가 한쪽 팔로 체중을 지지하면 그 팔을 축으로 네발 자세가 나올 때까지 몸통을 계속 회전시킨다(그림 7.2.3). 이 과정에서 아기의 체중지지측 팔은 내측회전되며(그림 7.2.3), 반대쪽 팔로 체중을 지지하게 될 때까지 계속 몸통을 회전시킨다. 처음에 체중을 지지했던 팔이 자유로워지면, 아기는 스스로 팔을 외측회전하여 팔의 자세를 조절할 것이다. 코치가 먼저 아기의 팔 위치를 바꿔주기보다는 아기의 반응을 기다린다.

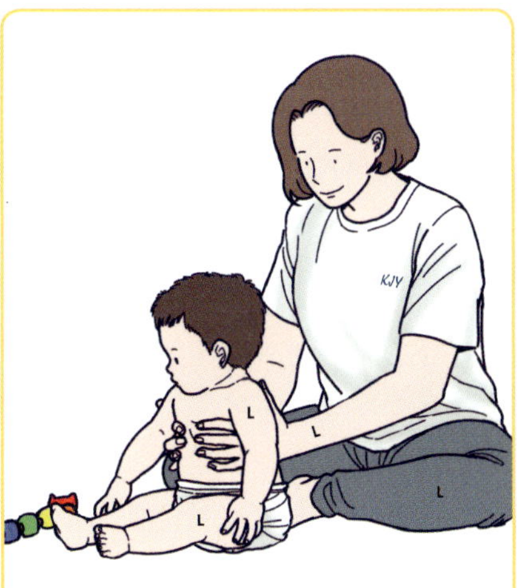

그림 7.2.1 앉은 자세에서 네발 자세로 이동

- 각 손으로 아기의 몸통 외측을 잡는다.

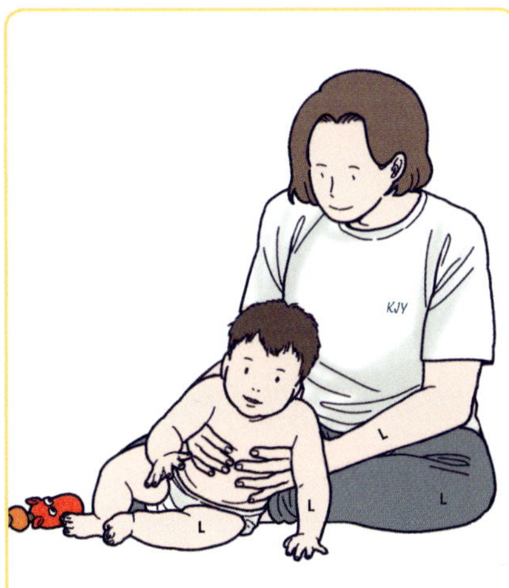

그림 7.2.2

- 아기의 몸통을 앞으로 회전시켜 왼팔을 옆으로 뻗는 측방보호신전반응을 유도한다.

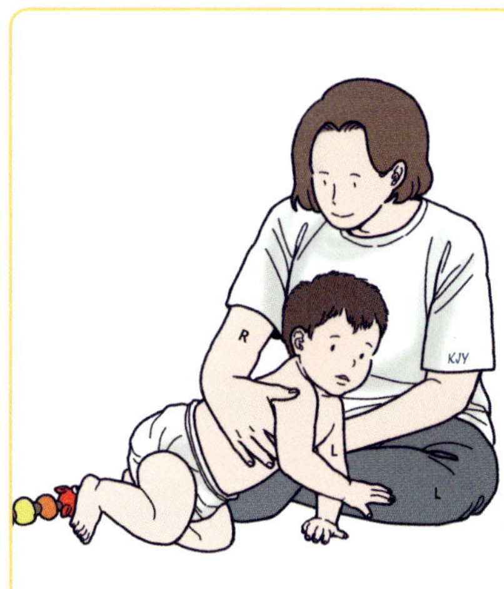

그림 7.2.3

- 왼쪽으로 체중이 이동되면서 체중지지쪽 왼팔이 내측회전된다.
- 오른팔로 체중이동과 체중지지가 될 때까지 몸통을 회전시킨다.
- 오른팔로 체중을 지지하면 왼팔이 자유로워져 아기 스스로 왼팔을 외측회전하고 팔의 자세를 조절할 수 있다.

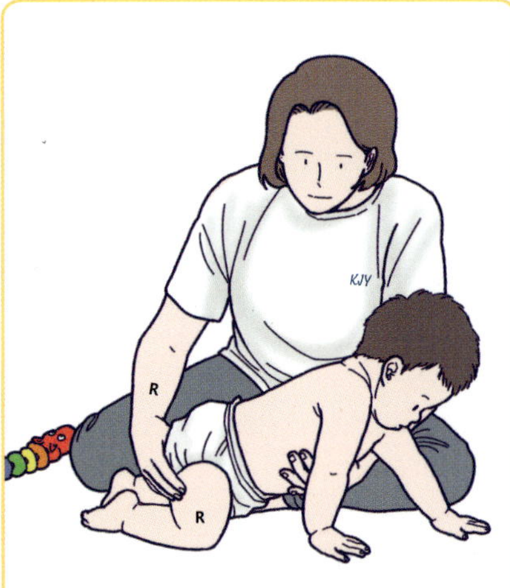

그림 7.2.4 네발 자세에서 무릎서기 자세로 이동

- 네발 자세에서 왼손은 아기의 흉곽을 잡고 오른손은 양쪽 엉덩이 뒷면을 감싸듯 잡는다(그림에서, 코치의 오른손 엄지는 아기의 왼쪽 엉덩이를 그리고 네 손가락은 오른쪽 엉덩이와 허벅지를 감싸고 있다).

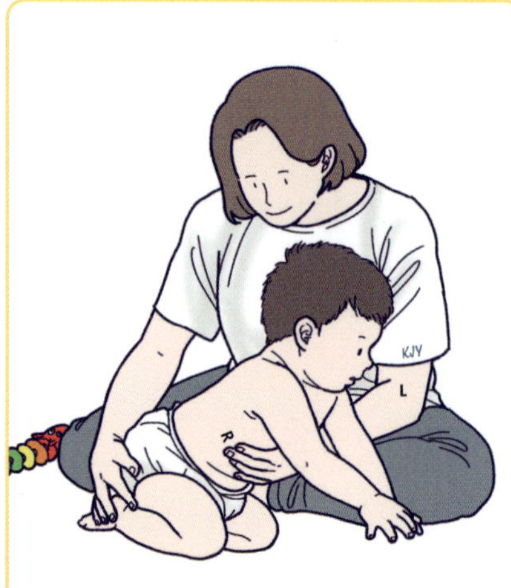

그림 7.2.5

- 왼손은 아기의 흉곽을 잡고 아기의 체중을 뒤쪽으로 옮긴다.
- 오른손은 아기의 대둔근을 지그시 눌러 활성화시킨다. 아기가 몸통에서 안정감이 느껴지면 바닥에서 손을 드는 것이 쉬워진다.

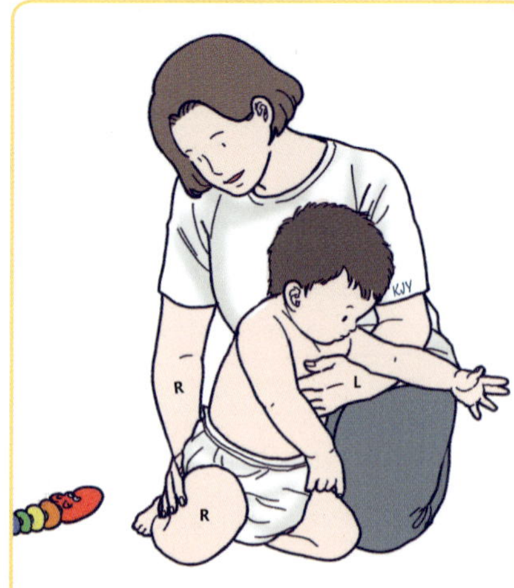

그림 7.2.6

- 오른손으로 아기 엉덩이에서 무릎 쪽으로 힘을 주면서 엉덩이를 펴준다.
- 왼손은 아기의 몸통을 펴준다.

네발 자세에서 무릎서기 자세로 이동 Quadruped to Kneeling

그림 7.2.4~7.2.6에서 가이드손은 왼손이고 보조손은 오른손이다.

네발 자세에서 왼손으로 아기의 흉곽을 잡고 오른손으로 아기의 다리와 엉덩이 뒷면을 잡는다(그림 7.2.4). 오른손을 펴서 양쪽 엉덩이 뒷면을 감싸듯 잡는다(그림 7.2.4~7.2.6까지, 코치의 오른손 엄지는 아기의 왼쪽 엉덩이를 그리고 오른손 나머지 네 손가락은 아기의 오른쪽 엉덩이와 허벅지를 감싸고 있다).

코치는 왼손으로 아기의 흉곽을 잡고 아기의 체중을 뒤쪽으로 옮기면서, 오른손으로 아기의 대둔근을 지그시 눌러 활성화시킨다(그림 7.2.6). 오른손으로 아기의 엉덩이를 펴면서 새로운 지지면인 무릎 쪽으로 힘을 준다. 아기의 엉덩이나 몸통이 뒤로 젖혀지지 않도록 주의한다.

조심할 점

- 자세가 달라지는 동안, 양손으로 아기를 안정적으로 잘 잡는다.
- 아기가 스스로 자세를 조절할 시간을 주고 기다린다. 코치가 먼저 아기의 자세를 바꿔주면 안 된다.
- 아기의 엉덩이나 몸통이 뒤로 젖혀지지 않게 한다. 아기의 엉덩이와 어깨는 나란한 위치가 되어야 한다.
- 억지로 무릎서기 자세를 만들기보다는 움직임을 가이드한다.

움직임의 요소적 목표

- 몸통 회전
- 팔의 측방보호신전반응
- 팔로 체중지지 및 체중이동
- 엉덩이와 무릎 굴곡, 엉덩이 신전과 무릎 굴곡
- 대퇴사두근 신장
- 대둔근 활성화
- 엉덩이 신전 및 몸통 신전

기능적 목표

- 앉은 자세에서 네발 자세로 이동
- 네발 자세에서 무릎서기 자세로 이동

7.3 양쪽 다리 앞으로 뻗고 앉은 자세에서 몸을 앞으로 숙여 네발 자세로 이동

Long-Sit to Quadruped with Forward Vaulting

이 운동의 목표는 앉은 자세에서 네발 자세로 이동하면서 다리 근육을 신장 및 활성화시키고 어깨 굴곡과 팔로 체중지지 능력을 향상시키는 것이다. 이렇게 자세를 변경하는 운동은 근육에 타이트니스(tightness)가 있는 아기에게 좋다. 근육긴장도가 낮고 관절 과다운동성(hypermobility)으로 다리가 굴곡, 외전, 외측회전된 자세의 아기에게는 적합하지 않다.

아기 자세 양쪽 다리를 앞으로 뻗고 앉히거나(long-sitting) 한쪽 무릎은 펴고 반대쪽은 구부린 자세로 바닥에 앉힌다(semilong-sitting) (그림 7.3.1과 7.3.4).

코치 자세 아기와 함께 운동하기에 편한 자세로 아기 뒤에 앉는다.

코치의 손 위치 및 움직임 그림 7.3.1~7.3.4에서 가이드손은 왼손, 보조손은 오른손이며 그림 7.3.5~7.3.7에서 가이드손은 오른손, 보조손은 왼손이다. 다시, 그림 7.3.8과 7.3.9에서는 가이드손이 왼손, 보조손이 오른손으로 바뀌는 것에 주의한다.

코치 앞에 아기 다리를 고리모양으로 만들어 앉힌다(그림 7.3.2, 아기의 오른쪽 다리; 그림 7.3.4, 아기의 왼쪽 다리). 오른손으로 다리를 잘 잡고 왼손으로 몸통을 잡는다(그림 7.3.2).

왼손으로 아기의 몸통을 똑바로 편 다음, 아기가 앞에 있는 장난감을 향해 손을 뻗을 때, 몸통이 엉덩이 앞으로 움직이도록 가이드한다. 아기가 양손을 앞으로 뻗으면 네발 자세가 촉진된다. 아기 몸이 다리 위로 앞으로 기울여진다(그림 7.3.2와 7.3.5).

코치는 아기가 앞으로 손을 뻗으면 몸통을 잡고 있던 왼손을 아기의 왼쪽 다리로 옮겨 엉덩이와 무릎을 구부려 왼발로 체중을 지지하게 한다(그림 7.3.3).

왼손으로 아기의 왼쪽 다리를 외측회전시켜 잘 잡는다(그림 7.3.3과 7.3.5). 왼손 엄지로 아기 엉덩이를 지그시 누르면서 들어주면 체중을 좀 더 앞쪽으로 옮길 수 있다(그림 7.3.6과 7.3.7). 아기가 앞으로 손을 뻗을 때, 몸통과 골반은 뒤쪽 종아리를 지나 앞쪽으로 움직인다(그림 7.3.3, 7.3.5, 7.3.6). 아기가 팔로 자세를 지탱할 때까지 앞쪽으로 체중이동을 유도한다(그림 7.3.6과 7.3.7).

팔로 체중을 지탱하면, 아기의 양쪽 엉덩이 내전근과 내측회전근이 신장된다(그림 7.3.3).

코치는 계속해서 오른손으로 아기의 오른쪽 다리를 잡고 왼손으로 왼쪽 다리를 내측회전시켜 중립 자세를 만든다(그림 7.3.7). 양쪽 다리를 어깨 너비 정도로 모아준다.

네발기기나 잡고 일어서기로 자세를 이동하는 과정에서 위와 같이 양손과 한 발로 체중을 지지하는 3점 자세(three-point position)가 필요하다. 3점 자세로부터 다시 앉기를 연습시킬 수도 있다.

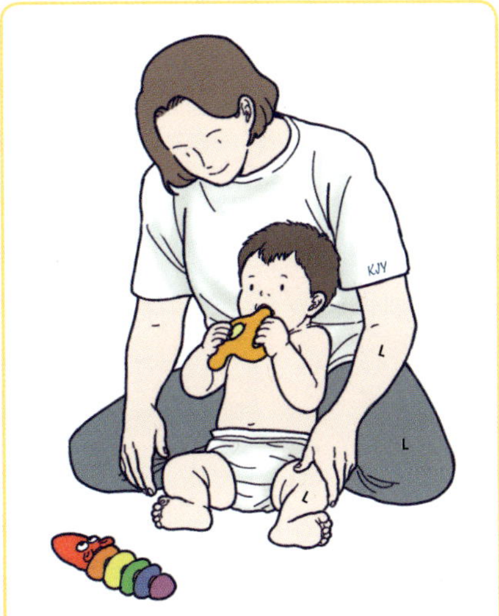

그림 7.3.1 양쪽 다리 앞으로 뻗고 앉은 자세에서 몸을 앞으로 숙여 네발 자세로 이동

- 아기는 양쪽 다리를 앞으로 뻗은 자세로 앉힌다.

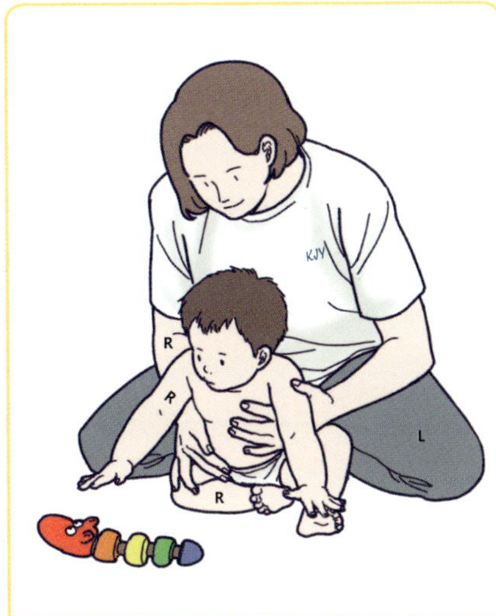

그림 7.3.2

- 오른손으로 아기의 오른쪽 다리를 고리 모양으로 만들어 준다.
- 오른손은 이 자세를 유지시키면서 왼손은 아기의 몸통을 최대로 똑바로 펴서 엉덩이 앞쪽으로 움직인다.
- 아기가 손을 앞으로 뻗도록 유도하며 네발 자세를 촉진한다.

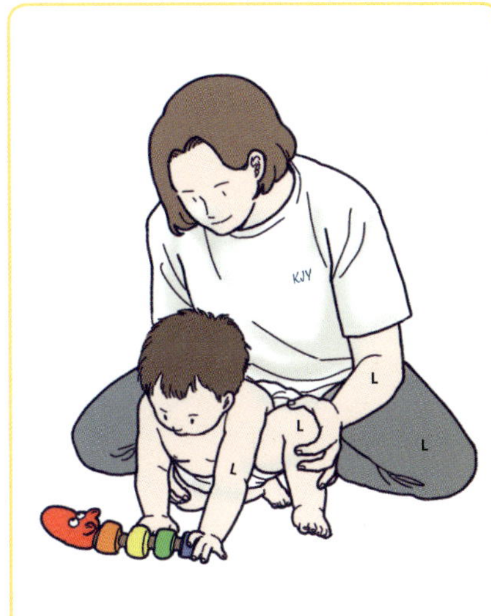

그림 7.3.3

- 아기가 손을 앞으로 뻗을 때, 코치는 왼손으로 아기의 왼쪽 엉덩이와 무릎을 구부려 왼발로 체중을 지지하게 한다.
- 오른손은 아기의 오른쪽 다리를 외측회전시켜 잘 잡는다.

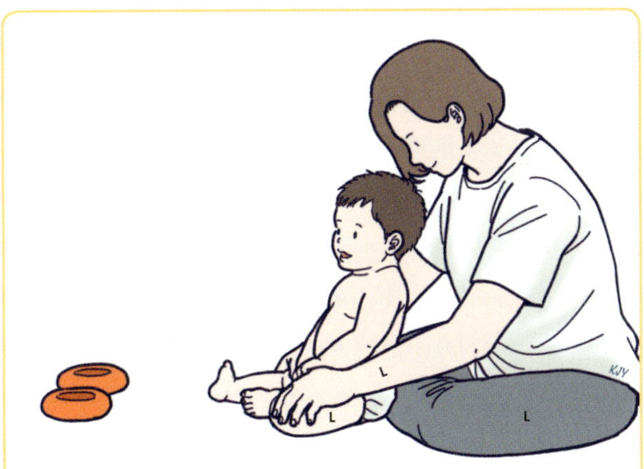

그림 7.3.4 한쪽 다리는 펴고 다른 쪽 다리는 구부리고 앉은 자세에서 몸을 앞으로 숙여 네발 자세로 이동

- 오른쪽 무릎은 펴고 왼쪽 무릎은 구부린 자세로 앉힌다.

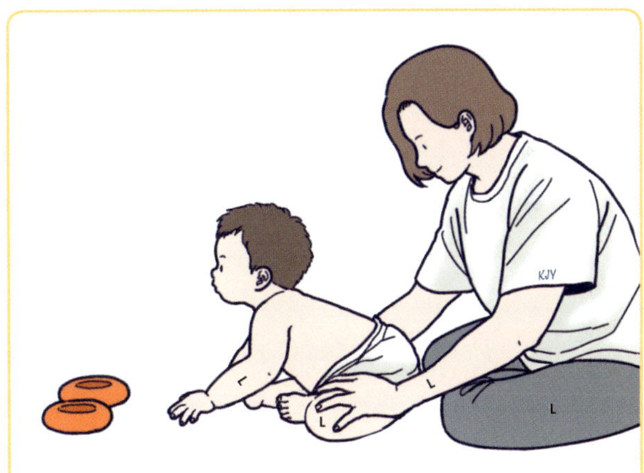

그림 7.3.5

- 왼손은 아기의 왼쪽 다리의 외측회전 상태를 잘 유지한다.
- 아기가 앞으로 손을 뻗으면, 몸통과 골반이 왼쪽 종아리를 지나 앞쪽으로 움직이게 된다.

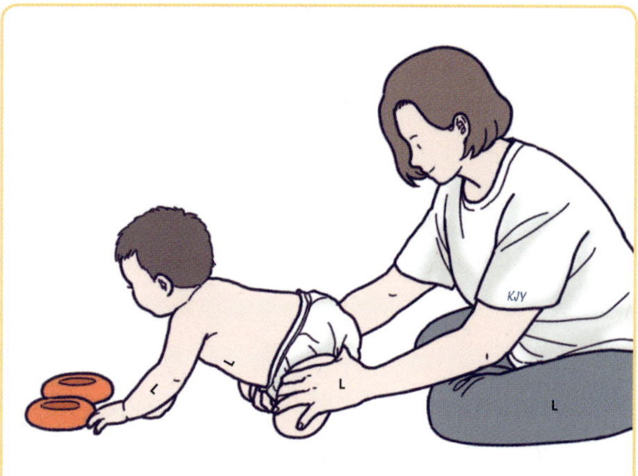

그림 7.3.6

- 왼손 엄지로 아기의 왼쪽 엉덩이를 지그시 누르면서 위로 들어 체중을 좀 더 앞으로 이동시킨다.

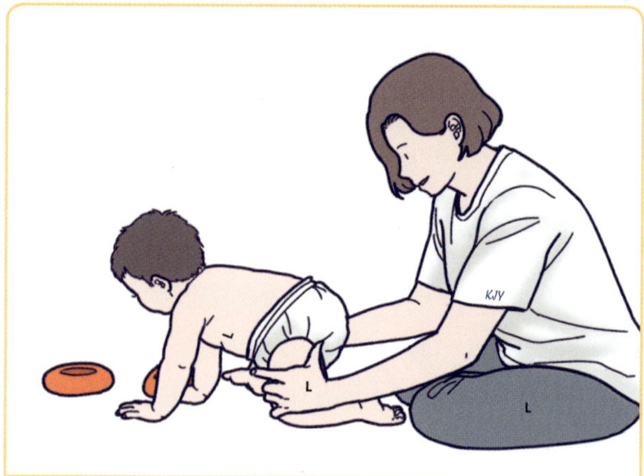

그림 7.3.7

- 오른손으로 아기의 앞쪽(오른쪽) 다리를 잘 잡고 왼손으로 뒤쪽(왼쪽) 다리를 내측회전시켜 중립 자세(옆에서 봤을 때 직사각형 형태)에 가까워지게 한다.

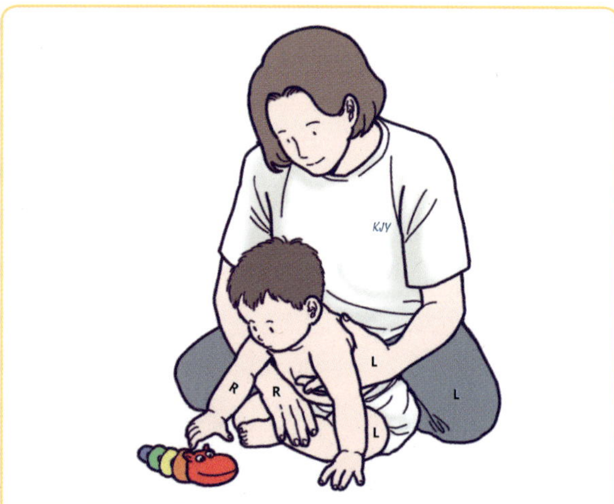

그림 7.3.8 운동 팁!

- 왼손으로 아기의 몸통을 잡는다.
- 오른손은 아기의 오른쪽 겨드랑이를 지나 왼쪽 다리를 굴곡 및 외측회전 자세로 잡는다.

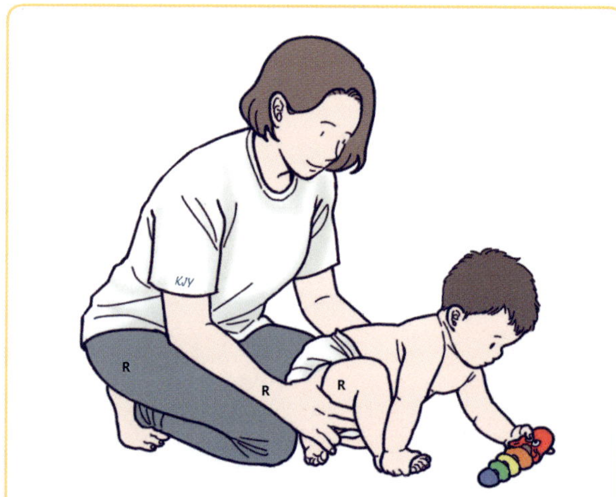

그림 7.3.9

- 오른손 엄지로 아기의 오른쪽 허벅지를 잡고 왼손으로 아기의 체중을 앞으로 이동시킨다.
- 이때, 오른손으로 아기의 오른쪽 무릎을 구부려 세우고 엉덩이와 골반을 들어 앞쪽으로 약간 밀어준다.

이렇게도 할 수 있어요! 아기가 자세를 이동할 때 다리를 잘 조절하지 못하면 코치는 손의 위치를 다르게 해서 다리를 조절한다.

왼손으로 아기의 몸통을 잡는다(그림 7.3.8). 오른손은 아기의 오른쪽 겨드랑이를 지나 왼쪽 다리를 굴곡 및 외측회전 자세로 잡는다(그림 7.3.8과 7.3.9). 오른손 엄지로 아기의 오른쪽 허벅지를 잡는다(그림 7.3.9).

오른손으로 오른쪽 무릎을 구부려 세우고 골반을 들어 약간 밀어주듯이 체중을 앞으로 이동시킨다(그림 7.3.9).

조심할 점 엉덩이 내전근이 타이트한 아기에게 좋은 운동이 좋다. 저긴장증 또는 다운증후군 같이 엉덩이가 많이 벌어진 아기에게는 적합하지 않다.

움직임의 요소적 목표

- 엉덩이 내측회전근 신장
- 엉덩이 내전근 신장
- 구부린 쪽 다리의 대퇴사두근 신장
- 양쪽 다리 분리
- 허벅지를 지나서 골반과 몸통의 전방 움직임
- 몸통 신전 및 어깨 굴곡 자세에서 손 앞으로 뻗기
- 팔로 체중지지 및 전방 체중이동

기능적 목표

- 앉은 자세에서 3점 자세로 이동
- 앉은 자세에서 네발 자세로 이동

7.4 양쪽 다리 앞으로 뻗고 앉은 자세에서 5개월 자세로 이동

Long-Sit to 5-Month Position

이 운동의 목표는 아기의 몸통 및 다리의 움직임 향상, 양쪽 다리의 분리 움직임 증진에 있다. 또한, 일어서기에 필요한 발과 다리로 체중지지 및 체중이동을 준비시키는 것이다.

아기 자세 양쪽 다리를 앞으로 뻗고 바닥에 앉힌다. 몸통은 최대로 똑바로 펴고 엉덩이는 구부리며 무릎은 펴준다(그림 7.4.1). 아기가 발을 앞으로 뻗고 앉지 못하면 한쪽 무릎을 약간 구부려서 앉힌다.

코치 자세 아기와 함께 움직이기 편한 자세로 아기 뒤에 앉는다.

코치의 손 위치 및 움직임 이 운동은 여러 단계로 나눠서 수행할 수 있다.

그림 7.4.1~7.4.7에서 가이드손은 왼손, 보조손은 오른손이다.

준비 Preparation

코치는 양손으로 아기의 몸통을 잘 잡고 조절한다. 왼손은 아기의 몸통 뒤에서 앞으로 가져와 오른쪽 무릎을 잡는다(그림 7.4.2). 오른손은 왼쪽 무릎을 잡는다(그림 7.4.2).

왼손은 아기의 오른쪽 엉덩이와 무릎을 굴곡시켜 왼쪽 다리를 지나(그림 7.4.2) 발이 바닥에 닿게 한다(그림 7.4.3). 오른손으로 아기의 왼쪽 다리는 계속 편 자세로 잡는다.

아기의 발이 바닥에 닿으면 왼손으로 무릎에서 발바닥 쪽으로 힘을 주며 발로 체중을 지지하는 경험을 갖게 한다(그림 7.4.3).

코치는 아기의 왼쪽 무릎을 편 자세로 다리를 약간 끌어 당겨 엉덩이를 펴준다(그림 7.4.4). 체중지지쪽(왼쪽) 엉덩이를 거의 편 상태로 수정된 옆으로 앉기(modified side-sitting)를 연습시킨다(그림 7.4.4).

굴곡시킨 다리 쪽으로 체중이동 Weight Shift Onto Flexed Leg

수정된 옆으로 앉기에서, 왼손으로 아기의 굴곡된 오른쪽 다리를 약간 안쪽으로 모으고 허벅지, 골반, 몸통을 약간 앞으로 당겨서 발에 체중이 더욱 많이 실리게 한다. 코치의 왼쪽 팔에 아기의 팔을 걸친 자세에서, 아기 체중을 앞으로 옮겨주면서 몸통을 들어 양쪽 몸통 측면을 신장시킨다(그림 7.4.5).

코치는 오른손으로 왼쪽 다리를 외측회전시켜 중립 자세에서 위로 들면서 뒤쪽으로 당긴다. 오른쪽 다리로 체중을 좀 더 지지하게 된다(그림 7.4.5).

체중이 이동될 때 팔이 뒤로 빠질 수 있으므로(그림 7.4.5), 코치는 왼손 엄지로 아기 팔이 어깨 앞쪽에 오도록 조절한다(그림 7.4.6).

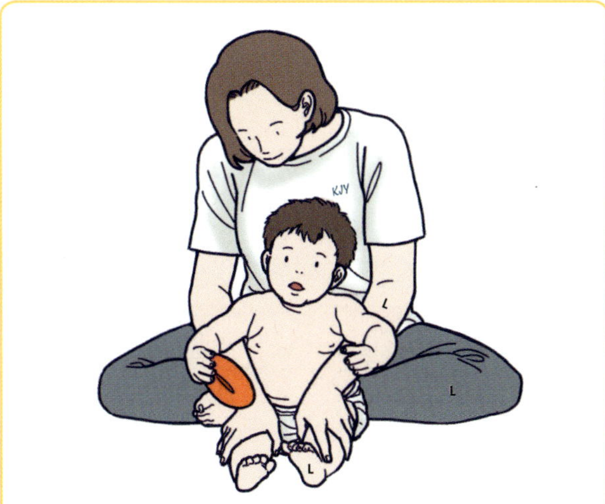

그림 7.4.1 양쪽 다리 앞으로 뻗고 앉은 자세에서 5개월 자세로 이동: 준비

- 아기의 다리를 앞으로 뻗어 엉덩이를 구부리고 무릎은 편 상태로 몸통은 최대한 똑바로 세워서 앉힌다.
- 각 팔로 아기의 몸통을 조절한다.

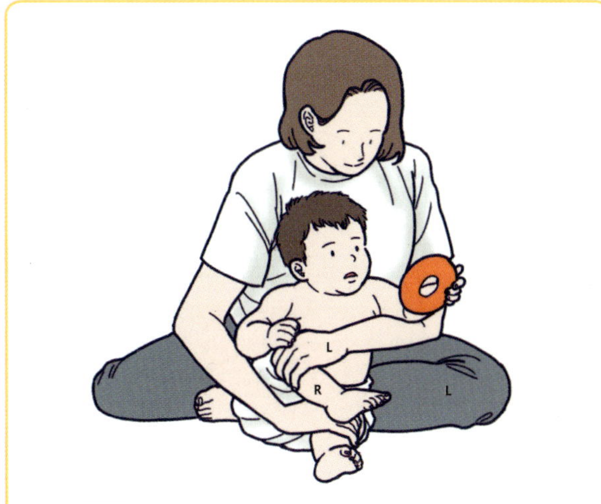

그림 7.4.2

- 왼손은 아기의 왼쪽 겨드랑이에서 몸 앞을 지나 오른쪽 엉덩이와 무릎을 구부려 왼쪽 다리 위로 모아준다.
- 오른손은 아기의 왼쪽 다리를 펴서 잘 잡는다.

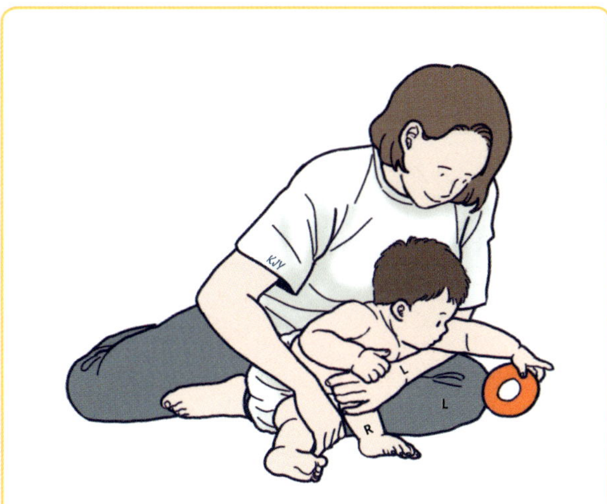

그림 7.4.3

- 왼손으로 아기의 오른발이 바닥에 닿게 한 다음, 무릎에서 발바닥 쪽으로 힘을 준다.
- 오른손은 아기의 왼쪽(아래쪽) 무릎을 펴서 잘 잡는다.

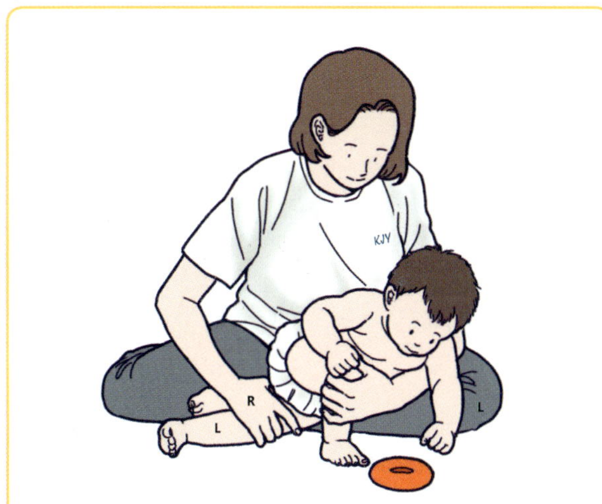

그림 7.4.4

- 아기의 왼쪽 무릎을 편 상태로 약간 끌어 당겨 엉덩이를 펴준다.
- 왼쪽(체중지지쪽) 엉덩이가 거의 펴진 상태로 수정된 옆으로 앉기를 연습시킨다.

코치는 왼쪽 손가락으로 아기가 체중을 지지하는 오른쪽 다리를 안정적으로 잡는다.

발목이 지나치게 배측굴곡되면 아기가 넘어질 수 있으므로 조심한다. 아기의 왼쪽 다리를 약간 뒤로 당겨주면 오른쪽 발목의 배측굴곡 정도를 조절할 수 있다.

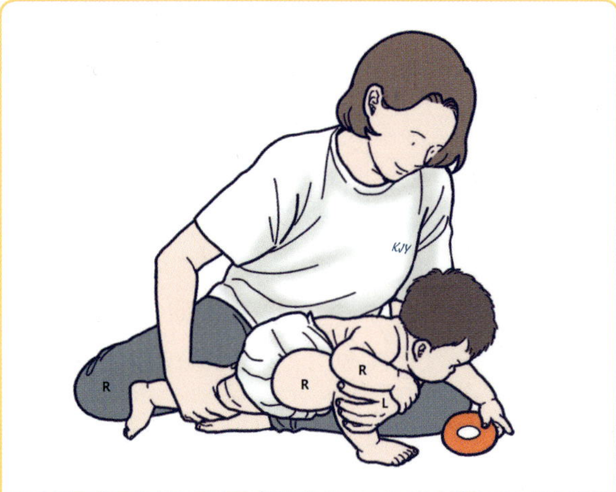

그림 7.4.5 굴곡시킨 다리 쪽으로 체중이동

- 발에서 체중지지를 강화하기 위해 왼손으로 아기의 오른쪽 다리를 안쪽으로 모으고 허벅지, 골반, 몸통을 약간 앞으로 움직인다.
- 왼쪽 팔에 아기의 팔을 걸치고 아기 체중이 앞으로 옮겨질 때 몸통을 들어 몸통의 양쪽 측면을 신장시킨다.
- 오른손으로 왼쪽 다리를 외측회전시켜 중립 자세에서 위로 들면서 뒤쪽으로 당긴다. 오른쪽 다리로 좀 더 체중을 지지하게 된다.

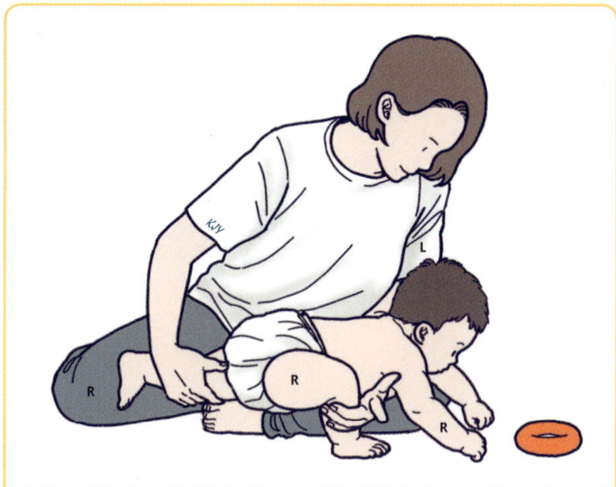

그림 7.4.6

- 체중이 이동될 때 아기의 팔이 어깨 뒤로 빠질 수 있으므로 코치는 왼손 엄지로 아기의 팔이 어깨 앞쪽에 오도록 자세를 조절한다.
- 왼쪽 손가락으로 아기의 오른쪽 다리를 잡고 팔로 몸통을 받쳐준다.

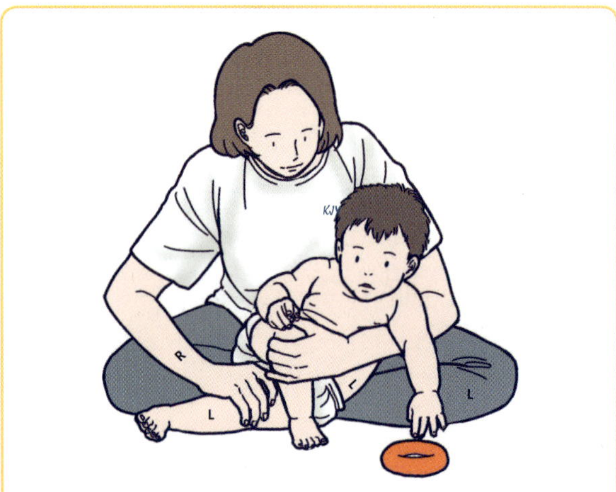

그림 7.4.7 수정된 옆으로 앉기로 돌아가기

- 오른손으로 아기의 왼쪽 다리를 내측회전해서 뒤쪽으로 당겨주면서 바닥으로 내려준다.
- 왼쪽 손과 팔의 위치는 그대로 아기를 안전하게 잡고 왼쪽(체중지지쪽) 몸통을 신장시킨다(위로 늘려준다. 이때 엉덩이가 바닥에서 들리면 안된다).

결과적으로 양손과 한쪽 발로 체중을 지지하는 자세가 된다. 아기가 손으로 체중을 지지하지 못하면 코치가 왼손으로 아기의 몸통을 받쳐 준다(그림 7.4.6). 아기의 왼쪽 다리를 펴서 골반 및 몸통과 나란한 자세가 되도록 한다.

몸통과 자세를 맞춰서 왼쪽 다리를 높이 들수록 체중을 지지하는 오른쪽 무릎이 더 많이 펴진다.

아기가 양손을 안정적으로 짚은 상태에서 체중을 조금씩 앞 · 뒤로 움직일 수 있도록 촉진한다.

수정된 옆으로 앉기로 돌아가기 *Return to Modified Side-Sitting*

다시 수정된 옆으로 앉기 자세로 돌아가기 위해, 코치는 오른손으로 아기의 왼쪽 다리를 내측 회전시키고 뒤쪽으로 당겨서 바닥으로 내려준다(그림 7.4.7).

왼쪽 손과 팔은 원래 위치대로 아기를 안정적으로 잡고 왼쪽(체중지지쪽) 몸통을 신장시킨다.

전체 연결 동작을 양쪽 모두 실시한다.

조심할 점

- 구부린 다리 쪽으로 체중을 이동시킬 때 아기의 몸통을 잘 받쳐준다.
- 아기의 몸통과 골반을 구부린 다리 위로 함께 움직인다.
- 몸통 옆으로 앞쪽에 놓인 다리는 벌어지면 안 된다. 골반이 앞으로 기울어진다.
- 발목에서 지나친 배측굴곡이 일어나면 아기가 넘어질 수 있으므로 조심한다. 펴고 있는 쪽 다리를 뒤쪽으로 약간 당겨주면 배측굴곡의 범위를 조절할 수 있다.

움직임의 요소적 목표

- 양쪽 다리의 분리
- 체중지지쪽 몸통 및 엉덩이 근육 신장
- 한쪽 발로 체중지지
- 발뒤꿈치 신장 및 배측굴곡근 활성화
- 대퇴사두근의 단계적 운동범위 조절
- 엉덩이 및 무릎 신전 상태로 몸통과 나란히 정렬
- 팔로 체중지지 및 체중이동

기능적 목표

- 앉은 자세에서 서기로 이동
- 걷기에 필요한 발목 및 발의 준비

7.5 엎드린 자세에서 일어서기

Prone to Standing

이 운동의 목표는 엎드린 자세에서 일어서기를 연습시키는 것이다. 또한 다리의 분리 사용, 팔로 체중지지, 엉덩이 신전근 신장 및 수축, 다리로 체중이동, 중간입각기(single limb stance)의 경험 같은 이동성과 조절능력을 연습시키는 것이다.

아기 자세 바닥에 엎드려 눕히거나 팔꿈치로 체중을 지지한 자세로 눕힌다. 엉덩이는 펴준다.

코치 자세 아기 뒤에 앉는다.

코치의 손 위치 및 움직임 그림 7.5.1~7.5.9에서 가이드손은 오른손, 보조손은 왼손이며 그림 7.5.10.~7.5.12에서는 특별히 가이드손과 보조손의 구분이 없다. 그림 7.5.13과 7.5.14에서도 가이드손은 오른손, 보조손은 왼손이다.

엎드린 자세에서 네발 자세로 이동 *Prone to Quadruped*

코치는 오른손을 아기 겨드랑이 사이로 넣는다(그림 7.5.1). 왼손으로 아기 엉덩이를 펴준다(그림 7.5.1).

오른손으로 아기 체중을 오른쪽으로 옆으로 이동시킨다. 동시에 왼손으로 아기 엉덩이와 무릎을 구부려서 골반과 함께 안정적으로 잡는다(그림 7.5.2). 왼손으로 골반과 엉덩이에서 바닥과 다리 쪽으로 힘을 주어 자세안정성을 갖게 한다.

아기의 다리가 위와 같이 분리되면 코치는 오른손으로 아기의 왼쪽 다리를 몸통 아래로 가져오고 아래팔로 아기 몸통을 받쳐준다(그림 7.5.3). 왼손으로 아기 골반을 왼쪽으로 움직이면서 체중을 뒤쪽으로 이동시킨다(그림 7.5.3).

체중이 왼쪽 다리로 이동되면 코치는 아기 골반에서 뒤쪽으로 가하던 힘을 줄이고 오른쪽 다리를 구부려 네발 자세를 만들어준다(그림 7.5.4).

주의: 오른손으로 아기의 왼쪽 다리를 구부린 상태로 유지하면서 네발 자세가 될 때까지 오른쪽 아래팔로 아기 몸통을 지지한다. 네발 자세를 시도할 때 엉덩이 근육을 전혀 조절하지 못 하거나 조절력이 부족해서 다리가 쭉 펴지는 경우도 있다.

네발 자세에서 무릎서기 자세로 이동 *Quadruped to kneeling*

아기가 네발 자세를 유지하도록 왼손은 엉덩이 오른손은 흉곽을 잡는다(그림 7.5.4). 왼손으로 아기 엉덩이를 안정적으로 잡고 오른손으로 척추가 편평해지도록 조절하면서 체중을 뒤쪽으로 이동시킨다(그림 7.2.4~7.2.6 참고).

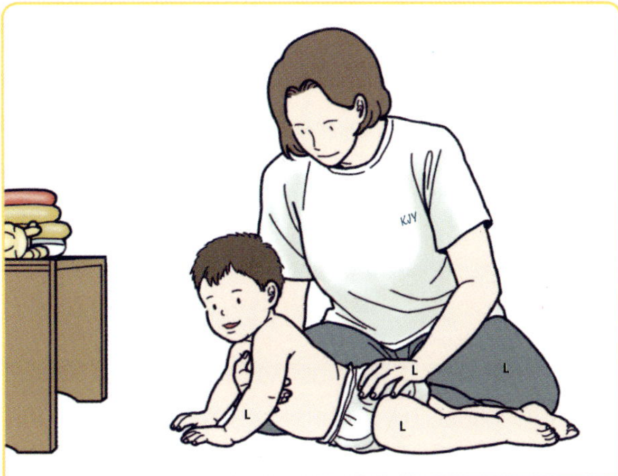

그림 7.5.1 엎드린 자세에서 네발 자세로 이동

- 오른손은 아기의 오른쪽 겨드랑이 사이로 넣어 몸통 앞쪽을 잡고 왼손은 엉덩이를 지그시 눌러서 펴준다.

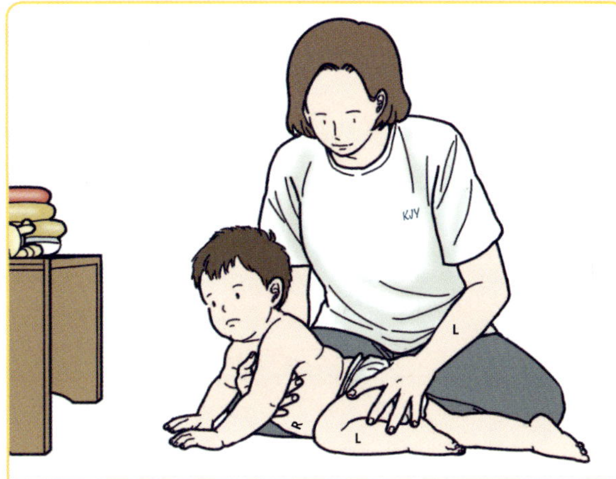

그림 7.5.2

- 오른손으로 아기 체중을 오른쪽으로 옆으로 옮긴다.
- 왼손은 아기 엉덩이와 무릎을 구부린 자세로 골반과 함께 잘 잡는다. 바닥과 다리 쪽으로 약간 힘을 주면 자세가 안정된다.

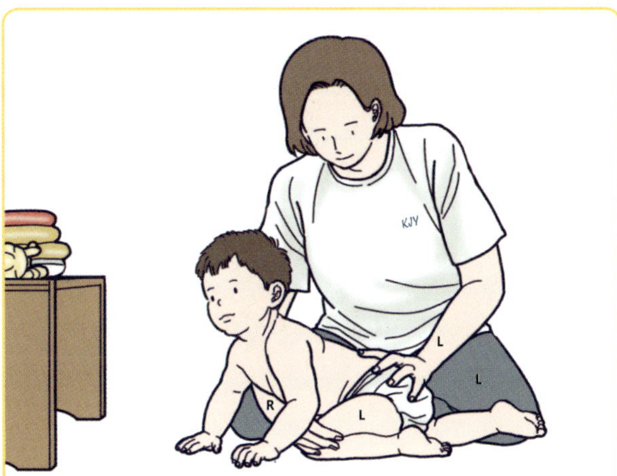

그림 7.5.3

- 다리가 분리된 자세(오른쪽 신전, 왼쪽 굴곡)에서 코치는 오른쪽 아래팔로 몸통을 받쳐주면서 왼쪽 다리를 몸 쪽으로 끌어당긴다.
- 왼손으로 아기의 골반을 왼쪽으로 움직이면서 체중은 뒤쪽으로 이동시킨다.

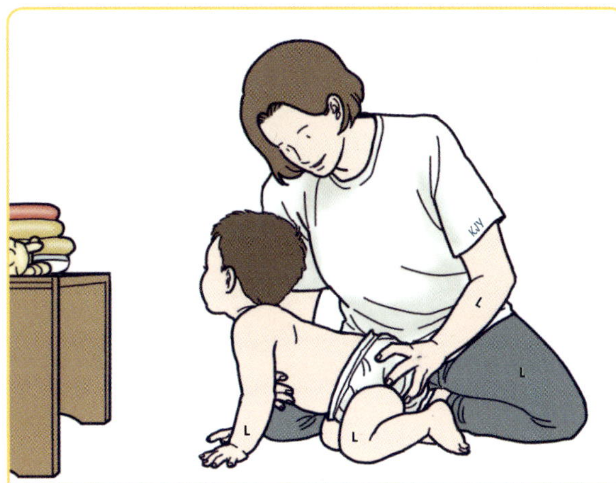

그림 7.5.4

- 아기 체중이 왼쪽 다리로 이동되면 오른쪽 다리를 구부려 네발 자세를 만들어 준다.
- 왼손은 아기의 엉덩이를 조절해 안정적인 네발 자세를 촉진하고, 오른손은 흉곽으로 옮겨 등이 편평해지도록 조절하면서 체중을 뒤쪽으로 이동시킨다.

아기 체중이 뒤쪽으로 이동되면 오른손으로 아기 몸통을 천천히 들어 준다. 동시에 왼손으로 아기의 대둔근을 지그시 눌러 엉덩이를 펴준다(그림 7.5.5). 대둔근이 활성화되면 몸통을 들기가 쉽다.

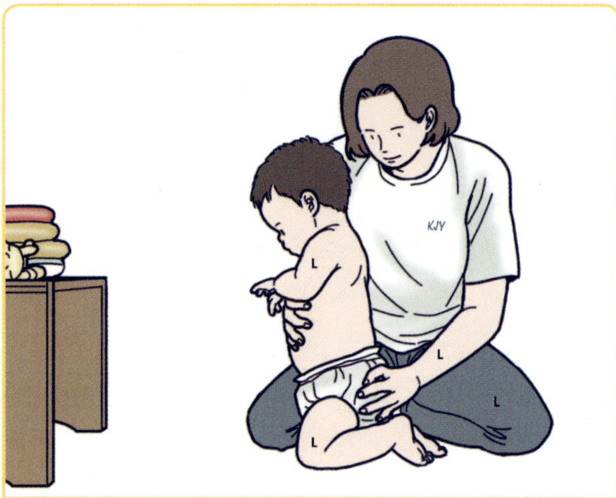

그림 7.5.5 네발 자세에서 무릎서기 자세로 이동

- 아기 체중이 뒤쪽으로 옮겨지면 코치는 오른손으로 아기 몸통을 천천히 똑바로 세운다.
- 동시에 왼손으로 대둔근을 지그시 눌러 엉덩이를 펴준다.
- 아기 발목은 저측굴곡된다.

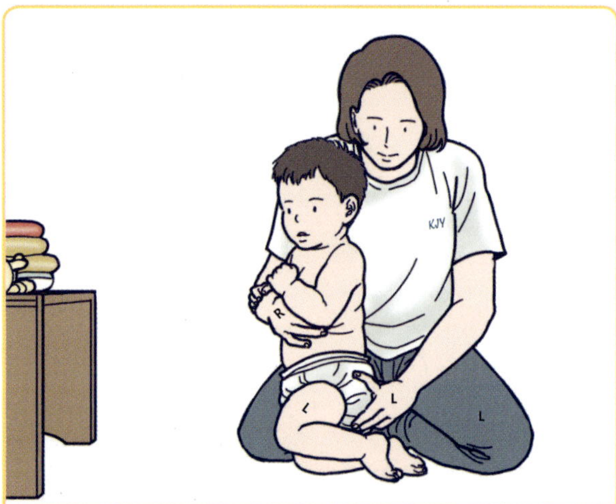

그림 7.5.6 무릎서기 자세에서 반무릎서기 자세로 이동

- 엉덩이를 편 무릎서기 자세에서 아기의 체중을 오른쪽 다리로 이동시킨다.
- 오른손은 아기의 몸통을 똑바로 펴서 잡고 왼손은 오른쪽 다리를 잡는다.

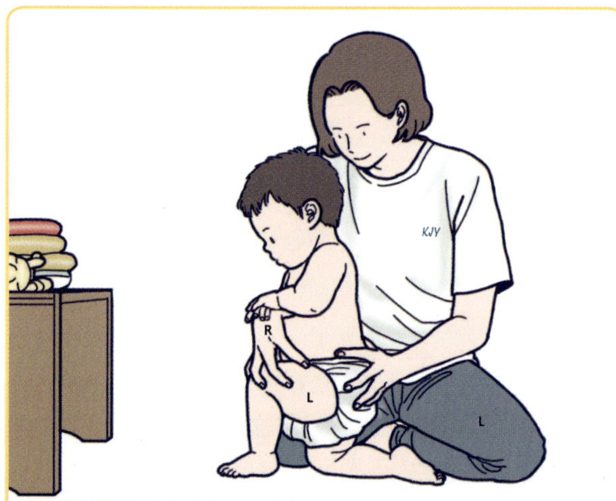

그림 7.5.7

- 오른쪽 아래팔로 아기 몸통을 잘 지지하고 오른손으로 왼쪽 다리를 앞으로 움직여 발이 바닥에 닿게 한다.
- 오른쪽 엄지로 몸통을 안정적으로 잡고 나머지 손가락으로 다리를 잘 구부린다.
- 움직임을 촉진하는 동안 왼손은 아기 골반과 체중지지쪽 엉덩이를 안정적으로 잡는다.

엉덩이 신전근이 활성화되면 발목은 저측굴곡된다(그림 7.5.5). 발목이 배측굴곡되었다면 엉덩이 굴곡근이 수축해 자세 고정(postural fixing)이 된 것이다. 그러므로 발등이 배측굴곡되면 코치는 양손으로 안정성을 좀 더 높여준다.

여러 차례 연습을 통해 엉덩이 굴곡근으로 자세를 고정하는 힘을 줄여줄 수 있다.

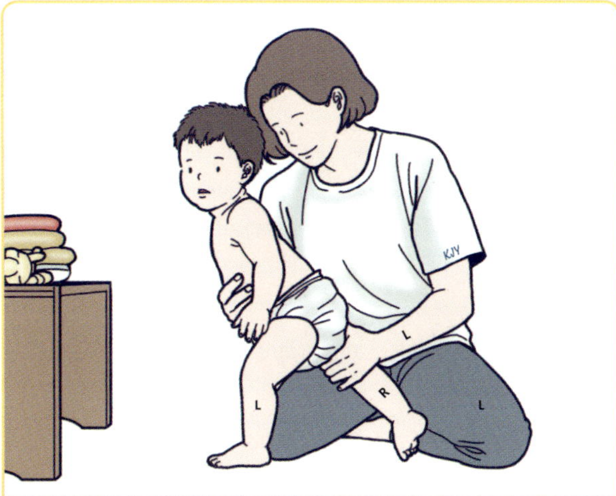

그림 7.5.8 반무릎서기 자세에서 서기로 이동

- 오른손으로 아기 몸통을 잡고 손가락으로 흉곽과 배를 조절한다.
- 양손으로 앞쪽-위쪽(대각선 방향)으로 왼쪽 다리로 체중을 옮겨 지지하게 한다.
- 오른손은 계속 몸통을 잡고 왼손은 아기의 오른쪽 엉덩이와 무릎을 펴준다.

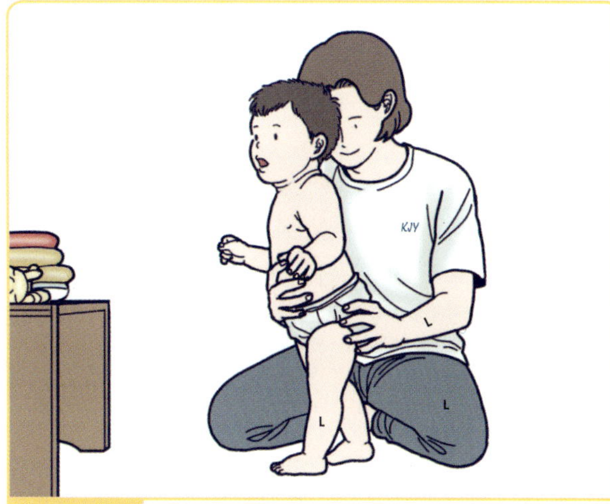

그림 7.5.9

- 아기가 왼쪽 다리로 체중을 잘 지지하면 오른손은 아기 몸통을 잡고, 왼손은 골반으로 옮겨 아기가 양발로 체중을 지지하고 안정적으로 서게 한다.
- 코치는 아기 몸통과 엉덩이로부터 발쪽으로 힘을 주어 발의 신체 감각을 높여준다.

무릎서기 자세에서 반무릎서기 자세로 이동 *Kneeling to Half-Kneeling*

엉덩이를 편 무릎서기 자세에서 양손으로 오른쪽 다리로 체중을 이동시킨다(그림 7.5.5와 7.5.6). 오른손으로 몸통을 똑바로 펴주고 왼손은 아기 골반과 체중을 지지하는 오른쪽 다리를 잘 잡는다(그림 7.5.5와 7.5.6).

왼쪽 무릎에 체중이 실리지 않고 발을 앞으로 내디딜 수 있을 때까지 오른쪽 무릎으로 체중을 이동시킨다. 아기가 왼발을 앞으로 옮기지 못하면 코치는 오른쪽 아래팔로 아기의 몸통을 잘 지지하면서 오른손으로 아기의 왼쪽 다리를 들어 무릎을 구부리고 발이 바닥에 닿도록 도와준다(그림 7.5.7). 오른쪽 엄지로 몸통을 안정적으로 잡고 나머지 손가락으로 다리를 구부린다. 왼손은 아기 골반과 체중지지쪽(오른쪽) 엉덩이를 안정적으로 잡는다(그림 7.5.7).

반무릎서기 자세에서 서기로 이동 *Half-Kneeling to Standing*

아기가 반무릎서기 자세를 안정적으로 유지하면 오른손으로 아기 몸통을 잡고 손가락으로 흉곽과 배를 조절한다(그림 7.5.8). 배 근육을 활성화시키고 허리가 뒤로 젖혀지지 않게 한다.

코치는 양손으로 왼쪽 다리를 향해 대각선 방향으로 체중을 이동시킨다(그림 7.5.8). 오른손은 아기 몸통을 잡고 왼손은 오른쪽 엉덩이와 무릎을 편다(그림 7.5.8). 아기가 편안해하는 범위 내에서 한다.

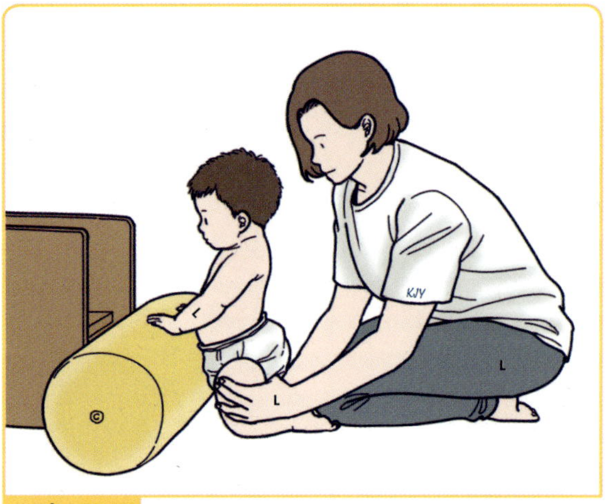

그림 7.5.10 무릎서기 자세에서 반무릎서기 자세로 이동

- 볼스터를 손으로 짚은 무릎서기 자세에서 코치는 각 손을 아기 엉덩이에 댄다. 엄지로 대둔근을 자극하고 손가락은 허벅지를 감싼다.
- 양손으로 아기 골반과 몸통이 허벅지와 나란해지도록 조절한다.
- 볼스터 대신 다른 도구를 사용해도 된다.

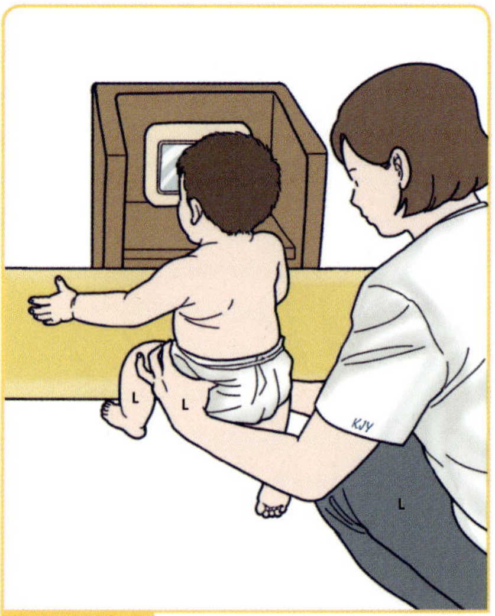

그림 7.5.11

- 양손으로 아기의 엉덩이를 잘 잡고 체중이 오른쪽 무릎에 실리도록 오른쪽 외측으로 이동시킨다.
- 왼쪽 무릎에 체중이 실리지 않아 가벼워지면 엉덩이와 무릎을 구부려 오른쪽 반무릎서기 자세(오른쪽 엉덩이 신전, 왼쪽 엉덩이 굴곡)를 촉진한다.

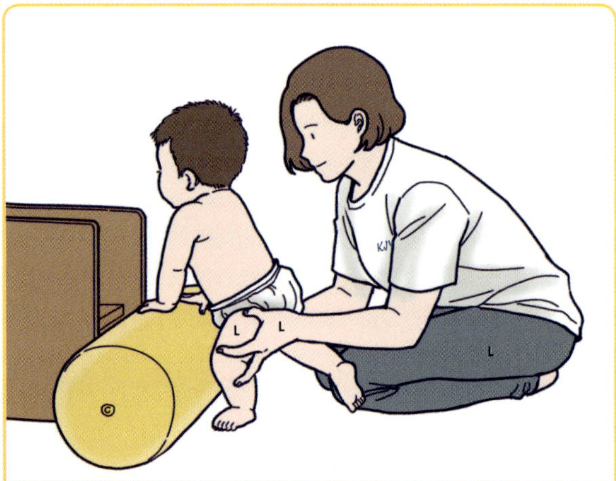

그림 7.5.12

- 왼발을 앞으로 체중을 지지한 자세에서 코치는 양손으로 아기의 체중을 앞 · 위쪽(대각선 방향)으로 이동시켜 일으켜 세운다.
- 손가락을 벌려서 왼쪽 허벅지, 무릎, 종아리를 안정적으로 잡는다.

왼발로 체중을 잘 지지하면 코치의 오른손은 계속 아기 몸통을 잡고 왼손은 아기 골반으로 옮겨 아기가 양발에 체중을 딛고 안정적으로 서게 한다(그림 7.5.9). 몸통과 엉덩이에서 발쪽으로 힘을 전달해 아기가 발에서 느끼는 신체 감각을 높여준다.

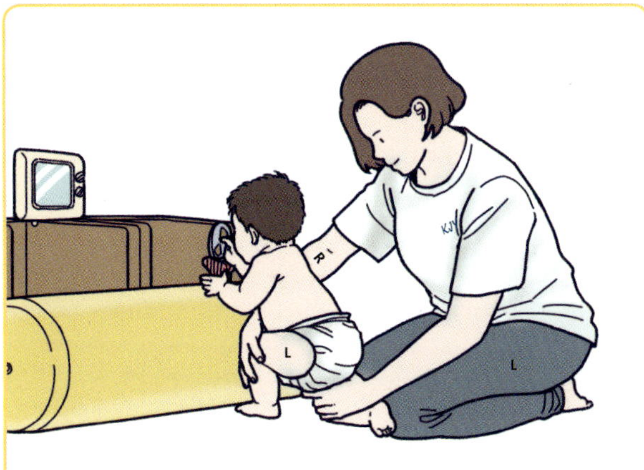

그림 7.5.13 반무릎서기 자세에서 서기로 이동

- 왼쪽 다리의 안정성을 높여주기 위해 오른쪽 아래팔로 몸통을 받쳐주면서 오른손으로 왼쪽 무릎을 잡는다.
- 왼손은 엄지를 오른쪽 허벅지와 나란히 하고 허벅지를 감싼다.

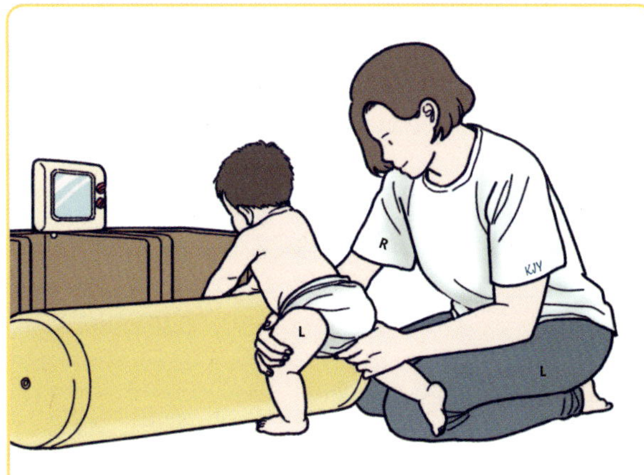

그림 7.5.14

- 코치는 양손으로 앞 · 위쪽(대각선 방향)으로 체중을 왼쪽 다리로 이동시킨다. 오른팔로 아기 몸통을 지지하고 왼손은 오른쪽 엉덩이와 무릎을 펴준다.

이렇게도 할 수 있어요!

무릎서기 자세에서 반무릎서기 자세로 이동 *Kneeling to Half-Kneeling*

아기가 팔을 이용해서 무릎서기 자세에서 반무릎서기 자세로 바꿀 수 있으면 다음과 같이 한다.

손으로 볼스터를 짚고 무릎서기를 한 자세에서 코치는 양손을 아기 엉덩이에 댄다. 엄지로 대둔근을 지그시 눌러 자극하고 손가락으로 허벅지를 감싼다(그림 7.5.10). 양손으로 아기의 골반과 몸통이 허벅지와 나란해지도록 조절한다.

양손으로 아기의 엉덩이를 안정적으로 잡고 체중이 오른쪽 무릎에 실리도록 오른쪽 외측으로 이동시킨다. 왼쪽 무릎에 체중이 실리지 않아 가벼워지면 엉덩이와 무릎을 구부려 반무릎서기 자세를 촉진한다(그림 7.5.11).

왼발을 앞으로 체중을 지지한 자세에서 코치는 양손으로 아기의 체중을 앞 · 위쪽(대각선 방향)으로 옮기면서 일으켜 세운다(그림 7.5.12). 이때, 손가락을 벌려 왼쪽 허벅지, 무릎, 종아리를 안정적으로 잡는다(그림 7.5.12).

반무릎서기 자세에서 서기로 이동 *Half-Kneeling to Standing*

왼쪽 다리의 안정성을 높이기 위해 오른쪽 아래팔로 몸통을 받쳐주고 오른손으로 왼쪽 무릎을 잡는다(그림 7.5.13).

왼손은 아기의 오른쪽 다리로 옮겨서 엄지를 허벅지와 나란히 하고 허벅지를 감싸쥔다(그림 7.5.13).

코치는 양손으로 왼쪽 다리를 향해 앞 · 위쪽(대각선 방향)으로 체중을 이동시킨다(그림 7.5.14). 이때, 오른손은 아기의 왼쪽 다리를 잡고 왼손은 오른쪽 엉덩이와 무릎을 펴준다(그림 7.5.14). 아기가 싫어하면 할 수 있는 범위까지만 한다.

아기가 왼발로 체중을 잘 지지하면 오른발도 체중을 딛고 서게 한다. 그 다음 왼손으로 골반을 잡는다. 아기 자세가 안정적일 때 오른손을 아기 골반으로 옮겨 대칭적 서기가 되도록 조절한다.

조심할 점

- 자세를 바꿀 때 양손으로 아기를 잘 잡아서 자세안정성을 유지시킨다.
- 체중을 이동한 다음에는 반드시 아기 스스로 자세를 조절하고 적응할 시간을 준다. 코치가 서둘러서 먼저 자세를 고쳐주면 안 된다.

움직임의 요소적 목표

- 엎드린 자세에서 옆으로 누운 자세로 그리고 무릎서기에서 반무릎서기 자세로 이동할 때 외측으로 체중이동과 함께 체중지지쪽 근육의 길이가 신장됨
- 엎드린 자세에서 옆으로 누운 자세, 무릎서기에서 반무릎서기 자세로 이동할 때 비체중지지쪽의 외측바로잡기반응
- 팔로 체중지지 및 체중이동
- 한쪽 다리의 엉덩이와 무릎은 구부리고 다른 쪽 다리의 엉덩이와 무릎은 펴는 패턴으로 다리의 자세 및 움직임이 분리됨
- 엉덩이 신전 및 무릎 굴곡
- 대퇴사두근 및 엉덩이 굴곡근 신장
- 엉덩이 신전근 및 외전근 수축
- 엉덩이를 편 쪽 몸통의 신전
- 다리 분리
- 저측굴곡에서 배측굴곡으로 발목 움직임의 변화
- 배측굴곡근 신장

기능적 목표

- 엎드린 자세에서 네발 자세로 이동
- 네발 자세에서 무릎서기 자세로 이동
- 무릎서기 자세에서 반무릎서기 자세로 이동

CHAPTER

8 코치 무릎에 아기를 앉혀서 하는 운동

8.1 코치 무릎에 앉혀서 앞으로 팔 뻗기

Upper-Extremity Forward Reaching While Sitting

이 운동의 목표는 앉은 자세에서 앞으로 팔 뻗기를 연습시키는 것이다. 또한 앉기와 뻗기에 필요한 몸통 및 균형조절, 몸통 신전상태에서 엉덩관절 굴곡 및 어깨 굴곡을 연습하는 것이다.

아기 자세 코치 다리 위에 앉힌다.

코치 자세 한쪽 다리는 구부리고 다른 한쪽은 펴고 바닥에 앉는다.

코치의 손 위치 및 움직임 코치는 양손으로 아기 몸통, 특히 흉곽을 안정적으로 잡는다(그림 8.1.1). 아기가 몸통을 쉽게 펴도록 엄지로 몸통을 지그시 눌러서 자극한다. 검지로 아기의 팔꿈치 약간 위쪽을 잡고 팔을 구부려서 몸통 쪽으로 모아준다(그림 8.1.1).

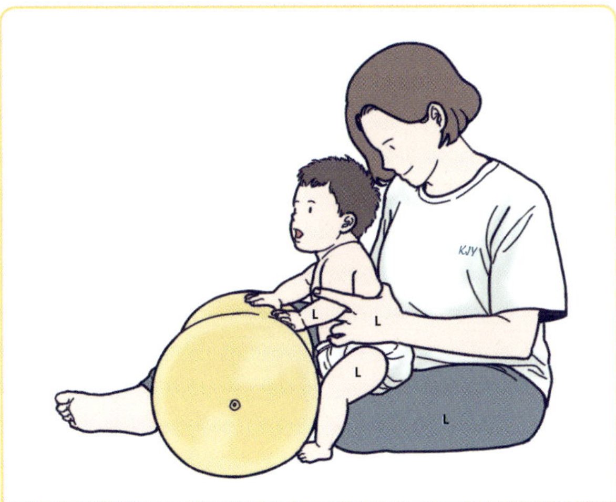

그림 8.1.1 코치 무릎에 앉혀서 앞으로 팔 뻗기

- 코치는 오른쪽 다리로 땅콩볼이 움직이지 않게 조절한다.
- 각 손으로 아기의 몸통 외측(특히, 흉곽)을 안정적으로 잡는다.
- 몸통을 쉽게 펼 수 있도록 엄지로 아기의 몸통을 지그시 눌러서 자극한다.
- 검지로 아기의 팔꿈치 약간 위쪽을 구부려 팔을 몸 가까이 모아 준다.

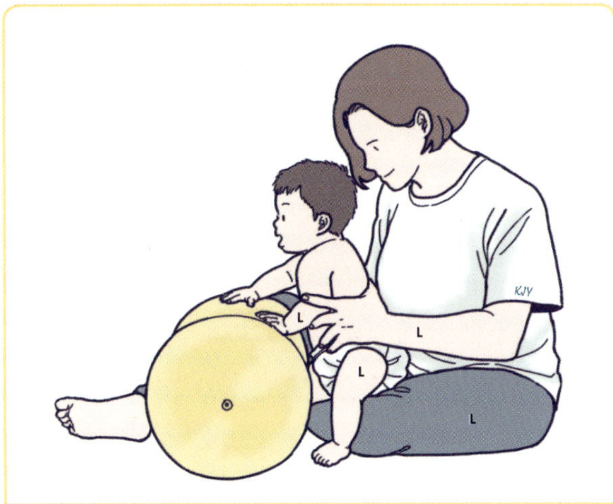

그림 8.1.2

- 검지로 아기 팔을 잘 조절해 손바닥으로 땅콩볼을 짚게 한다.

아기 앞에 팔을 뻗을 수 있는 거리로 공이나 땅콩볼을 놓는다. 공의 높이는 아기가 몸통을 펴서 팔을 짚을 정도가 적당하다(그림 8.1.1).

코치는 오른쪽 다리로 땅콩볼이 굴러가지 않도록 조절한다(그림 8.1.1).

손가락으로 아기의 팔을 잡아 아기가 손으로 땅콩볼을 짚도록 조절한다(그림 8.1.2). 아기는 이 자극을 통해 손바닥에서 체중지지를 경험하게 된다. 이때 아기의 팔꿈치는 펴준다.

운동 팁

- 노래를 불러주면 아기의 참여를 유도할 수 있다.
- 엄마(아빠)가 앞에 앉아 있으면 아기의 머리 움직임과 시각반응을 촉진하기 쉽다.
- 공 위에 아기의 주의를 끌 만한 장난감 컵 같은 것을 붙여두면 손 뻗기를 유도하는데 좋다.

조심할 점

- 아기의 몸통을 안정적으로 잡아야 하지만 너무 세게 잡으면 근육 수축이 일어나지 못한다.
- 아기의 엉덩이는 굴곡, 몸통은 신전 상태에서 움직인다.
- 아기가 손으로 공을 짚을 때 공이 굴러가지 않도록 코치는 발로 공을 조절한다.

움직임의 요소적 목표

- 몸통 신전 상태에서 엉덩이 및 무릎 굴곡
- 어깨 굴곡
- 팔꿈치 및 손목 신전
- 팔로 체중지지 및 밀기
- 팔의 고유수용성감각 증진

기능적 목표

- 독립적 앉기 준비
- 팔 뻗기 준비
- 이동 동작 시 필요한 팔로 체중지지를 위한 준비
- 전방보호신전반응을 위한 준비

8.2 외측으로 체중이동/외측바로잡기반응: "행복한 얼굴"

Lateral Weight Shifts/Lateral Righting: "Happy Face"

이 운동의 목표는 아기를 코치의 무릎에 앉혀서 외측으로 체중이동과 외측바로잡기반응을 연습시키는 것이다. 또한 변화하는 감각피드백 입력, 무게중심 변화에 따른 적절한 자세반응과 균형반응, 균형요구에 대한 예측, 체중지지쪽 엉덩이/몸통/목 근육의 편심성 수축, 비체중지지쪽 엉덩이/몸통/목 근육의 구심성 수축 그리고 팔에서 측방보호신전반응의 활성화 등이 포함된다.

체중이동의 끝 지점에서 행복할 때 입꼬리를 올리듯이 아기의 몸통 근육을 위쪽으로 신장시키므로 이 운동의 이름은 "행복한 얼굴"이다.

아기 자세 코치의 무릎 위에 앉힌다.

코치 자세 바닥매트에서 다리를 앞으로 뻗고 앉거나(그림 8.2.1) 의자나 공에 엉덩이를 90도로 구부리고 앉는다.

코치의 손 위치 가이드손과 보조손에 대한 별도의 구분이 없다. 오른손은 몸통 앞면, 왼손은 몸통 뒷면을 잡고 오른쪽 손가락을 벌려 아기의 흉곽을 잡는다(그림 8.2.1과 8.2.4). 아기를 안정적으로 잡아야 하지만 너무 세게 잡지 않는다.

움직임 옆에서 봤을 때 아기 몸통과 바닥이 최대로 수직을 이루는 것이 좋다. 아기 몸통이 앞이나 뒤로 기울어지면 안 된다.

코치는 몸을 앞으로 숙여 팔과 손을 호(arc)를 그리듯이 움직여 아기 체중을 왼쪽 엉덩이로 옮긴다(그림 8.2.2와 8.2.4). 코치는 몸을 앞으로 숙여 왼쪽 손가락으로 아기의 왼쪽 몸통을 신장시킨다(그림 8.2.2). 골반과 흉곽을 함께 움직여서 체중을 이동시킨다. 골반은 고정하고 흉곽만 움직이면 안 된다.

아기의 체중을 한쪽 엉덩이로 옮기면서 아기의 머리, 목, 몸통에서 외측바로잡기반응(그림 8.2.3~8.2.5)이 나타나는지 관찰한다. 아기마다 다르지만 비체중지지쪽 다리를 들어서 벌리는 경사반응(tilt reaction)이 나타나기도 한다(그림 8.2.4와 8.2.5).

코치는 몸을 뒤로 기울여 팔과 손을 호를 그리듯이 움직여 아기의 체중을 오른쪽 엉덩이로 옮긴다(그림 8.2.3과 8.2.5). 코치는 몸을 뒤로 기울이며 왼손 엄지와 손바닥 끝 둥근 부위로 아기의 오른쪽 몸통을 신장시킨다. 아기의 골반과 흉곽을 함께 움직인다. 골반은 고정하고 흉곽만 움직이면 안 된다.

좌우 양쪽을 번갈아서 외측으로 체중이동을 여러 차례 반복한다.

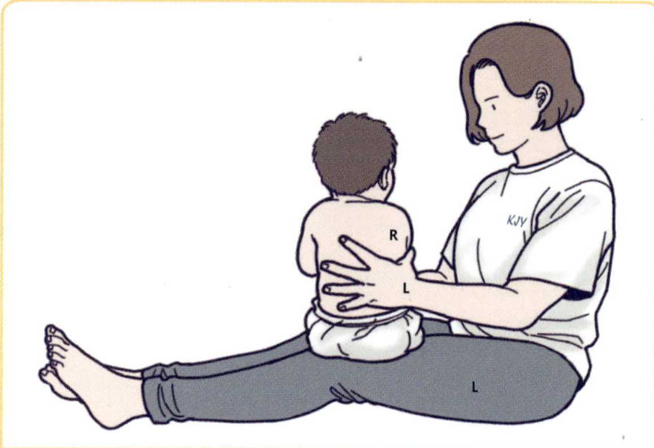

그림 8.2.1 외측으로 체중이동/외측바로잡기반응: "행복한 얼굴"

- 엉덩이 90도, 다리는 펴고 앉아서 아기를 무릎에 앉힌다.
- 오른손은 아기의 몸통 앞면, 왼손은 몸통 뒷면을 잡는다.
- 오른쪽 손가락을 벌려 아기의 흉곽을 잡고 왼손은 몸통이 바닥과 최대로 수직이 되도록 조절한다.

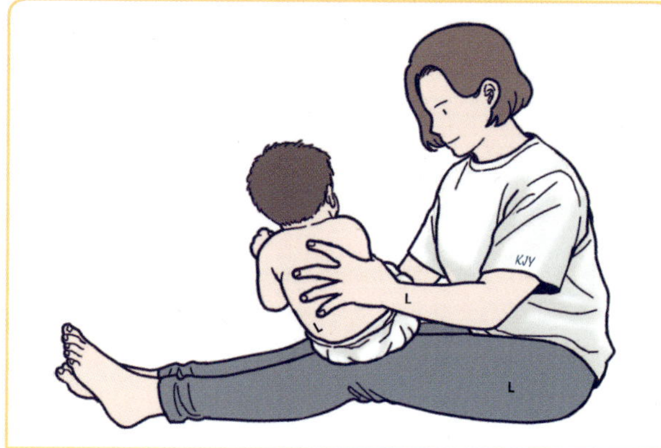

그림 8.2.2

- 코치는 몸을 앞으로 숙이면서 팔과 손을 호를 그리듯이 움직여 아기 체중을 왼쪽 엉덩이로 이동시킨다.
- 몸을 앞으로 숙이면서 왼쪽 손가락으로 아기의 왼쪽 몸통의 길이를 신장시킨다(위로 늘린다. 엉덩이가 들리면 안된다).

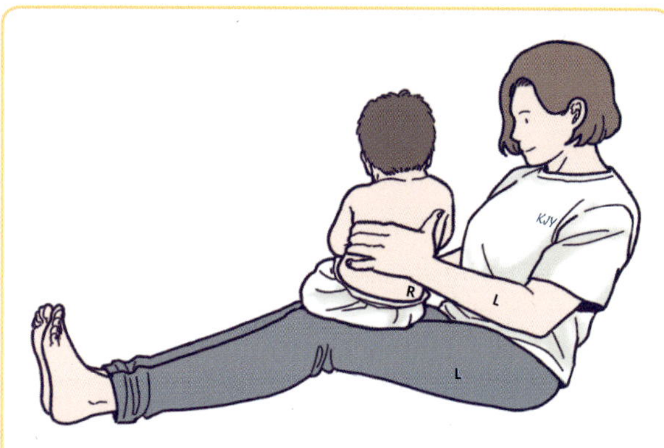

그림 8.2.3

- 코치는 몸을 뒤로 기울이고 팔과 손을 호를 그리듯이 움직여 아기의 체중을 오른쪽 엉덩이로 옮긴다.
- 몸을 뒤로 기울이며 왼손 엄지와 손바닥 끝 둥근 부위로 아기의 오른쪽 몸통의 길이를 신장시킨다.

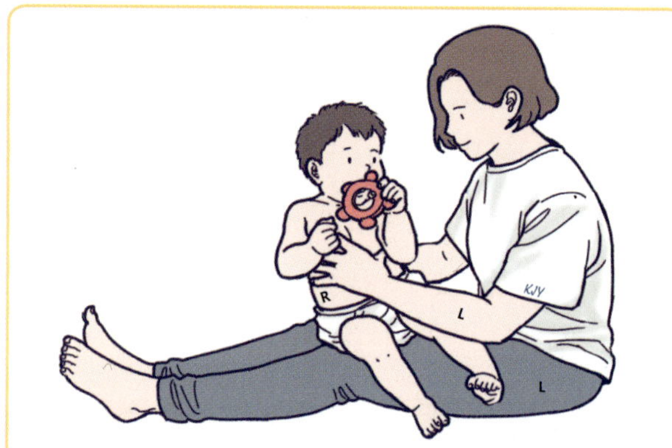

그림 8.2.4

- 아기의 체중이 오른쪽으로 이동되면서 머리, 목, 몸통에서 외측바로잡기반응(정면을 바라보거나 고개를 왼쪽으로 기울임, 오른쪽 몸/몸통 근육 신장)이 나타난다.

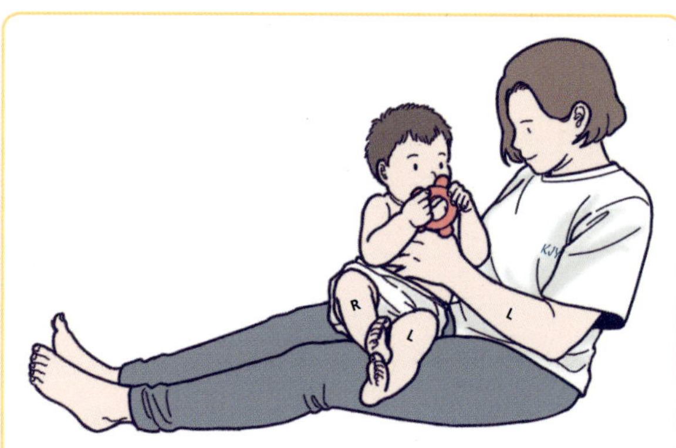

그림 8.2.5

- 아기가 비체중지지쪽(오른쪽) 다리를 구부리면서 벌리기도 한다.

운동 팁

- 체중이동을 연습하면서 노래를 불러주면 아기의 참여를 유도하기 쉽다.
- 엄마(아빠)가 앞에 앉아서 아기의 움직임에 맞춰 좌우로 움직이면 아기의 머리 조절과/시각 반응을 촉진할 수 있다.
- 장난감을 좌우로 움직이면서 머리바로잡기반응을 유도할 수 있다.

조심할 점

- 아기의 몸통을 안정적으로 잡아주지만 아기가 불편할 정도로 강하게 잡으면 안 된다.
- 골반과 흉곽을 함께 움직인다.
- 이마면에서는 외측으로만 움직인다. 회전동작이 일어나지 않게 한다.
- 외측바로잡기반응이 나타날 때까지 기다린다.

움직임의 요소적 목표

- 체중지지쪽 근육의 신장
- 체중지지쪽 엉덩이, 몸통, 목 근육의 편심성(근육의 길이가 길어지는) 수축
- 비체중지지쪽 엉덩이, 몸통, 목 근육의 구심성(근육의 길이가 짧아지는) 수축
- 촉각, 고유수용성감각, 시각, 전정감각의 자극
- 감각피드백을 통한 바로잡기반응의 자극
- 머리와 몸통의 외측바로잡기반응에 필요한 근육의 활성화

기능적 목표

- 외측으로 체중이동이 필요한 모든 활동을 위한 준비
- 자세 변경에 필요한 외측체중이동을 위한 준비
- 감각자극에 적응하고 반응하는 능력

8.3 외측체중이동/외측바로잡기반응: 견갑-상완 근육 신장시키기

Lateral Weight Shift/Lateral Righting: Elongation of Scapulo-Humeral Muscles

이 운동의 목표는 외측바로잡기반응을 통해 견갑골과 상완골 사이에 발달한 근육(광배근, 대원근, 상완삼두근의 장두)을 신장시키는 것이다. 또한 "8.2 외측으로 체중이동/외측바로잡기반응: 행복한 얼굴"에서 설명한 목표가 모두 포함된다.

아기 자세 코치의 무릎 위에 앉힌다.

코치 자세 바닥에서 다리를 앞으로 뻗고 앉거나(그림 8.3.1), 의자 또는 공에 엉덩이를 90도로 구부리고 앉는다.

코치의 손 위치 그림 8.3.1~8.3.3에서 가이드손은 왼손, 보조손은 오른손이며, 그림 8.3.4와 8.3.5에서 가이드손은 오른손, 보조손은 왼손이다.

왼쪽 손가락을 벌려서 아기의 흉곽 앞쪽을 잡는다(그림 8.3.1과 8.3.3). 너무 세게 잡지 않는다.

오른팔로 아기의 등을 감싸고 아기의 오른쪽 위팔을 바깥으로 돌려서 잡는다. 코치의 오른팔이 아기 등에 닿아야 한다(그림 8.3.1). 또는 왼팔로 아기의 등을 감싸고 아기의 왼쪽 위팔을 바깥으로 돌려서 잡는다(그림 8.3.4).

옆에서 볼 때 아기의 몸통이 바닥과 최대로 수직이 되도록 조절한다. 그 다음 외측으로 체중을 이동시켜 한쪽 엉덩이에 체중이 실리게 한다(그림 8.3.2와 8.3.5).

움직임

코치로부터 멀어지는 방향으로 체중이동 Weight Shift Away From Coach

코치는 몸을 앞으로 숙이면서 아기 체중을 오른쪽 엉덩이(코치에서 멀어지는 방향)로 이동시키고 오른손으로 아기의 오른팔을 벌려서 든다. 왼손으로 아기의 오른쪽 몸통을 위로 끌어 올리듯 늘려주고, 오른팔로 아기가 몸통을 펼 수 있게 지지하면서 오른손으로 아기 팔을 바깥으로 돌리고, 벌려서 든다(그림 8.3.2). 팔을 들어 어깨를 바깥으로 돌리는 움직임을 통해 광배근이 신장되므로 체중지지쪽(오른쪽) 몸통 길이가 신장된다(그림 8.3.2).

코치가 몸을 앞 또는 뒤로 기울여 아기의 체중을 한쪽 엉덩이로 이동시키면서 손가락으로 체중지지쪽 몸통을 늘려준다. 아기의 흉곽과 골반을 같이 움직인다. 골반은 고정하고 흉곽만 움직이면 안 된다. 이 경우 흉곽과 골반 사이 근육이 신장되어 몸통이 불안정해질 수 있다.

견갑골과 상완골 사이의 근육들이 타이트한 상태에서 팔을 들면 견갑골이 외측으로 돌출될 수 있다. 이 경우, 견갑골이 외측으로 돌출되기 시작하는 지점까지만 움직인다. 아기의 팔을 점차 높이 들면서 몸통을 잡은 쪽 손가락 끝부분을 아기의 견갑골 외측연에 대고 흉곽 밖으로 움직이지 않도록 조절한다.

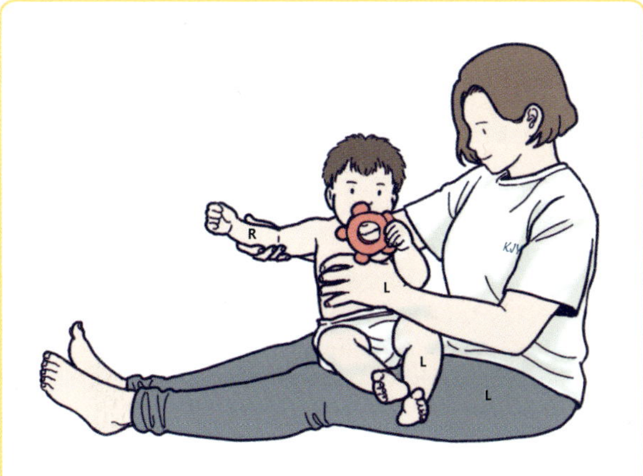

그림 8.3.1 외측체중이동/외측바로잡기반응: 견갑-상완 근육 신장시키기

- 엉덩이를 90도로 구부리고 다리를 앞으로 뻗고 앉는다.
- 아기는 무릎 위에 앉힌다. 코치의 왼손가락을 모두 펴서 아기의 흉곽 앞면을 잡는다.
- 오른팔로 아기의 등을 감싸고 아기의 오른쪽 팔을 바깥으로 돌려서 잡는다.
- 아기의 몸통은 바닥과 최대로 수직이 되게 한다.

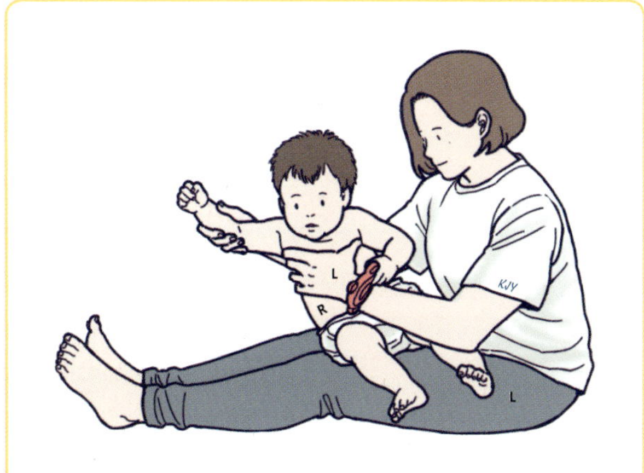

그림 8.3.2

- 코치는 몸을 앞으로 숙여 아기 체중을 오른쪽 엉덩이(코치로부터 멀어지는 방향)로 이동시킨다.
- 동시에 왼손으로 아기의 오른쪽 몸통을 호를 그리듯이 위로 끌어 올린다.
- 오른손은 아기 등을 바로 편 상태로 유지시키면서 오른팔을 바깥으로 돌리면서 벌려서 위로 든다.

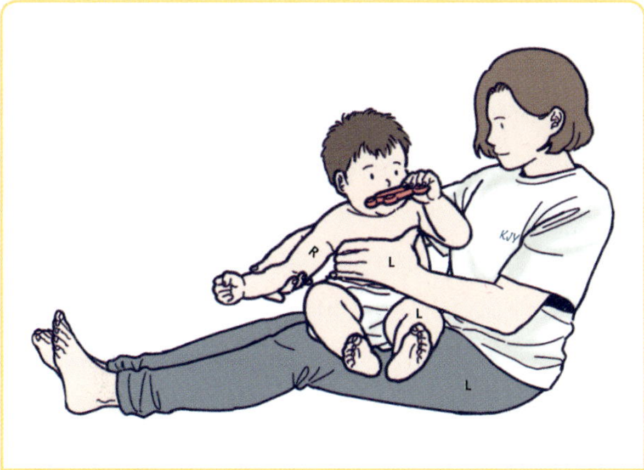

그림 8.3.3

- 코치는 몸을 뒤로 기울여 아기의 체중을 왼쪽(코치 쪽)으로 이동시킨다. 이때 왼손 엄지로 아기의 왼쪽 몸통을 위로 끌어올리듯이 늘려준다.
- 오른손으로 아기의 등을 편 자세를 유지히면서 아기의 오른팔을 내린다.

물론, 견갑골의 움직임을 완전히 제한하는 것은 아니다. 견갑골과 상완골은 함께 움직이는 것이 정상이다. 견갑골과 상완골은 2 : 1의 비율로 상완골이 2도 움직일 때마다 견갑골이 1도씩 움직인다.

코치 쪽으로 체중이동 *Weight Shift Toward Coach*

코치는 몸을 뒤로 기울여 아기의 체중을 코치 쪽(왼쪽)으로 이동시키면서 왼손으로 아기 몸통을 늘려주고 오른손으로 아기 등을 지지하며 아기의 오른팔을 내린다. 아기 체중을 외측으로 왼쪽 엉덩이로 옮기면서 왼손 엄지로 아기의 왼쪽 몸통을 위로 끌어 올리듯이 늘려준다(그림 8.3.3).

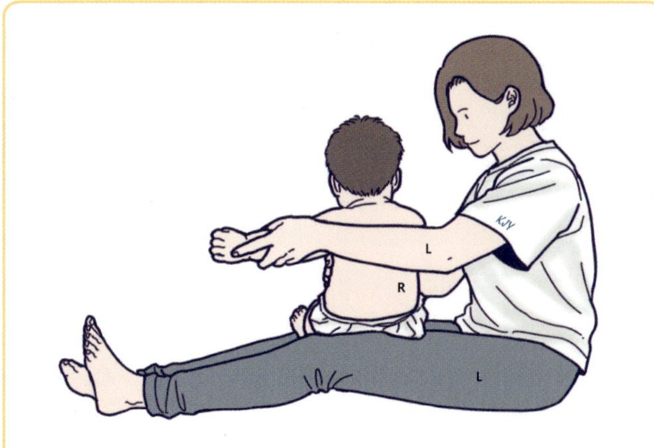

그림 8.3.4

- 코치는 아기를 반대쪽으로 돌려 앉히고 왼쪽 견갑-상완 근육들을 신장시킨다.
- 체중이동을 위한 준비로 코치는 왼손과 팔로 아기 등을 감싸서 몸통을 잘 지지한다.

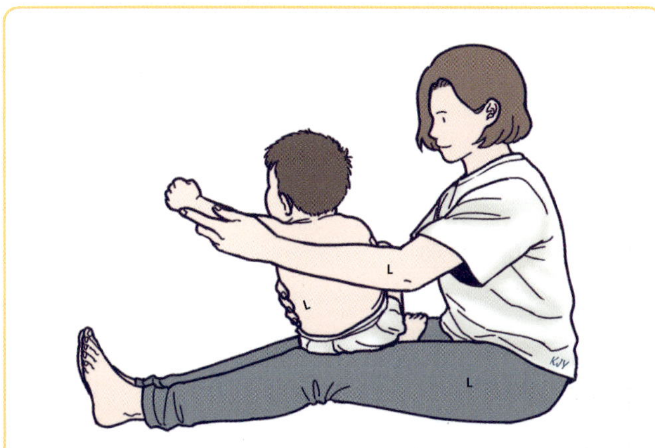

그림 8.3.5

- 아기 체중을 왼쪽으로 옮기면서 아기의 왼팔을 벌려서 머리 위로 올리는 모습을 뒤에서 본 그림

아기의 체중을 외측으로 한쪽 엉덩이로 이동시키면서 손으로 체중이 실린 쪽 몸통 외측을 부드럽게 신장시킨다. 흉곽과 골반을 함께 움직인다. 골반은 고정된 채, 흉곽만 움직이면 안 된다. 이 경우, 흉곽과 골반 사이의 근육이 신장되어 몸통의 불안정성이 초래될 수 있다.

체중이동과 체중지지쪽 몸통 신장을 여러 차례 반복한다. 아기를 반대편으로 돌려 앉히고 왼쪽 견갑-상완 근육들을 신장시킨다(그림 8.3.4와 8.3.5).

운동 팁 노래를 불러주며 아기의 참여를 촉진한다.

조심할 점

- 코치는 아기의 체중을 이동시키면서 몸을 앞뒤로 함께 움직인다. 아기의 체중이동에 도움이 된다.
- 아기의 흉곽을 잘 잡아야 하지만 쥐어짜듯이 잡으면 안 된다.
- 아기의 체중을 외측으로 옮기면서 팔을 바깥으로 돌리고 벌려서 든다.
- 아기의 흉곽과 골반은 항상 같이 움직인다.
- 움직임은 반드시 이마면에서 외측으로 일어나야 한다. 몸통을 회전시키면 안 된다.
- 외측바로잡기반응이 나오기를 기다린다.
- 아기의 견갑골이 흉곽 바깥으로 돌출되지 않게 견갑골의 움직임을 제한한다. 견갑골과 상완골은 2:1의 비율로 움직이는 것이 정상이다.

움직임의 요소적 목표

- 체중지지쪽 근육의 신장
- 견갑골과 상완골 사이의 근육 신장
- 체중지지쪽 엉덩이, 몸통, 목 근육의 길이가 길어지는 편심성 수축
- 비체중지지쪽 엉덩이, 몸통, 목 근육의 길이가 짧아지는 구심성 수축
- 촉각, 고유수용성감각, 시각, 전정감각의 자극
- 감각피드백을 통한 바로잡기반응 자극
- 머리와 몸통의 외측바로잡기반응을 위한 근육 활성화

기능적 목표

- 외측체중이동을 위한 준비
- 견갑골과 상완골이 2:1로 움직이는데 필요한 견갑–상완 근육의 신장
- 팔 뻗기 및 측방보호신전반응에 필요한 팔의 준비

8.4 어깨를 밑으로 내려주면서 외측으로 체중이동

Lateral Weight Shifts with Shoulder Girdle Depression

이 운동의 목표는 외측바로잡기반응을 촉진하고 어깨가 올라가 목을 과신전시키는 근육(상부 승모근과 견갑거근)을 신장시키는 것이다. 또한 "8.2. 외측으로 체중이동/외측바로잡기반응: 행복한 얼굴"에 기술된 목표들이 모두 포함된다.

아기 자세 코치 무릎에 앉힌다.

코치 자세 바닥에 다리를 펴고 앉거나(그림 8.4.1) 벤치나 공 위에 엉덩이를 90도로 굽히고 앉는다.

코치의 손 위치 그림 8.4.1~8.4.3에서 가이드손은 오른손, 보조손은 왼손이며, 그림 8.4.4와 8.4.5에서 가이드손은 왼손, 보조손은 오른손이다. 그림 8.4.6에서는 가이드손과 보조손에 대한 구분이 따로 없다.

코치는 가이드손으로 코치와 가까운 쪽 어깨를 잡는다. 손바닥과 세 손가락은 위팔 외측, 엄지는 어깨 뒤쪽, 검지는 어깨 위를 잡는다(그림 8.4.2에서 오른손, 그림 8.4.4에서 왼손)

왼손(보조손)으로 아기의 등을 감싸며 왼쪽 팔꿈치를 잡고 위팔을 바깥으로 돌린다(그림 8.4.1과 8.4.2).

움직임 보조손으로 아기가 몸통을 지지해 똑바로 펼 수 있게 조절한다. 아기의 위팔을 바깥으로 돌리면 몸통을 좀 더 펼 수 있다.

아기의 몸통을 편 다음 한쪽 엉덩이로 체중을 지지하도록 아기의 체중을 외측으로 이동시킨다.

코치 쪽으로 체중이동 Weight Shift Toward Coach

코치는 몸을 뒤쪽으로 기울여 아기 체중이 오른쪽 엉덩이게 실리게 한다. 이때, 오른손으로 아기의 오른팔을 당기면서 바깥으로 돌리고 벌려서 위로 들어준다(그림 8.4.3). 왼손은 아기의 왼쪽 팔을 내려주면서 왼쪽 머리와 몸통(비체중지지쪽)의 외측바로잡기반응을 촉진한다(그림 8.4.3). 왼팔로 계속해서 아기의 몸통을 잘 지지한다.

아기의 골반과 흉곽을 같이 움직이며 체중을 이동시킨다. 골반은 고정한 상태로 흉곽만 움직이면 안 된다. 이 경우, 흉곽과 골반 사이 근육이 늘어날 수 있어 몸통이 불안정해진다.

코치로부터 멀어지는 쪽으로 체중이동 Weight Shift Away From Coach

코치가 체중을 앞으로 옮기면서 오른손으로 아기의 오른팔을 당기면서 바깥으로 돌리고 벌려서 위로 들어주면 아기의 오른쪽 엉덩이로 체중이 이동된다(그림 8.4.5). 아기의 오른쪽 몸통 측면이 신장된다. 아기가 몸통을 잘 펼 수 있도록 오른팔로 등을 잘 받쳐준다.

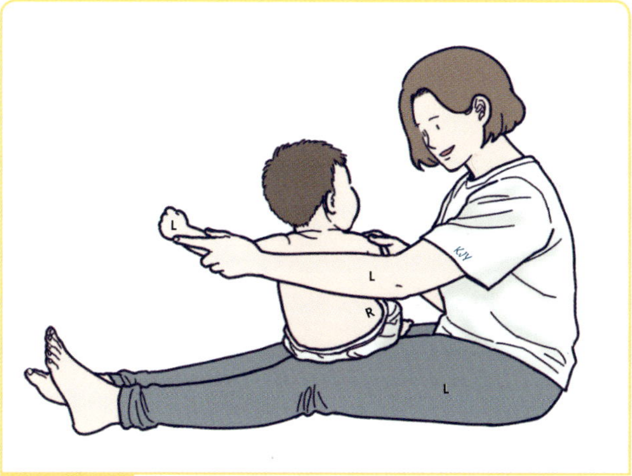

그림 8.4.1 어깨를 밑으로 내려주면서 외측으로 체중이동

- 엉덩이를 90도로 굽히고 다리는 펴고 앉아서 아기를 다리 위에 앉힌다.
- 오른손은 아기의 오른쪽 위팔을 잡고 검지는 어깨에 댄다.
- 왼팔로 아기 등을 감싸며 손으로 아기의 왼쪽 팔꿈치를 잡고 팔을 바깥으로 돌린다.
- 아기가 몸통을 똑바로 펴도록 왼팔로 아기의 몸통을 잘 받쳐 준다.

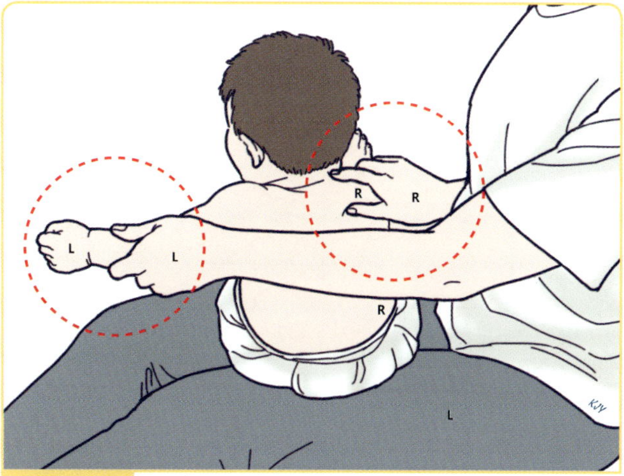

그림 8.4.2

- 코치의 오른손을 클로즈업한 모습이다.
- 코치의 왼손을 클로즈업한 모습이다.

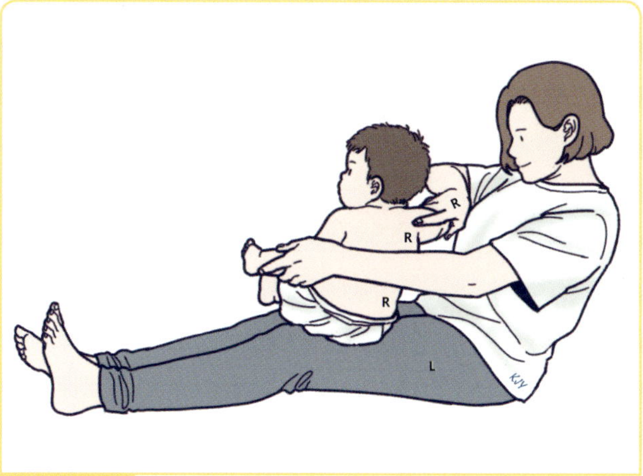

그림 8.4.3

- 코치는 몸을 뒤쪽으로 기울이며 아기 체중을 오른쪽 엉덩이로 이동시킨다.
- 동시에 오른팔로 아기의 오른팔을 당기면서 바깥으로 돌리고 벌려서 위로 든다.
- 아기 체중을 오른쪽 엉덩이로 옮기면서 왼쪽 아래팔로 아기 몸통을 똑바로 받쳐주고 왼팔을 밑으로 내린다.

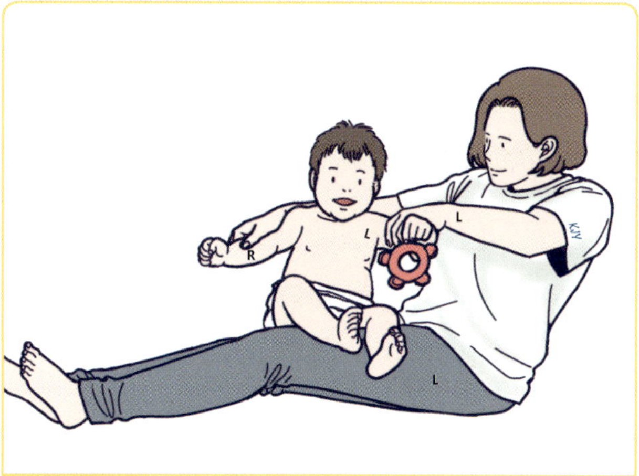

그림 8.4.4

- 코치 쪽으로 체중이 이동되는 모습(정면)
- 왼손으로 아기의 왼팔을 당기면서 바깥으로 돌리고 벌려서 위로 든다.
- 오른손으로 아기의 오른팔을 내려주고 오른쪽 머리와 몸통(비체중지지쪽)의 외측바로잡기반응을 촉진한다.

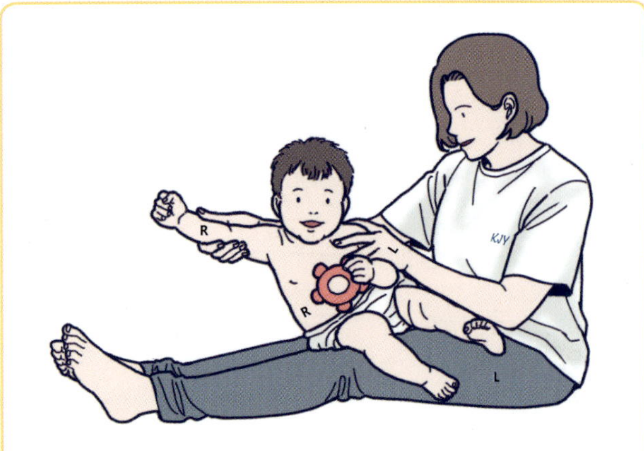

그림 8.4.5

- 코치로부터 멀어지는 쪽(아기의 오른쪽 엉덩이)으로 체중이 옮겨지는 모습(정면)
- 코치는 왼손으로 아기의 왼쪽 어깨에서 오른쪽 엉덩이를 향해 대각선 방향으로 약간 힘을 준다.
- 코치는 오른손으로 아기의 오른팔을 당기면서 바깥으로 돌리고 벌려서 위로 든다.

동시에 왼손으로 아기의 왼쪽 어깨에서 대각선 방향으로 오른쪽 엉덩이를 향해 아래로 약간의 힘을 전달한다(그림 8.4.5). 아기 체중이 오른쪽 엉덩이로 옮겨지면서 왼쪽(비체중지지쪽) 몸통은 외측굴곡된다. 대각선 방향으로 힘을 주면 지지면으로부터 신체감각 피드백이 증진된다.

아기 골반과 흉곽을 함께 움직여서 체중을 이동시킨다. 골반은 고정하고 흉곽만 움직이면 안 된다. 흉곽과 골반 사이 근육이 신장되어 몸통이 불안정해질 수 있다.

좌우 양쪽을 번갈아서 체중이동과 근육 신장 과정을 여러 차례 반복한다. 아기를 돌려 앉혀서 반대쪽도 반복한다.

아기를 바닥에 앉혀서도 할 수 있어요! Option: Baby Sitting on the Floor

아기가 커서 코치의 무릎에 앉히기 어려울 때는 바닥에 앉혀서도 할 수 있다(그림 8.4.6).

아기 자세 바닥에 두 다리를 앞으로 뻗고 앉힌다.

코치 자세 아기 뒤에 체중이동이 편한 자세로 앉는다.

코치의 손 위치 코치는 각 손바닥과 손가락으로 아기 팔꿈치를 잡는다. 검지는 아기 어깨에 댄다(그림 8.4.6). 아기의 양쪽 팔을 벌려서 바깥으로 돌리면서 몸통을 똑바로 펴준다. 아기 어깨에 대고 있는 검지로 어깨를 지그시 눌러 밑으로 내려준다. 아기는 지지면(엉덩이)에서 직접 신체 감각을 느끼게 된다.

움직임 어깨를 내려주고 양쪽 팔을 벌려서 바깥으로 돌린다. 이때 왼팔은 바깥쪽과 위쪽으로 당기고 오른팔은 살짝 내려준다(그림 8.4.6).

아기 팔을 천천히 끌어당겨야 하지만 몸통과 골반에서 체중이동이 일어날 정도가 되어야 한다. 골반이 대퇴골을 지나갈 정도로 움직여야 한다. 체중지지쪽 몸통은 신장된다.

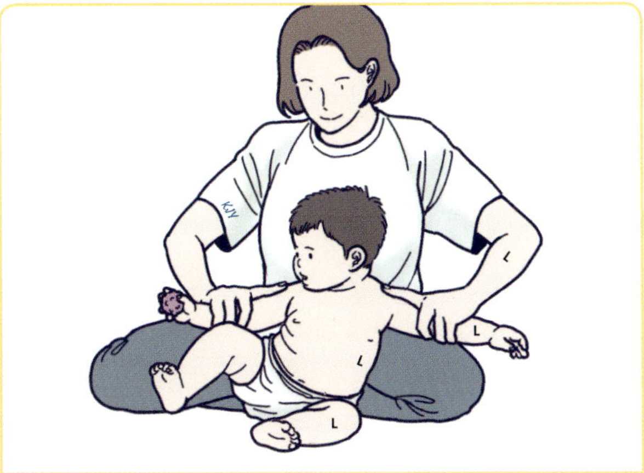

그림 8.4.6 아기를 바닥에 앉혀서도 할 수 있어요!

- 각 손바닥과 손가락으로 아기의 팔꿈치를 잡고 검지는 어깨에 댄다.
- 아기의 양쪽 팔을 벌려 바깥으로 돌리면서 검지로 어깨를 지그시 눌러 내려준다.
- 왼팔은 바깥쪽과 위쪽으로 당기고 오른팔은 살짝 내린다.
- 아기의 오른쪽(비체중지지쪽) 다리가 벌어지면서 체중이동에 따른 균형을 유지한다.

왼쪽(체중지지쪽)이 신장된 것에 대한 반응으로 오른쪽(비체중지지쪽)은 외측굴곡된다. 아기의 오른쪽(비체중지지쪽) 다리가 벌어지면서 체중이동에 대한 균형을 잡는다.

운동 팁!

- 노래를 불러 아기의 참여를 유도한다.
- 거울 앞에 앉아서 한다.

조심할 점

- 체중이동 시 보조손의 아래팔로 아기가 몸통을 똑바로 세우도록 조절한다.
- 신장시킬 쪽 팔을 바깥으로 돌리고 벌려서 위로 들어주면 몸통 외측, 특히 광배근이 신장된다.
- 아기 팔을 급격하게 움직이지 않는다. 팔을 당길 때는 천천히 조심해서 한다.
- 양팔을 모두 바깥으로 벌려서 잡는다.

움직임의 요소적 목표

- 견갑골을 위로 올려주는 근육(상부 승모근, 견갑거근)의 신장
- 몸통의 체중지지쪽 근육 신장
- 체중지지쪽 엉덩이, 몸통, 목 근육의 길이가 길어지는 편심성 수축
- 비체중지지쪽 엉덩이, 몸통, 목 근육의 길이가 짧아지는 구심성 수축
- 촉각, 고유수용성 감각, 시각, 전정감각의 자극
- 감각피드백을 통한 바로잡기반응 자극
- 머리와 몸통의 외측바로잡기반응에 필요한 근육 활성화

기능적 목표

- 외측체중이동을 위한 준비
- 팔 뻗기와 보호신전반응을 위한 팔의 준비
- 앉은 자세에서 다른 자세로 이동을 위한 준비

8.5 몸통 굴곡 및 회전과 함께 사선 방향으로 체중이동

Diagonal Weight Shifts: Rotation With Flexion

이 운동의 목표는 아기가 앉은 자세에서 몸을 돌려 대각선 방향으로 체중을 이동하고 평형반응의 발달을 촉진시키는 것이다. 또한 변화하는 감각피드백에 따라 균형을 조절하고 미리 감지하며 몸통 근육을 사선 방향으로 사용하는 능력을 높여주는데 있다.

주의: 허벅지를 지나서 척추 전체와 골반이 회전해야 한다. 골반은 고정하고 흉곽만 회전하면 안 된다.

아기 자세 코치 무릎 위에 앞을 향해서 앉힌다.

코치 자세 바닥에 다리를 길게 뻗고 앉거나(그림 8.5.1), 벤치에 엉덩이를 90도로 굽히고 앉는다. 아기의 체중을 이동시키기 위해 다리를 자유롭게 올리고 내릴 수 있는 자세가 좋다. 따라서 고리모양으로 앉으면 안 된다.

코치의 손 위치 및 움직임 그림 8.5.4에서 가이드손은 오른손, 보조손은 왼손이다. 다른 그림에서는 가이드손과 보조손에 대한 구분이 따로 없다. 각 손으로 아기의 몸통을 잡고 엄지로 팔을 잡는다(그림 8.5.1).

오른쪽 다리를 들어 아기 체중이 왼쪽 엉덩이에 실리게 한다(그림 8.5.1). 동시에 손으로 아기 몸통을 앞으로 돌려서 아기가 양손을 오른발 쪽으로 뻗을 수 있게 도와준다. 아기의 팔을 잡고 있던 엄지로 아기가 양손을 오른발을 향해 뻗도록 가이드한다(그림 8.5.1).

왼쪽(반대쪽)에서도 체중이동과 회전 동작을 반복한다. 왼쪽 다리를 들어 아기 체중이 오른쪽 엉덩이에 실리게 한다(그림 8.5.2). 동시에 손으로 아기 몸통을 왼쪽으로 회전시킨다.

아기가 오른팔을 앞으로 뻗기 어려우면 코치는 오른손으로 아기의 오른팔을 잡고 팔이 벌어지도록 약간 당겨서 장난감이 있는 왼발 쪽으로 뻗을 수 있게 한다(그림 8.5.2와 8.5.3). 코치도 아기와 함께 움직인다. 코치가 움직이지 않고 가만히 있으면 아기의 체중이동은 제대로 이뤄지지 않는다.

코치는 오른손과 몸으로 아기를 잘 지지하며 왼손을 아기의 왼발로 옮겨 아기 손 가까이로 가져간다(그림 8.5.3). 아기가 발과 다리를 가지고 놀 수 있도록 흥미를 유도한다. 아기 옷을 갈아 입히면서 하기에 좋은 운동이다.

이렇게도 할 수 있어요!

- 다리와 발을 만져보고 탐색하는 시기의 아기에게 좋은 운동이다. 아기 몸에 크림을 발라주면서 할 수 있다. 아기 손에 크림을 발라주고 자신의 다리와 발에 바르게 하거나 아기 다리에 크림을 발라두고 손으로 만지게 한다.
- 손을 발 쪽으로 뻗지 않거나 다리/발에 관심을 보이지 않으면 발 쪽에 밝은색 장난감을 놓아 둔다.

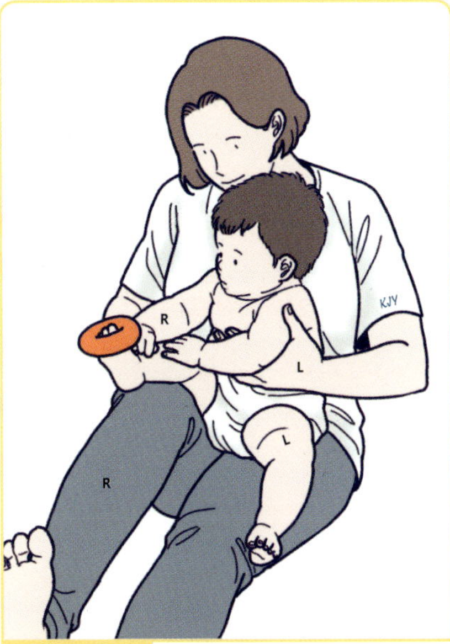

그림 8.5.1 몸통 굴곡 및 회전과 함께 사선 방향으로 체중

- 각기 네 손가락은 아기의 몸통, 엄지는 팔을 잡는다.
- 오른쪽 다리를 들어 아기 체중이 왼쪽 엉덩이에 실리게 한다.
- 동시에 아기 몸통을 앞으로 회전시키고, 엄지로 아기 팔을 앞으로 모아 양손을 오른발을 향해 뻗을 수 있게 도와준다.

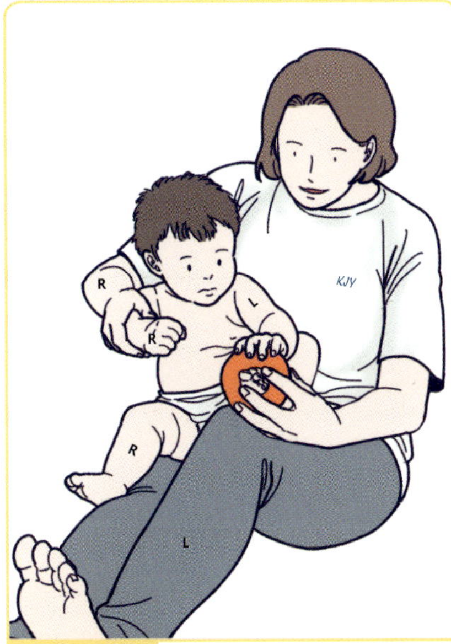

그림 8.5.2

- 왼쪽 다리를 들어 아기 체중이 오른쪽 엉덩이에 실리게 한다.
- 아기가 오른팔을 잘 뻗지 않으면 오른손으로 아기의 오른팔을 잡고 팔이 벌어질 만큼 당겨서 장난감이 있는 왼발을 향해 뻗을 수 있게 도와준다.

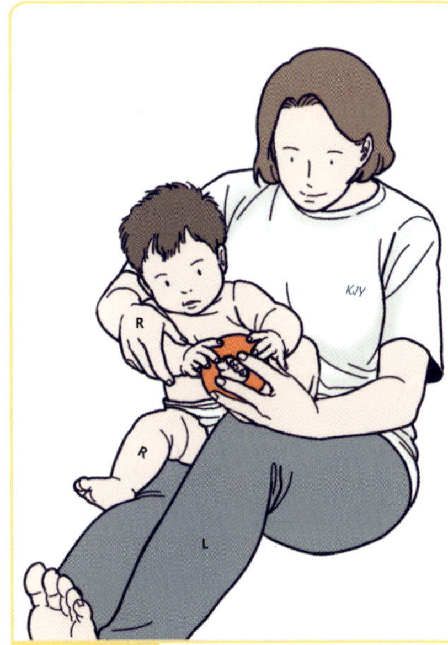

그림 8.5.3

- 오른손과 몸으로 아기를 지지하고 왼손은 아기 왼발을 잡고 아기 손 가까이로 가져간다.

조심할 점

- 몸통에서 회전 동작이 시작되어야 한다. 아기 팔을 몸통 앞으로 억지로 잡아당기지 않는다.
- 팔을 끌어당길 때는 조심한다. 아기가 팔을 뻗으려 하지 않으면 힘을 줄이고 다시 몸통을 잡는다.
- 코치는 다리를 올리고 내리면서 체중이동을 연습시킨다.
- 코치도 아이와 함께 체중을 이동하고 다리를 올리고 내리는 동작으로 체중이동이 된다.
- 아기가 다리와 발을 만지고 탐색할 시간을 준다.

움직임의 요소적 목표

- 몸통 회전과 신전을 촉진하기 위한 대각선 방향으로 체중이동
- 팔 앞으로 뻗기
- 미드라인을 지나 반대편으로 팔 뻗기
- 손으로 신체 탐색

- 손으로 다리와 발 조절
- 팔을 뻗을 때 다리와 발 모양에 맞는 손 모양 취하기
- 평형반응에 필요한 감각자극

기능적 목표

- 신체 인식력 발달을 위한 신체 탐색
- 양말, 신발을 신고 벗기에 필요한 체중이동
- 앉은 자세에서 평형반응

아기를 바닥에 앉혀서도 할 수 있어요! Option: Baby Sitting on the Floor

아기를 바닥에 앉혀서도 할 수 있다.

코치 자세 아기와 함께 체중이동이 편한 자세로 아기 뒤에 앉는다.

코치의 손 위치 및 움직임 각 손으로 아기 몸통 외측을 잡고 몸통과 골반을 똑바로 세운다. 오른손으로 아기의 오른쪽 갈비뼈와 골반을 뒤쪽으로 회전시키면서 체중을 뒤쪽 사선 방향으로 왼쪽 엉덩이로 이동시킨다(그림 8.5.4).

왼손은 아기의 몸통 왼쪽을 신장시키고 흉곽과 골반은 편 상태로 함께 움직인다. 아기 체중을 왼쪽 엉덩이로 이동시키면서 왼손으로 아기의 흉곽 왼쪽과 골반을 앞으로 약간 회전시킨다(그림 8.5.4).

비체중지지측 다리쪽으로 아기 몸통이 회전하면 복사근이 수축하고 비체중지지측 다리는 굴곡, 외전, 외측회전된다(그림 8.5.4와 8.5.5).

체중이동에 따라 팔로 바닥을 짚는 보호신전반응이 나타난다(그림 8.5.5).

양쪽으로 체중을 이동하며 평형반응을 연습시킨다(그림 8.5.4와 8.5.5). 미드라인(대칭) 자세에서 미드라인에서 벗어나는 자세로 반복하는 것이 이 운동의 핵심이다.

그림 8.5.5에서 코치는 왼손으로 아기의 왼쪽 갈비뼈와 골반을 뒤쪽으로 화전시키면서 체중을 뒤쪽 사선 방향으로 오른쪽 엉덩이로 옮긴다. 오른손으로 아기의 몸통 오른쪽 근육을 신장시키면서 앞으로 약간 회전시킨다(그림 8.5.5).

장난감 위에 앉혀서도 할 수 있어요! Option: Baby Sitting on a Toy

아기를 플랫토이(flat toy) 위에 앉히고 대각선 방향으로 기울이며 균형 훈련을 시킬 수 있다(그림 8.5.6).

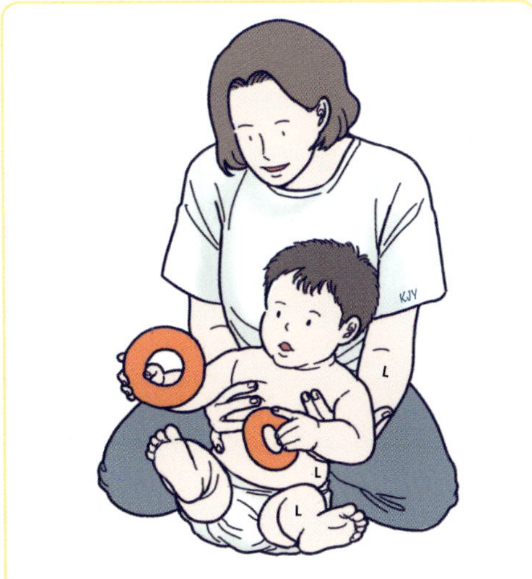

그림 8.5.4 아기를 바닥에 앉혀서 사선 방향으로 체중이동

- 아기 뒤에 앉아서 각 손으로 아기 몸통 외측을 잡고 몸통과 골반을 최대한 똑바로 세운다.
- 오른손으로 아기의 오른쪽 갈비뼈와 골반을 뒤쪽으로 사선 방향으로 회전시키고 왼손은 아기의 왼쪽 흉곽과 골반을 앞으로 약간 회전시켜서 왼쪽 엉덩이로 체중을 이동시킨다.
- 왼손으로 아기의 왼쪽 몸통을 신장시키고 흉곽과 골반이 바닥과 최대로 수직을 이루도록 조절한다.

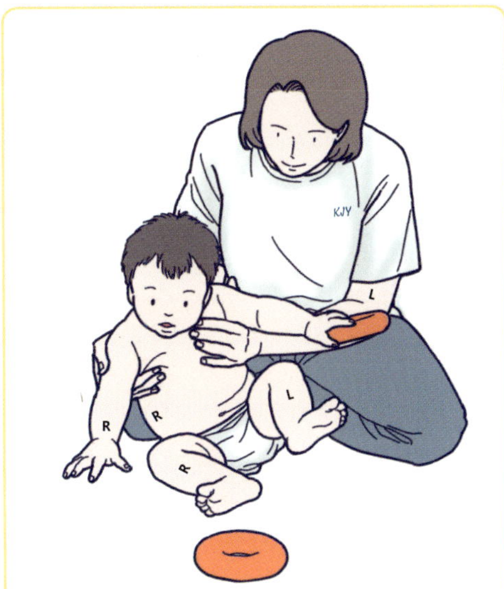

그림 8.5.5

- 왼손으로 아기의 왼쪽 갈비뼈와 골반을 뒤쪽으로 사선 방향으로 회전시켜 오른쪽 엉덩이로 체중을 이동시킨다.
- 체중이 실리지 않은 왼쪽 다리는 굴곡, 외전, 외측회전된다.
- 오른팔로 바닥을 짚는 보호신전반응이 나올 수 있다.

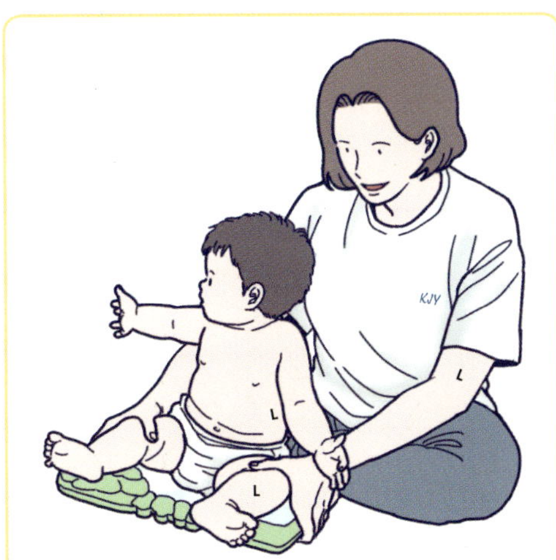

그림 8.5.6 장난감 위에서도 할 수 있어요!

- 아기를 플랫토이(flat toy) 위에 앉힌다.
- 플랫토이를 사선 방향으로 기울여 균형잡기를 연습시킨다.
- 아기 체중을 왼쪽 엉덩이로 이동시키면 몸을 오른쪽으로 돌릴 것이다.

조심할 점

- 아기가 몸통을 앞으로 숙이거나 뒤로 젖혀지지 않게 한다. 최대한 똑바로 편 자세가 좋다.
- 이마면에서 몸통의 외측굴곡이 일어나는 것이 아니고 수평면에서 회전 동작이 일어나야 한다.
- 아기 체중을 한쪽 엉덩이로 옆으로만 이동시키는 것이 아니다. 뒤쪽으로 사선 방향으로 체중이동이 일어나야 한다.
- 골반은 고정한 채 흉곽만 움직이면 안 된다.
- 흉곽과 골반이 함께 회전해야 한다. 골반과 및 몸통이 체중을 지지하는 쪽 허벅지를 지나 함께 움직여야 한다.
- 비체중지지쪽 다리는 굴곡, 외전, 외측회전으로 중립 자세가 되어야 한다.

움직임의 요소적 목표

- 척추 회전에 필요한 운동성
- 사선 방향으로 수축하는 몸통 굴곡근 및 신전근의 동시수축에 의한 몸통 회전
- 골반-대퇴골 운동성 및 조절에 필요한 몸통 및 골반의 회전
- 복사근과 몸통 신전근 수축
- 양쪽 어깨 굴곡
- 능동적 엉덩이 굴곡, 외전, 외측회전
- 앉은 자세에서 평형반응에 필요한 감각자극

기능적 목표

- 뒤로 넘어지는 것을 막기 위한 균형반응
- 옷 입기 시 필요한 균형반응

8.6 코치 앞에 정면을 보고 앉아 몸통 회전 및 신전과 함께 사선 방향으로 체중이동

Diagonal Weight Shifts: Rotation with Extension Facing away from Therapist

이 운동의 목표는 아기의 척추, 골반, 엉덩이, 다리의 움직임을 증진시켜 머리/목의 회전 범위를 증가시키고 몸통, 골반, 다리에서 사선 방향으로 다양한 체중이동을 경험시켜 점진적으로 움직임의 범위를 늘려주는 것이다.

주의: 골반은 고정하고 흉곽만 회전시키는 것이 아니고 척추 전체를 회전시킨다.

아기 자세 코치 무릎에 정면을 향해서 앉힌다(그림 8.6.1).

코치 자세 바닥에 다리를 앞으로 뻗고 앉거나(그림 8.6.1) 벤치에 엉덩이를 90도로 굽히고 앉는다(그림 8.6.4).

코치의 손 위치 그림 8.6.1에서는 가이드손, 보조손의 구별이 없다. 그림 8.6.2와 8.6.4에서 가이드손은 왼손, 보조손은 오른손이고 그림 8.6.3과 8.6.5에서는 가이드손은 오른손, 보조손은 왼손이다. 각 손으로 아기의 흉곽을 잘 잡는다(그림 8.6.1). 아기가 몸을 앞으로 숙이면 엄지로 아기 몸통을 지그시 눌러 척추를 펴준다. 아기 몸통을 편 상태로 흉곽에서 골반으로 힘을 가해 갈비뼈와 골반의 정렬을 바르게 한다.

가이드손은 아기 몸통을 앞으로 회전시키고(그림 8.6.2에서 코치의 왼손) 보조손은 흉곽과 골반을 바닥과 최대로 수직으로 정렬해서 반대편 몸통을 뒤로 회전시킨다(그림 8.6.2에서 코치의 오른손). 아기 몸통을 지지해야 할 경우, 보조손을 흉곽 앞으로 옮겨 잘 잡는다(그림 8.6.3에서 코치의 왼손).

아기는 코치 다리 위에 두 다리를 벌리고 앉혀서 골반이 회전할 때 다리가 분리되도록 도와준다.

움직임 코치는 아기의 몸통을 바르게 펴고 흉곽과 골반이 나란하도록 조절하면서 왼손으로 아기의 몸통을 회전시킨다(그림 8.6.2와 8.6.4). 척추가 회전하면 얼굴이 향한 쪽 골반의 회전이 촉진된다. 골반은 고정된 채 흉곽만 회전시키면 안 된다. 척추에서 불필요하게 과다한 움직임이 발생할 수 있다.

몸통을 앞으로 회전시킬 때 아기가 어깨를 뒤로 빼지 않도록 검지로 조절한다(그림 8.6.4).

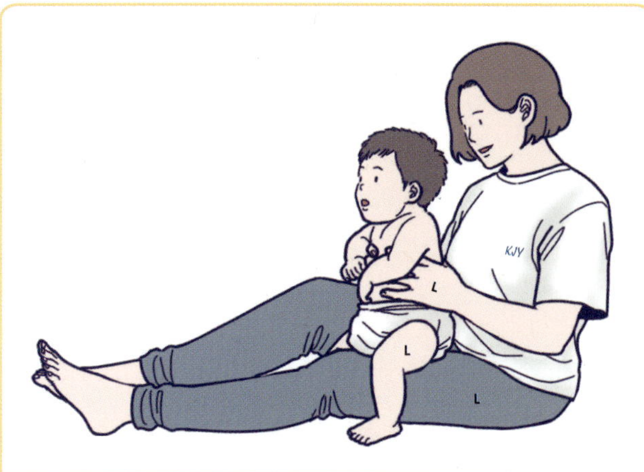

그림 8.6.1 **코치 앞에 정면을 보고 앉아 몸통 회전 및 신전과 함께 사선 방향으로 체중이동**

- 아기가 앞을 바라보도록 코치 허벅지에 다리를 벌려서 앉힌다.
- 각 손으로 아기의 흉곽을 잘 잡는다.

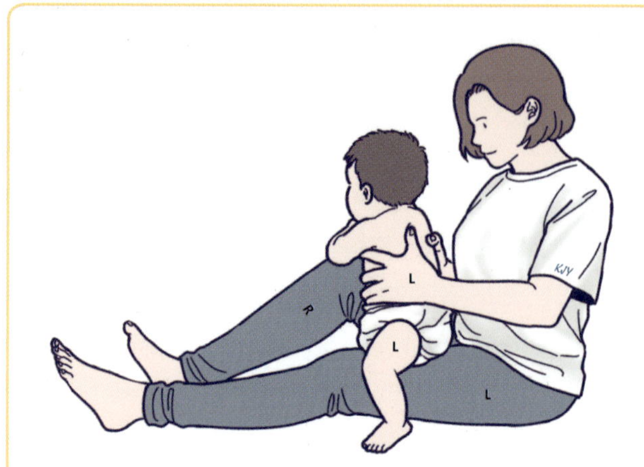

그림 8.6.2

- 왼손은 아기의 왼쪽 몸통을 앞으로 회전시킨다.
- 오른손은 아기의 흉곽과 골반을 최대로 똑바로 세워서 오른쪽 몸통을 뒤쪽으로 회전시킨다.
- 오른쪽 다리를 들어 아기의 몸통 전면을 지지한다.

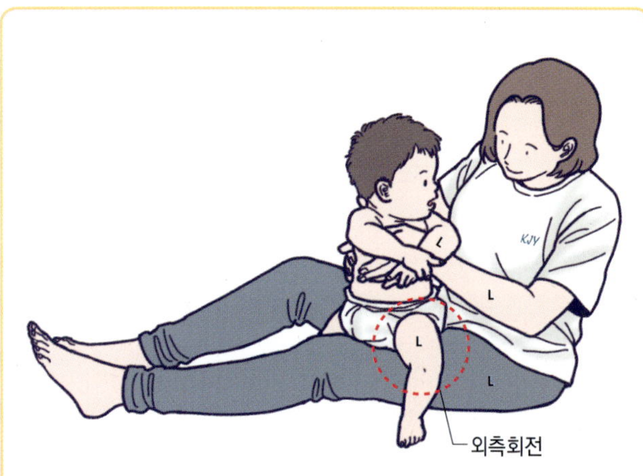

그림 8.6.3

- 왼손으로 아기의 흉곽 앞쪽을 안정적으로 잡고 오른손으로 아기의 오른쪽 몸통을 앞으로 회전시킨다.
- 왼손으로 아기 얼굴이 향한 왼쪽 골반을 뒤로 회전시킬 때 왼쪽 허벅지는 외측회전된다.

보조손은 아기의 몸통을 회전시킬 때 흉곽과 골반을 나란한 상태로 조절한다. 골반은 고정된 채 흉곽만 돌아가면 안 되며 외측 움직임이 아니라 회전 동작이 일어나야 한다. 코치의 보조손으로 아기의 흉곽을 뒤쪽으로 끌어당기지 않도록 주의한다.

코치는 다리를 앞으로 펴고 앉은 자세에서 오른쪽 다리를 들어 아기 몸통 앞쪽을 잘 받쳐준다(그림 8.6.2). 아기 몸통을 왼쪽으로 돌릴 때 왼손으로 아기의 흉곽 앞쪽을 잡아서(그림 8.6.3) 몸통 앞쪽의 안정성을 높여준다. 이때 요추가 과신전되지 않도록 주의한다.

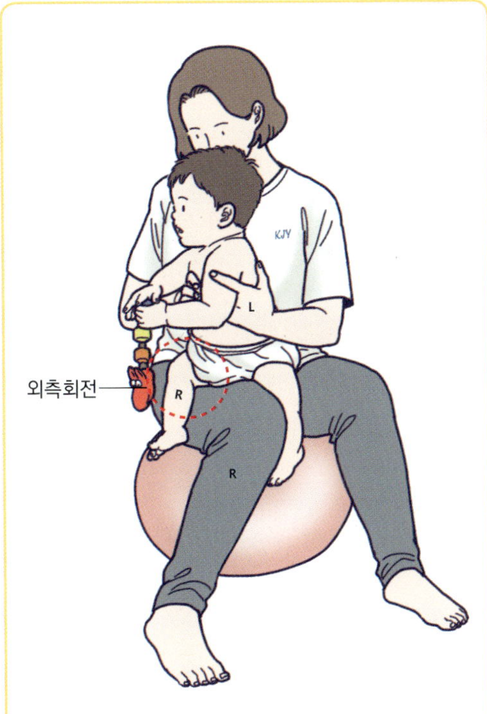

그림 8.6.4

- 공 위에 엉덩이를 90도로 굽히고 앉아 아기를 오른쪽 다리에 걸쳐 앉힌다.
- 왼손으로 아기 몸통을 앞으로 회전시킨다.
- 이때 아기가 어깨를 뒤로 빼면 검지로 아기 팔이 뒤로 빠지지 않게 조절한다.

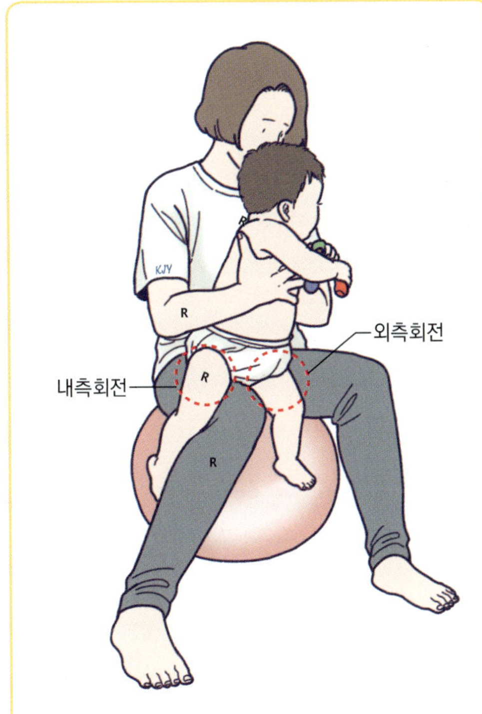

그림 8.6.5

- 오른쪽 골반이 앞쪽으로 회전하면 오른쪽 허벅지는 내측회전된다.

골반이 회전하면 체중은 얼굴이 향한 쪽으로 이동된다. 허벅지 위로 골반이 회전하면 엉덩관절도 따라서 돌아간다. 아기 얼굴 쪽 골반이 뒤로 회전하면 허벅지는 외측으로 회전된다(그림 8.6.3, 아기의 왼쪽 다리; 그림 8.6.4, 아기의 오른쪽 다리). 아기의 두개골 쪽 골반이 앞으로 회전하면 허벅지는 내측회전한다(그림 8.6.5, 아기의 오른쪽 다리).

이렇게도 할 수 있어요! 공 위에 앉아서도 할 수 있다(그림 8.6.4와 8.6.5). 공 위에 아기를 안고 앉아서 몇 차례 바운스를 하면 아기의 각성상태를 높일 수 있으며 몸통 신전이 촉진된다. 바운스를 할 때 아기의 반응을 잘 살펴서 싫어하면 멈춘다.

운동 팁 아기가 양옆으로 돌아볼 수 있는 놀이를 하거나 노래를 부른다. 예를 들어 엄마(아빠)가 아기 앞에서 장난감을 좌우로 움직여서 보여주면 아기가 고개를 돌려 따라볼 것이다.

조심할 점

- 아기 몸통을 세게 누르지 않는다.
- 운동을 하는 동안 흉추(등)를 펴서 몸통의 신전 상태를 유지한다.
- 보조손으로 아기 흉곽을 뒤쪽으로 끌어당기지 않는다.
- 골반은 고정한 채 흉곽만 회전하거나 외측으로 움직이지 않는다. 흉곽이 골반에서 분리되면 흉곽이 외측으로 움직이므로 흉추와 요추 사이에 불필요한 움직임이 발생한다.
- 아기 흉곽이 골반 외측으로 빗겨나가지 않고 나란한 정렬 상태를 유지해야 한다.
- 아기 양쪽 어깨는 바닥과 수평을 이뤄야 한다.
- 손으로 아기의 흉곽 앞면을 잡을 때 요추가 과신전되지 않도록 주의한다.

움직임의 요소적 목표

- 몸통 신전과 함께 척추의 연속 회전
- 골반–대퇴골(엉덩관절)의 움직임
- 다리 분리
- 엉덩이 내전근 신장
- 얼굴이 향한 쪽으로 체중이동

기능적 목표

- 호흡능력 향상에 필요한 척추의 회전범위 증가
- 성숙한 뻗기 패턴 발달에 필요한 척추의 회전범위 증가
- 모든 자세 이동에 필요한 척추의 회전범위 증가
- 모든 자세 이동에 필요한 엉덩관절의 운동성 증가

8.7 코치와 마주보고 앉아 몸통 회전 및 신전과 함께 사선 방향으로 체중이동

Diagonal Weight Shifts: Rotation with Extension Facing Therapist

이 운동의 목표는 아기의 몸통, 골반, 엉덩이, 다리의 움직임을 향상시키고, 미드라인을 지나 팔 뻗기를 촉진하고, 몸통 근육의 사선 방향으로의 수축 능력을 높여주며, 수평면에서 몸통 조절력을 증가시키는 것이다.

코치의 몸을 이용해 아기에게 다양한 운동성과 안정성을 경험시킬 수 있다.

아기 자세 코치와 얼굴을 마주보도록 다리 위에 앉힌다(그림 8.7.1).

코치 자세 바닥에 다리를 뻗고 앉거나(그림 8.7.1) 벤치에 무릎을 90도로 굽히고 앉는다. 다리를 올리거나 내리면서 아기의 체중을 옮길 수 있는 편한 자세가 좋다. 그러므로 양반다리로 앉기는 안 된다.

코치의 손 위치 및 움직임 그림 8.7.1에서 가이드손, 보조손의 구별이 없다. 그림 8.7.2에서 가이드손은 왼손, 보조손은 오른손이며, 그림 8.7.3에서 가이드손은 오른손, 보조손은 왼손이다.

코치는 두 손으로 아기 흉곽을 잡고 손가락 끝 둥근 부위를 척추 횡돌기 위 또는 옆에 댄다(그림 8.7.1). 안쪽으로 힘을 주어 척추를 펴준다(그림 8.7.1). 아기의 몸통을 똑바로 편 상태로 흉곽과 골반을 바닥과 최대로 수직이 되도록 조절한다.

엉덩이 내전근이 타이트하면 코치의 아래팔을 아기 다리 안쪽에 대고 다리를 벌린다. 긴장도가 낮아 다리가 넓게 벌어지면 아래팔을 아기 다리 바깥측에 대고 다리를 모아준다(그림 8.7.1). 코치의 손과 팔이 아기 몸에 닿으면 아기는 안정감을 느끼고 회전과 체중이동을 좀 더 자신 있게 할 수 있다. 움직임을 가이드하는 동안 위와 같이 아기와 접촉한 상태를 유지한다.

코치의 손, 다리, 몸은 아기의 몸통 회전과 체중이동을 촉진하는데 도움이 된다. 왼쪽으로 회전과 체중이동을 촉진하려면 코치는 왼쪽 다리를 들어 자신의 체중을 오른쪽으로 옮기면서 왼손은 아기의 오른쪽 몸통을 앞쪽으로 돌리고 오른손은 아기의 왼쪽 몸통을 뒤쪽으로 돌린다(그림 8.7.2).

아기의 얼굴이 향한 쪽 골반이 회전될 정도로 척추를 회전시킨다. 골반은 고정된 채 흉곽만 회전시키면 안 된다. 흉추와 요추 사이에서 불필요한 움직임이 발생할 수 있다.

오른쪽으로 회전과 체중이동을 촉진하기 위해 코치는 오른쪽 다리를 들어 자신의 체중을 왼쪽으로 옮기면서 왼손은 아기의 왼쪽 몸통을 앞쪽으로 돌리고 오른손은 아기의 오른쪽 몸통을 뒤쪽으로 돌린다(그림 8.7.3).

오른손으로 아기 몸통의 왼쪽 측면 근육을 신장시키고 갈비뼈와 골반의 정렬 상태를 바르게 유지하고 흉곽이 옆으로 빗겨나가지 않게 한다(그림 8.7.2).

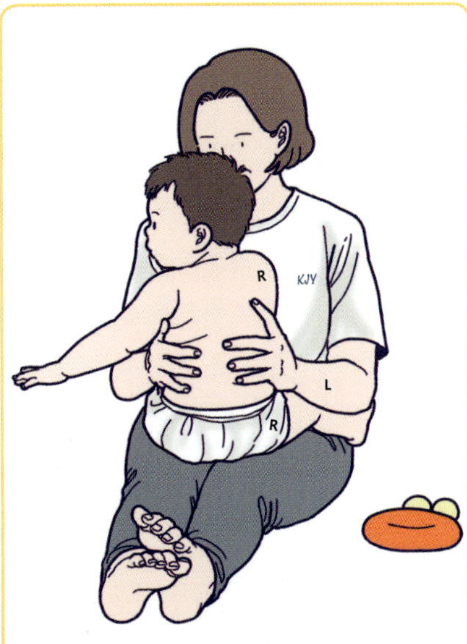

그림 8.7.1 **코치와 마주보고 앉아 몸통 회전 및 신전과 함께 사선 방향으로 체중이동**

- 바닥에 다리를 펴고 앉는다.
- 코치와 마주보게 아기를 다리 위에 앉힌다.
- 각 손으로 아기의 흉곽을 잡고 손가락 끝 둥근 면을 척추 횡돌기* 위 또는 옆에 댄다.
- 손가락으로 안쪽으로 약간 힘을 주어 척추를 신전시키고 아래 방향으로 가볍게 힘을 주어 흉곽과 골반이 바닥과 최대로 수직을 이루게 한다.
- 다리가 벌어지지 않게 양쪽 아래팔로 다리 외측을 감싼다.

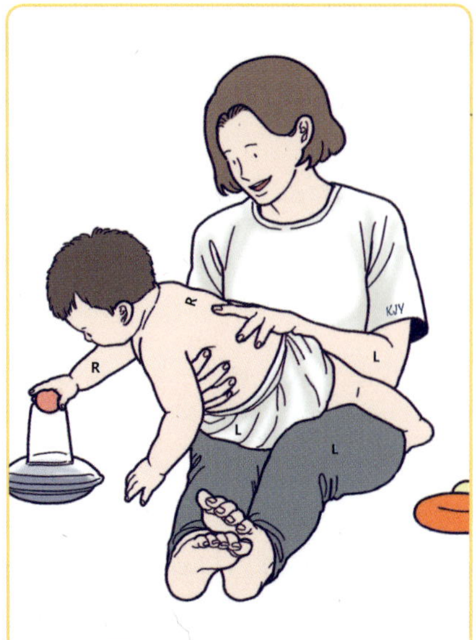

그림 8.7.2

- 왼쪽으로 몸통 회전과 체중이동을 촉진하기 위해 코치는 왼쪽 다리를 들면서 왼손으로 아기의 오른쪽 몸통을 앞으로 회전시킨다.
- 오른손은 아기의 왼쪽 몸통을 뒤로 회전시킨다. 이때 몸통 외측 근육을 늘려주고 갈비뼈와 골반이 나란한 상태가 되어야 한다.

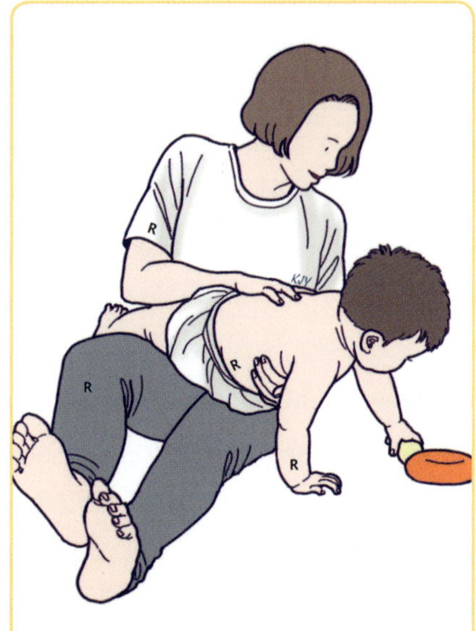

그림 8.7.3

- 오른쪽으로 몸통 회전과 체중이동을 촉진하기 위해 코치는 오른쪽 다리를 들면서 오른손으로 아기의 왼쪽 몸통을 앞으로 회전시킨다.
- 왼손은 아기의 오른쪽 몸통을 뒤로 회전시킨다.
- 아기가 왼손을 미드라인을 지나 장난감을 향해 뻗을 때 오른손은 바닥을 짚고 체중지지를 경험하게 한다.

***척추 횡돌기: 척추 가운데 양옆**

아기의 몸통과 엉덩이의 운동성이 충분하다면, 아기가 왼손을 미드라인을 지나 장난감 쪽으로 뻗을 때 오른손으로 바닥을 짚고 체중지지를 경험하게 한다(그림 8.7.3). 이때, 아기의 어깨 근육이 크게 활성화된다.

좌우 모두 운동시킨다.

운동 팁 장난감을 사용해서 아기가 스스로 몸통을 회전하도록 유도한다. 아기가 팔을 뻗어 장난감을 집어서 반대쪽으로 옮겨놓게 한다. 아기가 팔을 뻗지 않으면 좌우를 번갈아 돌아볼 수 있는 놀이로 유도하거나 노래를 불러준다. 예를 들어 한 사람을 코치 뒤에 서게 하고 양옆으로 움직이며 까꿍 놀이를 하면 아기가 좌우로 번갈아 돌아보는데 도움이 된다.

조심할 점

- 아기 몸통을 억지로 회전시키지 않는다.
- 아기 몸통은 최대로 똑바로 세운다.
- 흉곽과 골반의 바른 정렬 상태를 유지한다.
- 골반과 흉곽을 함께 회전시킨다. 골반은 고정한 채 흉곽만 회전시키면 안 된다.
- 코치는 양쪽 아래팔로 아기 다리의 외측면을 감싼 상태로 아기 몸통을 회전시킨다. 아기는 이와 같은 접촉을 통해 안정성을 갖게 된다.

움직임의 요소적 목표

- 척추의 연속 회전
- 골반–대퇴골(엉덩관절)의 운동성
- 다리 분리
- 엉덩이 내전근 신장
- 몸통 균형을 잡는데 필요한 능동적인 엉덩이 신전 및 외전(비체중지지쪽 다리)
- 능동적인 다리 조절로 몸통의 균형 유지 역할 보조
- 앉기 자세로 돌아올 때 복횡근의 수축
- 어깨 근육 수축

기능적 목표

- 팔을 사용한 앉기에 필요한 자세 조절
- 미드라인을 지나 팔 뻗기에 필요한 운동성과 조절력
- 앉기에서 엎드리기 또는 앉기에서 네발 자세처럼 자세 변경에 필요한 몸통의 운동성
- 걷기에 필요한 다리의 운동성

CHAPTER

9 아기를 코치 무릎에 앉혀서 할 수 있는 다양한 운동

9.1 코치와 마주보고 앉아 몸통 신전 및 회전하며 일어서기

Rotation to Stand With Extension: Facing Coach

이 운동의 목표는 앉기에서 한 발 서기로 일어서는 법을 연습시키는 것이다. 또한 아기의 몸통, 골반, 엉덩이, 다리의 움직임을 연결시키고, 하지 분리를 증가시키며, 한 발 서기 시 몸통과 다리의 조절능력을 높여주는 것이다. 한 발로 서는 것은 앞으로 걷기를 위한 준비활동이다.

아기 자세 코치와 마주보도록 코치의 한쪽 다리에 아기를 걸쳐 앉힌다(그림 9.1.1).

코치 자세 바닥에 다리를 앞으로 펴고 앉는다(그림 9.1.1). 다리를 자유롭게 올리고 내리면서 아기의 움직임을 조절할 수 있어야 한다. 그러므로 양반다리로 앉기는 안 된다.

코치의 손 위치 및 움직임 그림 9.1.1에서 가이드손과 보조손의 구분이 없다. 그림 9.1.2~9.1.5에서는 가이드손이 왼손, 보조손이 오른손이며, 그림 9.1.6에서는 가이드손이 오른손, 보조손이 왼손이다.

코치는 손가락 끝 둥근면을 아기의 흉곽 또는 척추의 횡돌기 근처에 대고(그림 9.1.1) 지그시 눌러 아기의 척추를 편다.

아기의 몸통을 편 상태에서, 흉곽에서 골반으로 수직 방향으로 힘이 전달되도록 자세를 정렬한다.

양손으로 아기의 몸통을 회전시켜 왼쪽으로 체중을 이동시킨다(그림 9.1.2). 왼손은 아기의 오른쪽 몸통을 앞으로 회전시키고(그림 9.1.2) 오른손은 흉곽이 외측으로 움직이지 않도록 흉곽과 골반의 정렬을 유지하면서 아기의 왼쪽 몸통을 뒤쪽으로 회전시킨다(그림 9.1.2).

아기의 골반이 얼굴이 향한 쪽 허벅지를 지나 다리에 완전히 실릴 때까지 몸통을 계속 회전시킨다. 골반은 고정된 채 흉곽만 회전시키면 안 된다. 흉추와 요추 사이에 불필요한 움직임이 발생할 수 있다.

서기 *To Stand*

아기의 체중이 얼굴이 향한 쪽 다리로 이동될 때 코치의 오른손은 아기의 몸통을 잡고 왼손은 뒤쪽(오른쪽) 다리의 무릎을 잡는다(그림 9.1.3).

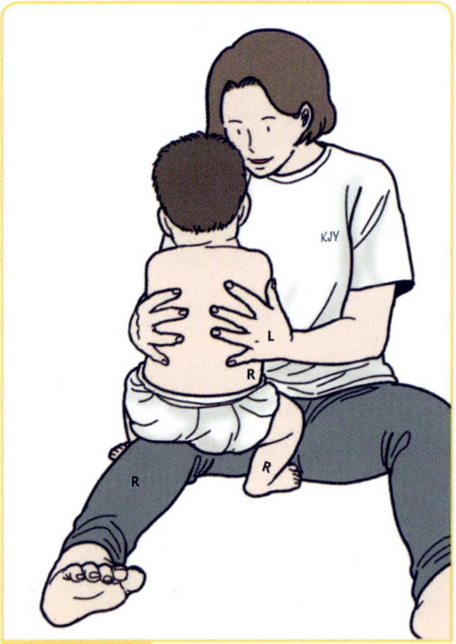

그림 9.1.1 코치와 마주보고 앉혀서 몸통 신전 및 회전하며 일어서기

- 시작 자세: 코치와 마주보도록 코치의 오른쪽 다리에 아기를 걸쳐 앉힌다.
- 양손으로 흉곽을 감싸고 손가락 끝을 척추 횡돌기 또는 그 옆에 댄다.
- 손가락으로 지그시 눌러 아기의 척추를 펴고 흉곽에서 골반으로 수직 방향으로 힘이 전달되도록 자세를 정렬한다.
- 아기가 몸통을 편 자세에서 흉곽에서 골반으로 수직으로 힘을 가한다.

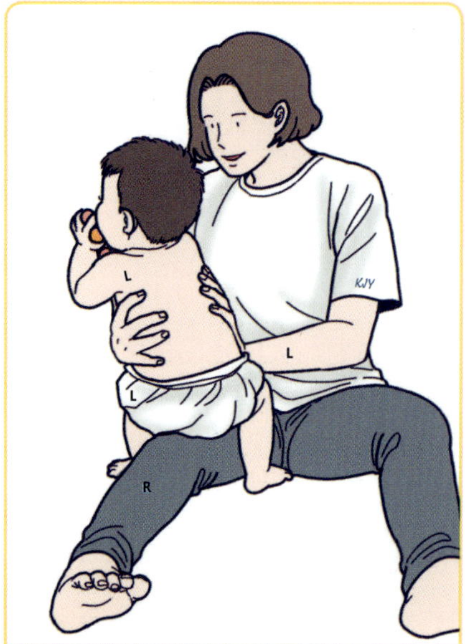

그림 9.1.2

- 양손으로 아기의 몸통을 회전시켜 왼쪽으로 체중을 이동시킨다
- 왼손은 아기의 오른쪽 몸통을 앞으로 회전시킨다.
- 오른손은 흉곽이 외측으로 움직이지 않도록 흉곽과 골반의 정렬 상태를 유지하면서 아기의 왼쪽 몸통을 뒤쪽으로 회전시킨다.

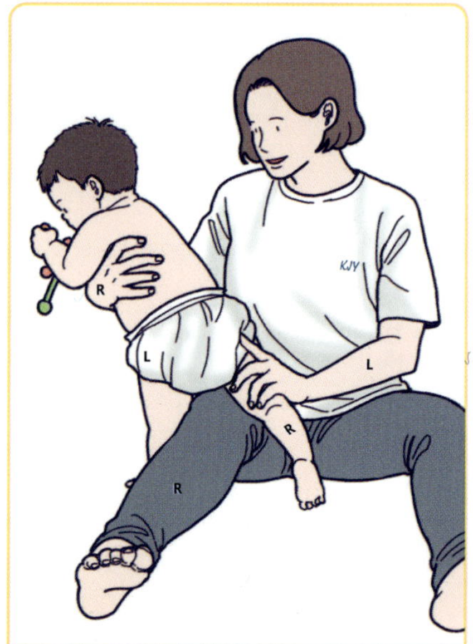

그림 9.1.3 서기 촉진

- 아기의 체중을 얼굴이 향한 왼쪽 다리로 옮기기 위해 오른손은 아기의 몸통을 왼손은 뒤쪽(오른쪽) 무릎을 잡는다.
- 오른손으로 아기의 몸통을 최대로 세운 자세에서 체중을 사선 방향으로 왼쪽 다리로 옮기면서 일으켜 세운다.
- 왼쪽 다리로 좀 더 체중을 지지할 수 있도록, 왼손으로 아기의 오른쪽 허벅지를 내측회전시키면서 엉덩이와 무릎을 펴서 대퇴골을 관골구로 밀어 넣는다.

아기를 세울 때는 양손을 사용한다. 오른손으로 몸통을 최대로 똑바로 세워서 잡고 아기의 체중을 사선 방향으로 앞으로 왼쪽 다리로 이동시키며 세운다. 왼손으로 아기의 오른쪽 허벅지를 내측회전시킨 다음 엉덩이와 무릎을 펴서 대퇴골을 관골구로 밀어 넣어 왼쪽 다리에서 체중지지를 강화시킨다(그림 9.1.3).

아기가 일어서면 체중을 지지한 앞쪽 다리는 보행주기의 중간입각기(midstance) 자세와 유사해진다. 뒤쪽 다리는 보행주기의 초기 유각기(initial swing) 자세와 유사하다.

뒤쪽 다리로 체중이동 *Backward Weight Shift*

아기가 체중을 앞쪽(왼쪽) 다리로 지지하고 선 자세에서 오른손은 여전히 아기가 몸통을 똑바로 세우도록 잡아준다(그림 9.1.4). 왼손은 아기의 오른쪽 엉덩관절을 중립회전 자세로 유지하면서 엉덩이와 무릎을 펴준다. 아기의 오른쪽 발가락이 바닥에 닿게 한다(그림 9.1.4).

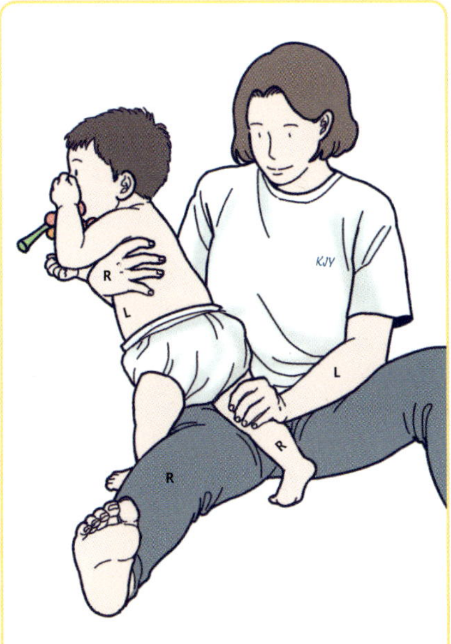

그림 9.1.4 뒤쪽 다리로 체중이동

- 오른손은 아기 몸통을 잡고 왼손은 아기의 오른쪽 엉덩관절을 중립회전 자세로 유지하면서 엉덩이와 무릎을 펴준다.
- 아기의 오른발가락이 바닥에 닿게 한다.

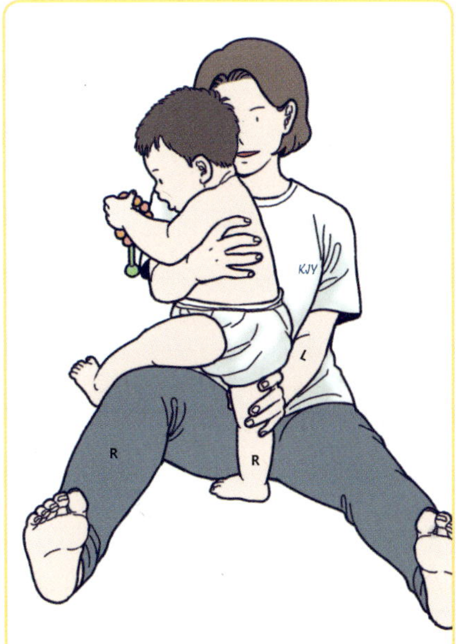

그림 9.1.5

- 아기의 발가락이 바닥에 닿으면 왼손으로 오른쪽 엉덩이와 무릎을 펴고 발뒤꿈치가 바닥에 닫도록 발 쪽으로 힘을 준다.
- 동시에 오른손으로 아기의 몸통을 뒤쪽으로 움직여 오른쪽 다리와 일직선이 되게 하고, 아기의 앞쪽(왼쪽) 다리가 불안정해지지 않도록 코치의 오른쪽 다리를 들어 받쳐준다.

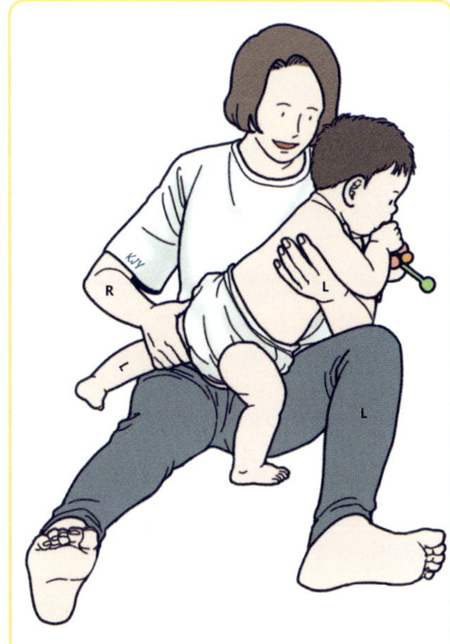

그림 9.1.6 반대쪽으로 회전

- 왼손은 아기의 몸통을 잡고 오른손은 뒤쪽의 왼쪽 다리를 잡는다.
- 오른손 엄지로 엉덩이를 지극해서 펴준다.

앞의 설명은 보행주기의 말기입각기 또는 발끝밀기(push-off)와 유사하다.

아기의 발가락이 바닥에 닿으면 오른손으로 아기의 몸통을 뒤쪽으로 움직여 몸통과 오른쪽 다리가 바닥과 최대로 수직이 되게 한다(그림 9.1.5). 동시에 왼손으로 오른쪽 엉덩이와 무릎을 펴주면서 발뒤꿈치가 바닥에 닫도록 발 쪽으로 힘을 준다(그림 9.1.5). 이로써, 오른쪽 발가락 굴곡근과 비복근/가지미근이 신장된다.

코치는 아기의 체중을 뒤로 이동시키면서 아기의 앞쪽(왼쪽) 다리가 불안정해지지 않도록 오른쪽 다리를 들어서 받쳐 준다(그림 9.1.5). 이를 통해 아기의 왼쪽 뒤허벅지근이 신장된다.

아기의 체중이 뒤쪽으로 이동될 때, 뒤쪽(오른쪽) 다리는 보행주기의 중간입각기와 유사한 자세가 된다. 앞쪽(왼쪽) 다리는 보행주기의 유각기와 유사한 자세가 된다. 아기는 앞쪽(왼쪽) 다리(그림 9.1.4)와 뒤쪽(오른쪽) 다리(그림 9.1.5)로 번갈아서 체중을 지지하는 연습을 통해 보행주기의 여러 요소와 단계를 연습할 수 있다.

반대쪽으로 회전 *Rotation to the Opposite Side*

반대쪽으로 움직임을 촉진한다. 그림 9.1.6에서 가이드손은 오른손, 보조손은 왼손이다. 코치의 왼손은 아기의 몸통을 잡고 오른손은 뒤쪽의 왼쪽 다리를 잡는다(그림 9.1.6). 오른손 엄지를 아기의 왼쪽 허벅지와 나란히 한 다음, 엉덩이 쪽으로 지그시 힘을 주어 엉덩이를 펴준다(그림 9.1.6). 아기가 앞쪽의 오른쪽 다리로 안정적으로 체중을 지지하면, 뒤쪽의 왼쪽 발을 바닥에 닿게 한 다음 체중을 뒤쪽으로 이동시킨다.

조심할 점

- 아기의 몸통을 억지로 회전시키지 않는다.
- 운동 시 아기의 몸통은 최대한 똑바로 세운 자세가 되어야 한다.
- 흉곽-골반의 바른 정렬 상태를 유지한다.
- 아기를 일으켜 세우기 전에 아기의 체중을 얼굴이 향한 쪽으로 이동시킨다.
- 아기를 세운 다음 골반을 세 개의 운동면(시상면, 이마면, 수평면)에서 중립 위치로 정렬시킨다.
- 아기의 몸통을 잘 잡고 움직인다.
- 아기의 뒤쪽 엉덩이와 무릎은 편 자세로 유지한다.
- 아기의 뒤쪽 엉덩이를 천천히 내측회전시켜 중립 위치에 오게 한다. 허벅지가 내측회전하면 같은 쪽 골반이 앞으로 회전되어 몸통 회전이 촉진된다.
- 뒤쪽으로 체중을 이동하는 운동에서 아기의 발가락 굴곡근과 비복근/가자미근육을 천천히 신장시킨다.
- 아기의 뒤넙다리근육을 조심스럽게 신장시킨다. 힘으로 억지로 늘리지 않는다.

움직임의 요소적 목표

- 척추와 골반의 연속 회전
- 척추 신전 및 회전
- 골반-엉덩관절의 운동성
- 다리 분리
- 능동적인 엉덩이와 무릎 신전
- 엉덩관절 내전근의 신장
- 뒤넙다리근의 신장
- 발가락 굴곡근과 비복근/가자미근의 신장

기능적 목표

- 앉은 자세로부터 독립적인 서기의 준비
- 보행 준비로써 다리의 분리
- 중간입각기, 유각기, 발끝밀기를 위한 준비
- 입각기의 요소로 발에서 체중이동을 위한 준비

9.2 앞을 향해 앉은 자세에서 몸통 신전 및 회전하며 일어서기

Rotation to Stand with Extension: Faceing away from Coach

이 운동의 목표는 앉은 자세에서 한 발 서기로 일어서기를 연습시키는 것이다. 또한 몸통, 골반, 엉덩이, 다리를 연속해서 움직이는 능력, 하지 분리, 한 발 서기 시 몸통과 다리의 조절능력 향상등이다. 다리를 분리해서 한 발로 서는 것은 '앞으로 걷기'에 필요한 준비활동이다.

이 운동은 아기가 정면을 보고 앉은 자세에서 일어서는 것을 제외하고는 앞에서 연습한 운동과 같다.

아기 자세 앞을 향해 코치의 한쪽 다리에 아기를 걸쳐 앉힌다(그림 9.2.1).

코치 자세 바닥에 다리를 앞으로 펴고 앉는다(그림 9.2.1). 다리를 자유롭게 올리고 내리면서 아기의 움직임을 조절할 수 있어야 한다. 그러므로 양반다리로 앉기는 안 된다.

코치의 손 위치 및 움직임 그림 9.2.1~9.2.3에서 가이드손은 왼손, 보조손은 오른손이며, 그림 9.2.4와 9.2.5에서 가이드손은 오른손, 보조손은 왼손이다.

오른손을 아기의 흉곽 전면에 대고 몸통을 펴준다(그림 9.2.1). 왼손은 아기의 골반과 허벅지의 정렬을 맞춰 아기의 엉덩이가 90도로 구부러지게 한다(그림 9.2.1). 그 다음 왼손을 아기의 왼쪽 무릎으로 가져가 네 손가락으로 허벅지를 감싸고 엄지는 허벅지와 나란히 해서 가능하면 엉덩관절까지 함께 잡는다(그림 9.2.2).

오른손으로 아기의 몸통을 회전시킨다. 이때, 골반과 흉곽을 함께 움직여야 한다. 오른손으로 아기 어깨가 뒤로 빠지지 않게 조절한다(그림 9.2.2). 오른팔로 아기의 몸통을 받쳐준다.

아기의 골반이 얼굴이 향한 쪽(오른쪽) 허벅지를 지나 다리에 완전히 체중이 실릴 때까지 계속 몸통을 회전시킨다. 아기의 체중을 사선 방향으로 앞쪽의 오른쪽 다리로 이동시키면서 오른손으로 아기의 몸통을 세우고, 팔은 앞으로 뻗은 자세를 유지한다(그림 9.2.2). 코치는 아기가 자세를 유지하며 팔을 뻗을 수 있도록 오른쪽 다리를 들어서 안정감을 제공한다.

아기가 일어설 때, 왼손으로 뒤쪽의 왼쪽 다리를 약간 내측회전시키고 엉덩이와 무릎을 펴주면서 대퇴골을 관골구로 밀어넣어 오른쪽에서 체중지지를 강화시킨다(그림 9.2.2).

아기가 일어설 때, 앞쪽(오른쪽) 다리는 보행주기의 중간입각기 자세와 유사하다. 뒤쪽(왼쪽) 다리는 보행주기의 초기 유각기 자세와 유사하다.

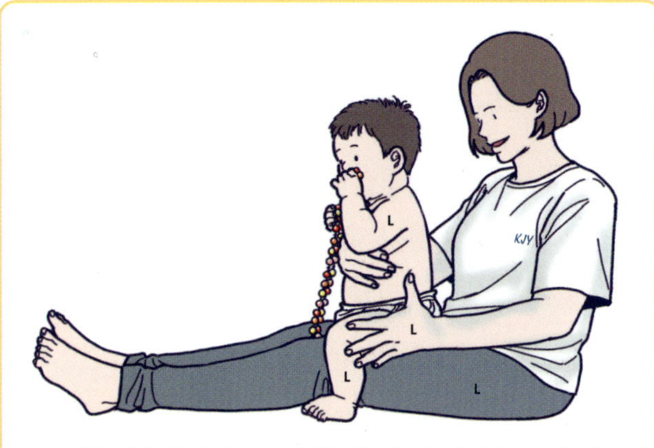

그림 9.2.1 앞을 향해 앉은 자세에서 몸통 신전 및 회전하며 일어서기

- 아기를 정면을 향해 코치의 오른쪽 다리에 걸쳐 앉힌다.
- 오른손은 아기의 흉곽 앞면에 대고 몸통을 최대로 세운다.
- 왼손은 아기의 골반과 허벅지의 정렬을 맞춰 엉덩이를 90도 굴곡시킨다.

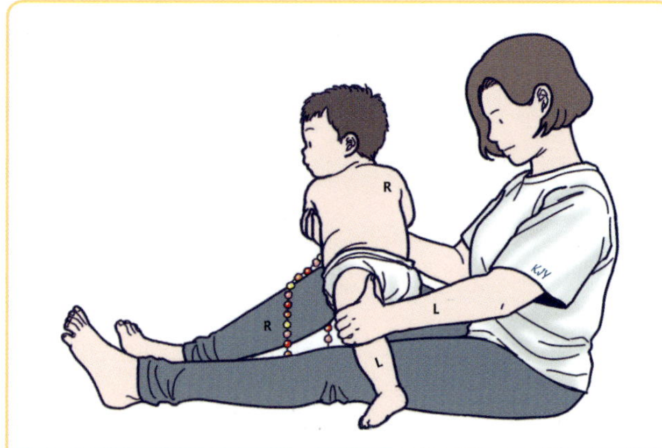

그림 9.2.2 서기 촉진

- 아기의 체중을 사선 방향으로 앞쪽의 오른쪽 다리로 이동시킬 때, 오른손은 아기의 몸통은 최대로 세우고 팔은 코치의 아래팔에 걸치게 한다.
- 오른쪽 다리를 들어서 아기가 자세를 유지하고 안정적으로 팔을 뻗을 수 있게 한다.
- 아기가 일어설 때 왼손으로 왼쪽 다리를 약간 내측회전시키고, 엉덩이와 무릎을 편 다음 대퇴골을 관골구로 밀어넣어 오른쪽 다리로 체중지지를 강화시킨다.

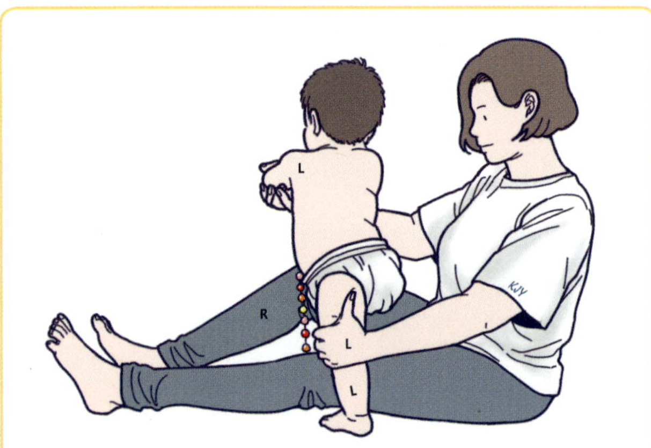

그림 9.2.3 뒤쪽 다리로 체중이동

- 왼손으로 아기의 왼쪽 발가락이 바닥에 닿도록 조절하고 엉덩이와 무릎은 펴서 아기 발 뒤꿈치가 바닥에 닿도록 내려준다.
- 오른손으로 아기의 몸통을 뒤로 움직여 똑바로 세울 때, 오른쪽 다리를 들어 아기의 오른쪽 다리는 지지해주고 왼쪽 다리는 펴질 수 있게 한다.

뒤쪽 다리로 체중이동 *Backward Weight Shift*

왼손으로 아기의 체중을 뒤쪽의 왼쪽 다리로 이동시키면서 아기의 왼쪽 엉덩이와 무릎은 신전, 엉덩이는 중립회전 상태로 발이 바닥에 닿게 한다. 오른손으로 아기의 몸통을 펴주고 팔이 몸통 앞으로 오도록 잡아준다.

아기의 왼쪽 발가락이 바닥에 닿으면 오른손으로 아기의 몸통을 뒤쪽으로 움직여 왼쪽 다리와 몸통이 바닥과 최대로 수직이 되게 한다. 동시에, 왼손으로 왼쪽 엉덩이와 무릎은 펴주고 아기 발뒤꿈치가 바닥에 닿도록 내려준다(그림 9.2.3).

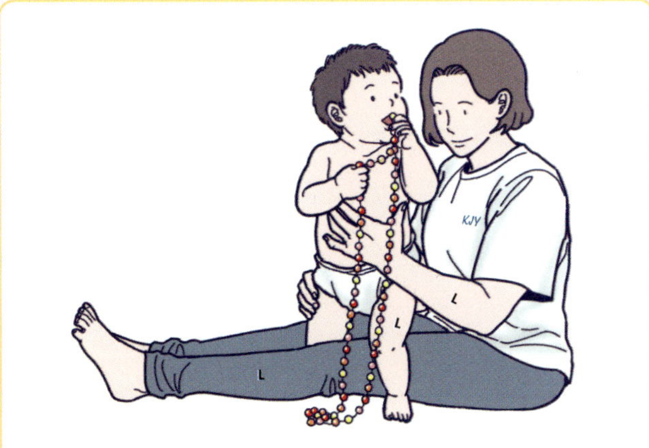

그림 9.2.4 반대쪽으로 회전

- 왼손은 아기의 몸통을 잡고 오른손은 뒤쪽의 오른쪽 다리를 잡는다.
- 아기의 몸통을 앞으로 회전시켜 얼굴이 향한 왼쪽 다리로 체중을 이동시킨다.
- 그다음 양손으로 아기를 일으켜 세운다.

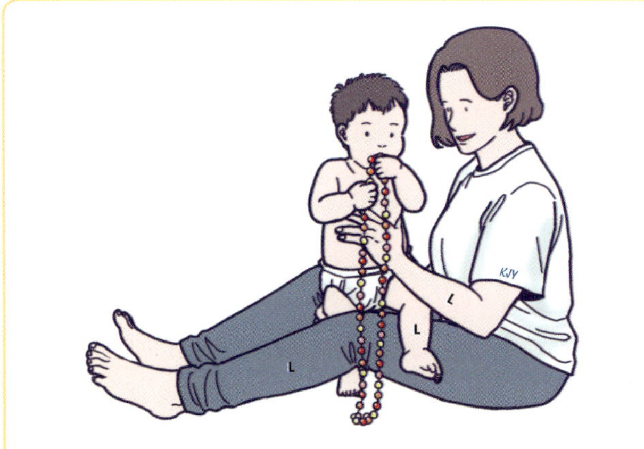

그림 9.2.5

- 왼손으로 아기의 몸통을 최대로 똑바로 세운다.
- 오른손으로 아기의 엉덩이를 중립회전시키고 엉덩이와 무릎을 편다(코치는 오른쪽 다리를 들어 아기의 엉덩이를 받쳐 줄 수 있다).
- 코치는 왼쪽 다리를 들어 아기의 왼쪽 다리를 받쳐주면서 체중을 뒤쪽의 오른쪽 다리로 이동시킨다.

아기의 체중이 뒤쪽의 왼쪽 발로 옮겨지면 코치는 오른쪽 다리를 들어 아기의 오른쪽(앞쪽) 다리를 받쳐주고 왼쪽(뒤쪽) 다리가 펴지도록 조절한다(그림 9.2.3). 이 운동에서 오른쪽 뒤넙다리근육이 신장된다.

아기의 체중이 뒤쪽으로 이동될 때, 왼쪽 다리는 보행주기의 중간입각기 자세와 유사하다. 오른쪽 다리는 보행주기의 유각기 자세와 유사하다. 아기는 앞쪽(오른쪽) 다리(그림 9.2.2)와 뒤쪽(왼쪽) 다리(그림 9.2.3)로 번갈아서 체중을 지지하는 연습을 통해 보행주기의 여러 요소와 단계를 연습할 수 있다.

반대쪽으로 회전 *Rotation to the Opposite Side*

그림 9.2.4와 9.2.5에서 가이드손은 오른손, 보조손은 왼손이다.

반대쪽으로 움직임을 촉진한다(그림 9.2.4와 9.2.5).

왼손은 아기의 몸통을 잡고 오른손은 뒤쪽의 오른쪽 다리를 잡는다. 아기의 몸통을 회전시켜 얼굴이 향한 왼쪽 다리로 체중을 이동시킨 다음 양손으로 아기를 일으켜 세운다(그림 9.2.4).

왼손으로 계속해서 아기의 몸통을 펴준다. 오른손으로 아기의 엉덩이를 중립회전시키고 엉덩이와 무릎을 편다. 그다음 코치는 왼쪽 다리를 들어 아기의 왼쪽 다리를 받쳐주면서, 아기의 체중을 뒤쪽의 오른쪽 다리로 이동시킨다(그림 9.2.5).

앞쪽(왼쪽) 다리(그림 9.2.4)와 뒤쪽(오른쪽) 다리(그림 9.2.5)로 번갈아서 체중을 지지하는 연습을 시킨다. 앞으로 걷기에 필요한 다리와 몸통근육들을 강화/신장시킬 수 있다.

조심할 점

- 아기의 몸통을 억지로 회전시키지 않는다.
- 아기의 몸통은 최대로 세운 자세를 유지한다.
- 흉곽–골반의 바른 정렬 자세를 유지한다.
- 팔을 앞으로 뻗는다.
- 아이를 일으켜 세우기 전에 먼저 아기의 체중을 얼굴이 향한 쪽으로 이동시킨다.
- 움직임을 연습시키는 동안 아기의 몸통을 잘 잡는다.
- 아기의 뒤쪽 엉덩이와 무릎은 편 자세로 유지한다.
- 아기의 뒤쪽 엉덩이를 천천히 내측회전시켜 중립 자세로 만든다. 허벅지가 내측회전되면 같은 쪽 골반이 앞쪽으로 회전되어 몸통 회전이 촉진된다.
- 체중을 뒤쪽으로 이동시키면서 발가락 굴곡근, 비복근/가자미근육을 천천히 신장시킨다.
- 아기의 앞쪽 다리의 뒤허벅지근육을 조심스럽게 신장시킨다. 억지로 늘리지 않는다.

움직임의 요소적 목표

- 척추 및 골반의 연속 회전
- 척추 신전 및 회전
- 골반–엉덩관절의 운동성
- 다리 분리
- 능동적인 엉덩이와 무릎 신전
- 엉덩이 내전근의 신장
- 뒤넙다리근의 신장
- 발가락 굴곡근, 비복근/가자미근의 신장

기능적 목표

- 앉기로부터 독립적인 서기의 준비
- 보행 준비로 다리의 분리
- 중간입각기, 유각기, 발끝밀기를 위한 준비
- 입각기의 요소로 발에서 체중이동을 위한 준비

9.3 테이블 짚고 몸통 회전하며 일어서기

Rotation to stand at a table

이 운동의 목표는 앉은 자세에서 양손을 짚고 한 발 딛기로 일어서기를 연습시키는 것이다. 또한 아기의 몸통, 골반, 엉덩이, 다리의 연결 동작과 운동성 증진, 하지 분리 강화, 일어서기 시 몸통과 다리의 조절능력 향상, 팔 뻗기 및 팔로 체중지지 능력 증진 등이다. 다리를 분리해서 한 발로 서는 것은 '앞으로 걷기'를 위한 준비활동이다. 이 운동은 아기가 테이블을 잡고 일어서서 한 팔로 지지하고 다른 한 팔은 뻗는 활동을 제외하면 앞에서 연습한 운동과 같다.

아기 자세 앞을 보게 하여 코치의 한쪽 다리에 아기를 걸쳐 앉힌다(그림 9.3.1).

코치 자세 바닥에 다리를 앞으로 펴고 앉는다(그림 9.3.1). 다리를 자유롭게 올리고 내리면서 아기의 움직임을 조절할 수 있어야 한다. 그러므로 양반다리로 앉기는 안 된다.

코치의 손 위치 및 움직임 그림 9.3.1~9.3.6에서 가이드손은 오른손, 보조손은 왼손이다.

아기가 코치 다리에 그림 9.3.1과 같이 앉은 자세에서 코치는 양손으로 아기의 흉곽을 잡고 몸통을 펴준다.

양손으로 아기의 몸통을 회전시켜 체중을 한쪽 다리로 이동시킨다. 오른손으로 아기 몸통을 앞으로 회전시키고 왼손은 아기의 흉곽과 골반이 나란하도록 조절한다. 코치의 오른쪽 아래팔로 아기의 몸통을 지지하고 오른손으로 아기가 어깨를 뒤로 빼지 않게 잡아준다(그림 9.3.1). 아기의 몸통을 왼쪽으로 회전시킬 때 코치는 오른쪽 아래팔로 움직임을 보조할 수 있다.

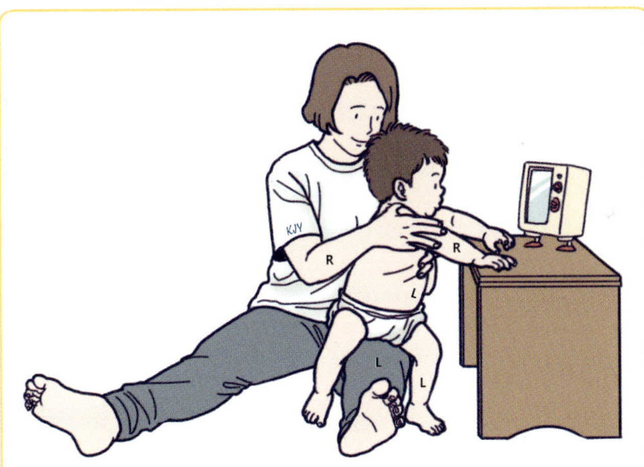

그림 9.3.1 테이블 짚고 몸통 회전하며 일어서기

- 정면을 향해 아기를 코치의 왼쪽 다리에 걸쳐 앉힌다.
- 코치는 양손으로 아기의 흉곽을 잡고 몸통을 세운다.
- 오른쪽 아래팔로 아기의 몸통을 지지하고 오른손은 어깨가 뒤로 빠지지 않게 잡아준다.
- 아기의 골반이 얼굴이 향한 왼쪽 허벅지 위로 돌아갈 때까지 몸통을 앞으로 회전시킨다.
- 아기 체중이 왼쪽 다리로 이동되면 아기의 양손이 테이블에 닿을 것이다.

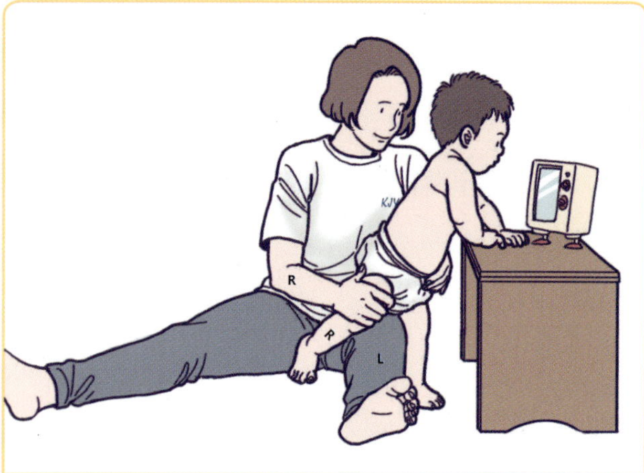

그림 9.3.2 서기 촉진

- 왼손은 아기의 몸통을 잘 잡고 몸통을 편 자세로 유지하면서 두손으로 아기의 체중이 사선으로 앞쪽(왼쪽) 다리와 양손에 실리도록 일으켜 세운다.
- 오른손으로 아기의 오른쪽 허벅지를 내측회전시켜 중립 위치에 오게 하고, 엉덩이와 무릎은 신전시키면서 대퇴골을 관골구로 밀어넣어 체중을 좀 더 앞쪽의 왼쪽 다리와 양손으로 이동시킨다.

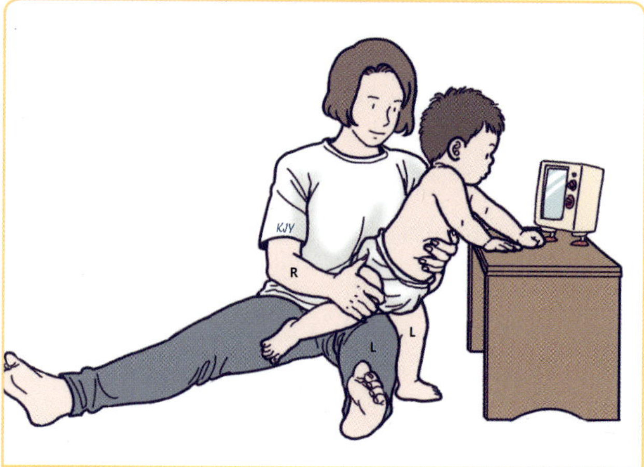

그림 9.3.3

- 몸통 하부의 긴장도가 낮거나 안정성이 떨어져 몸통이 불안정한 아기는 코치의 왼손으로 흉곽과 몸통 하부가 대칭을 이루도록 잘 잡는다.

코치의 왼손은 아기의 몸통을 잡는다.

양손으로 아기의 몸통을 회전시켜 일으켜 세운다. 왼손으로 아기의 몸통을 잘 지지해서 몸통을 편 상태로 유지하며 체중을 앞으로 대각선 방향으로 왼쪽 다리와 양손으로 이동시킨다.

아기를 일으켜 세울 때 두 손을 함께 사용한다. 코치는 왼손으로 아기의 몸통을 최대로 세우고 두 손으로 아기의 체중이 대각선 방향으로 앞쪽(왼쪽) 다리와 양손에 실리도록 일으켜 세운다.

오른손으로 아기의 뒤쪽(오른쪽) 허벅지를 내측회전시켜 중립 위치에 오게 하고 동시에 엉덩이와 무릎을 펴서 대퇴골을 관골구로 밀어 넣어 체중이 앞쪽의 왼쪽 다리와 양손에 더 많이 실리게 한다(그림 9.3.2와 9.3.3).

하부몸통의 근육 긴장도가 낮거나 안정성이 부족하여 몸통이 불안정한 아기는 코치의 왼손으로 흉곽과 하부몸통의 정렬을 맞춰 잘 잡는다.

뒤쪽 다리로 체중이동 *Backward Weight Sgift*

아기의 체중을 뒤쪽(오른쪽) 다리로 이동시키기 위해 코치는 오른손으로 아기의 엉덩이와 무릎은 신전, 허벅지는 내측회전시켜 중립 위치에 오게 한 다음 오른쪽 발가락이 바닥에 닿게 한다(그림 9.3.4).

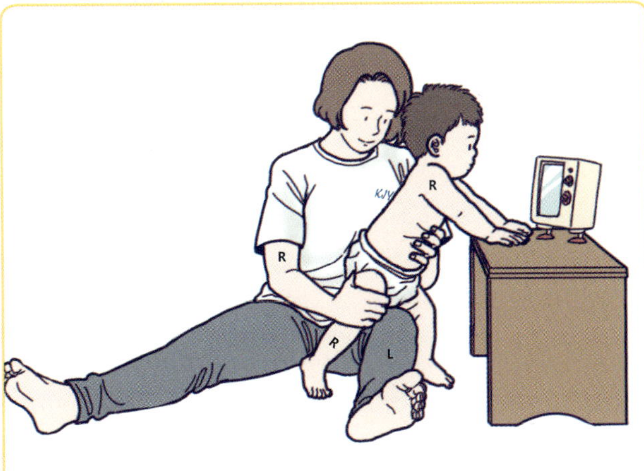

그림 9.3.4 뒤쪽 다리로 체중이동

- 왼손은 아기의 몸통을 펴서 잘 잡고 오른손으로 아기의 엉덩이와 무릎은 신전, 허벅지는 내측회전시킨 중립 위치에서 오른쪽 발가락이 바닥에 닿게 한다.

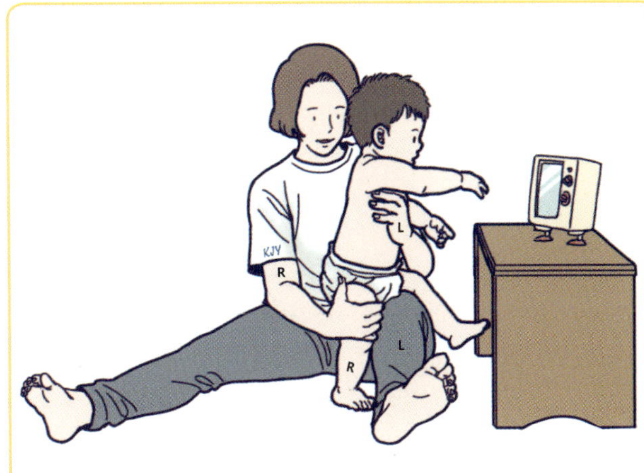

그림 9.3.5

- 아기의 발가락이 바닥에 닿으면 오른손으로 엉덩이와 무릎을 완전히 펴서 뒤꿈치가 바닥에 닿을 때까지 바닥을 향해 힘을 준다.
- 왼손은 아기의 체중을 뒤쪽으로 옮겨 오른쪽 다리와 몸통이 바닥과 최대로 수직이 되게 한다.
- 코치는 아기 체중을 뒤로 옮기면서 왼쪽 다리를 들어 아기의 오른쪽 다리는 펴지도록 하고 왼쪽 다리에는 지지면을 제공한다.

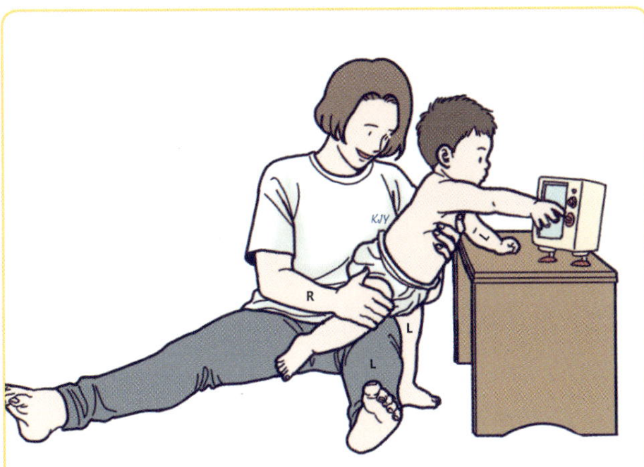

그림 9.3.6

- 왼손은 아기의 몸통, 오른손은 오른쪽 다리를 조절하면서 아기의 체중을 왼쪽 팔과 다리로 이동시킨다. 앞쪽으로 체중이동은 앞으로 걷기에 필요한 다리와 몸통의 준비 활동이다.
- 체중이 앞으로 이동되면 한쪽 팔로 체중을 지지하고 다른 쪽 팔은 장난감을 향해 뻗을 수 있다.

아기의 오른쪽 발가락이 바닥에 닿으면 왼손으로 아기의 체중을 뒤쪽으로 옮겨 오른쪽 다리와 몸통이 바닥과 최대로 수직을 이루게 한다(그림 9.3.5). 동시에, 오른손은 엉덩이와 무릎을 계속 펴서 뒤꿈치가 바닥에 닿을 때까지 아래 방향으로 힘을 준다(그림 9.3.5). 이 운동에서 아기의 오른쪽 발가락 굴곡근, 비복근/가자미근이 신장된다.

코치는 아기 체중을 뒤로 옮기면서 왼쪽 다리를 들어 아기의 왼쪽 다리를 잘 받쳐준다(그림 9.3.5). 이 운동에서 아기의 왼쪽 뒤넙다리근육이 신장된다.

뒤쪽 다리와 앞쪽 다리에서 교대로 체중지지

Alternate Between Bearing Weight on the Back Leg and the Front Leg

앞쪽으로 체중이동 *Forward Weight Shift*

왼손은 아기의 몸통, 오른손은 오른쪽 다리를 조절하면서 아기의 체중을 왼쪽 팔과 다리로 이동시킨다(그림 9.3.6). 체중이 앞으로 이동되면 아기는 한쪽 팔로 체중을 지지하고 나머지 팔은 장난감을 향해 뻗을 수 있다.

앞쪽으로 체중이동은 앞으로 걷기에 필요한 다리와 몸통의 준비 활동이다. 뒤쪽(오른쪽) 다리는 중간입각기에서 체중이 발가락으로 옮겨가는 말기입각기 단계에 해당한다.

뒤쪽으로 체중이동 *Backward Weight Shift*

아기가 앞쪽(왼쪽) 다리로 체중을 지지하고 선 자세에서 코치의 왼손은 아기의 몸통을 조절하고 오른손은 아기의 체중을 뒤쪽으로, 즉 아기의 오른쪽 다리로 옮긴다(그림 9.3.5). 뒤쪽으로 체중이동 시 뒤쪽 다리와 몸통의 움직임은 보행주기의 입각기에 필요하며 앞쪽 다리의 뒤넙다리근의 신장은 보행주기의 유각기에 필요하다.

앞뒤 교대로 체중이동을 연습시킨다.

반대쪽 운동시키기 *Reverse Sides*

반대쪽도 같은 운동을 반복한다.

운동 팁 장난감을 사용하면 아기가 일어서서 손을 뻗을 수 있는 동기와 흥미를 유발시키는데 좋다.

조심할 점

- 아기의 몸통을 억지로 회전시키면 안 된다.
- 아기의 몸통은 최대로 세운 자세로 유지한다.
- 흉곽 – 골반의 바른 정렬 자세를 유지한다.
- 팔을 앞으로 뻗는다.
- 아이를 일으켜 세우기 전에 먼저 아기의 체중을 얼굴이 향한 쪽으로 이동시킨다.
- 아기의 몸통을 잘 잡고 운동시킨다.
- 아기의 뒤쪽 엉덩이와 무릎은 편 자세로 유지한다.
- 아기의 뒤쪽 엉덩이를 천천히 내측회전시켜 중립 자세로 만든다. 허벅지가 내측회전되면 같은 쪽 골반이 앞쪽으로 회전되어 몸통 회전이 촉진된다.
- 체중을 뒤쪽으로 이동시키면서 발가락 굴곡근, 비복근/가자미근육을 천천히 신장시킨다.
- 아기의 앞쪽 다리의 뒤허벅지근육을 조심스럽게 신장시킨다. 억지로 늘리지 않는다.

움직임의 요소적 목표

- 척추 및 골반의 연속 회전
- 척추 신전 및 회전
- 골반 – 엉덩관절의 운동성
- 다리 분리
- 능동적인 엉덩이와 무릎 신전
- 엉덩이 내전근의 신장
- 뒤넙다리근의 신장
- 발가락 굴곡근, 비복근/가자미근의 신장
- 팔로 체중지지 및 뻗기

기능적 목표

- 앉기로부터 독립적인 서기의 준비
- 보행 준비로 다리의 분리
- 중간입각기에서 발끝밀기로 전환을 위한 준비
- 유각기에서 중간입각기로 전환을 위한 준비
- 입각기의 요소로 발에서 체중이동을 위한 준비

9.4 몸통 회전하며 반무릎서기

Rotation to Half-Kneeling

이 운동의 목표는 아기의 몸통, 골반, 엉덩이, 다리의 운동성을 증진시켜 반무릎서기를 조절하고 반무릎서기 자세에서 아기의 균형능력을 높여주는 것이다. 궁극적으로 아기 스스로 반무릎서기 자세를 취하고 다른 자세로 이동하는 것이다.

아기 자세 앞을 향해 아기의 엉덩이와 무릎이 90도가 되도록 코치의 한쪽 다리에 걸쳐 앉힌다(그림 9.4.1과 9.4.4). 아기의 무릎이 90도 이상 구부러지면 안 된다.

코치의 다리 높이는 아기의 허벅지 높이 정도가 적당하다. 다리가 너무 높으면 아기의 다리를 걸치고 반무릎서기 자세를 취하기 어렵다. 다리가 너무 낮으면 아기의 다리가 분리시키는 지지면의 역할을 할 수 없다. 코치의 다리 높이가 적합하지 않으면 볼스터를 사용한다.

코치 자세 바닥에 다리를 앞으로 펴고 앉는다(그림 9.4.1). 자유롭게 다리를 올리고 내리면서 아이의 움직임을 조절할 수 있어야 한다. 그러므로 양반다리 앉기는 안 된다.

코치의 손 위치 및 움직임 그림 9.4.1에서 가이드손과 보조손의 구분이 없다. 그림 9.4.2~9.4.7에서 가이드손은 왼손, 보조손은 오른손이고, 그림 9.4.8, 9.4.9에서 가이드손은 오른손, 보조손은 왼손이다.

코치는 양손으로 아기의 흉곽을 잡고 몸통을 최대로 세우고 엉덩관절은 구부린다(그림 9.4.1).

아기의 몸통을 세운 다음, 오른팔을 아기의 오른쪽 겨드랑이 밑으로 넣어 아래팔로 몸통을 지탱하고 오른손으로 아기의 왼팔을 잡는다(그림 9.4.2와 9.4.4). 왼쪽 손가락으로 아기의 왼쪽 허벅지와 종아리를 잡고 엄지는 허벅지와 나란히 한다(그림 9.4.2와 9.4.5).

오른쪽 아래팔과 손으로 아기의 체중을 얼굴이 향한 오른쪽 허벅지를 지나 오른쪽 다리로 이동될 때까지 몸통을 회전시킨다(그림 9.4.2). 골반은 고정한 채 흉곽만 움직이지 않는다. 아기의 팔을 끌어당기는 식으로 몸통을 회전시키면 안 된다. 이 경우, 견갑골의 움직임이 불필요하게 커질 수 있다.

왼손으로 아기의 왼쪽 엉덩이를 내측회전 및 신전시켜 중립 자세로 만들고 무릎은 굴곡시켜 바닥에 닿게 한다(그림 9.4.2, 9.4.3, 9.4.5, 9.4.6). 아기의 오른쪽 다리는 코치의 다리에 걸쳐 굴곡 자세가 되게 한다.

왼쪽 무릎으로 체중을 지지한 자세에서 엄지로 아기의 왼쪽 엉덩이를 지그시 눌러 펴준다(그림 9.4.3과 9.4.6). 오른손으로 아기 몸통을 약간 뒤로 움직여 신전된 왼쪽 엉덩이와 최대로 일직선을 이루게 한다(그림 9.4.3).

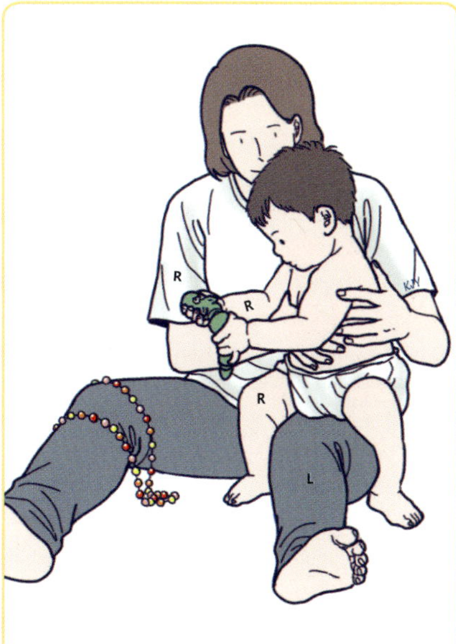

그림 9.4.1 몸통 회전하며 반무릎서기

- 아기의 엉덩이와 무릎을 90도로 구부리고 정면을 향해 코치의 한쪽 다리에 걸쳐 앉힌다
- 양손으로 아기의 흉곽을 잡고 몸통은 펴주고 엉덩관절은 구부린 자세가 되게 한다.

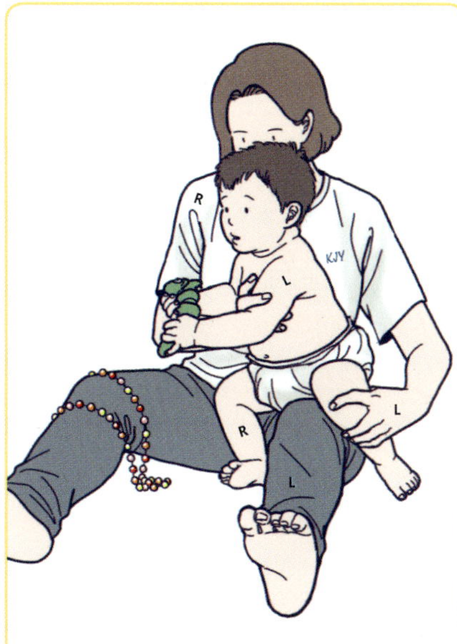

그림 9.4.2

- 오른팔은 아기의 오른쪽 겨드랑이 사이로 넣어 아래팔로 몸통을 지지한다. 오른손은 아기의 왼팔을 잡고 몸통을 앞으로 회전시킨다.
- 왼손은 아기의 왼쪽 엉덩이를 내측회전 및 신전시켜 중립회전시키고 무릎은 구부린다.

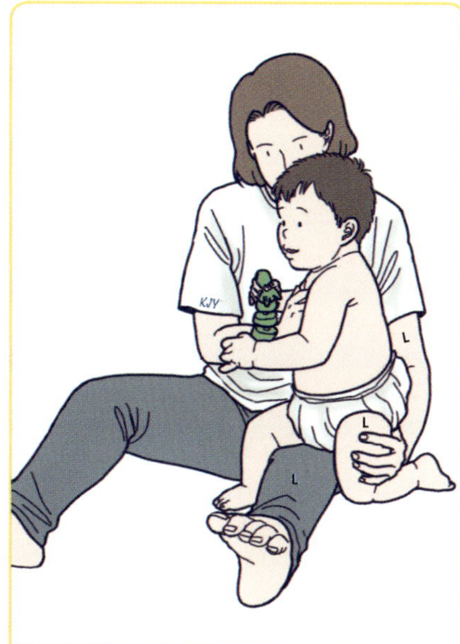

그림 9.4.3

- 왼손으로 아기의 왼쪽 엉덩이를 펴서 무릎이 바닥에 닿게 한다.
- 오른손으로 아기 몸통을 뒤로 움직여 왼쪽 엉덩이와 최대로 일자가 되게 한다.
- 아기의 오른쪽 다리는 코치의 다리에 걸쳐 구부린 자세로 유지한다.

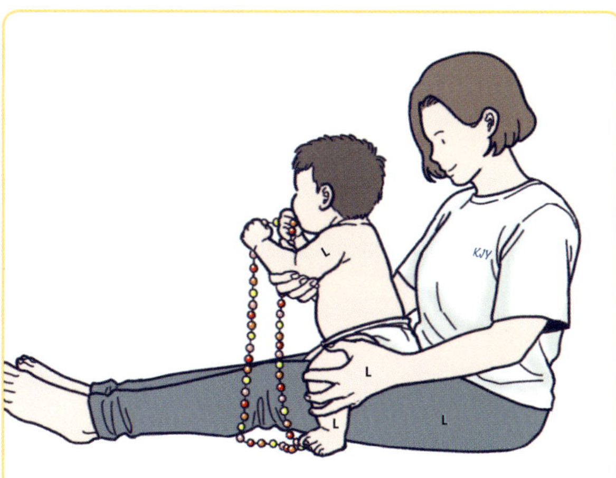

그림 9.4.4 운동방법(뒤에서 본 그림)

- 오른손으로 아기의 왼쪽 어깨가 뒤로 빠지지 않도록 앞으로 당기듯이 잡는다.
- 왼손은 아기의 왼쪽 다리를 잡고 반무릎서기 자세로 이동할 준비를 한다.

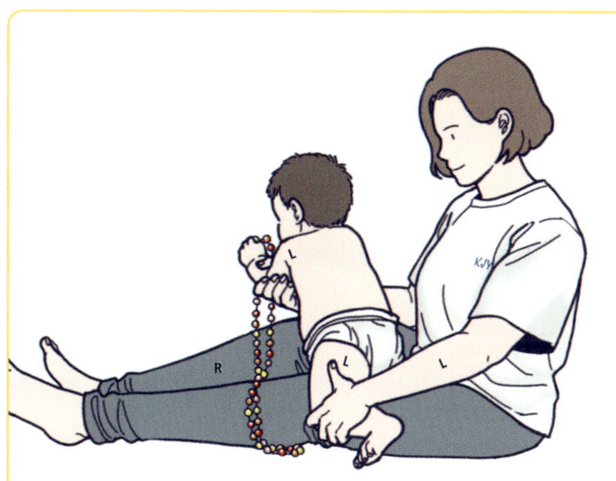

그림 9.4.5

- 왼손은 아기의 왼쪽 엉덩이를 내측회전 및 신전시켜 엉덩이를 중립자세로 만들고 무릎은 구부린다.
- 오른손은 아기의 팔을 잡고 몸통 회전을 보조한다.
- 코치는 아기가 팔을 뻗기 쉽도록 오른쪽 다리를 높인다.

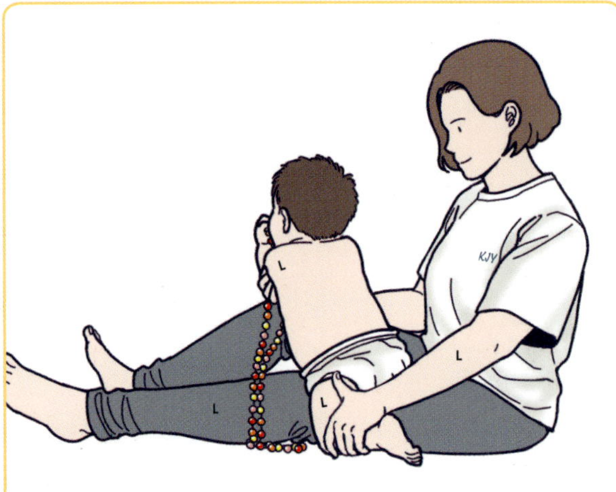

그림 9.4.6 운동방법(뒤에서 본 그림)

- 왼손으로 아기의 왼쪽 엉덩이를 내측회전 및 신전시켜 중립 자세로 만들고 무릎이 바닥에 닿도록 구부려 체중을 지지하게 한다.
- 왼손 엄지로 아기의 엉덩이를 지그시 눌러 펴준다.

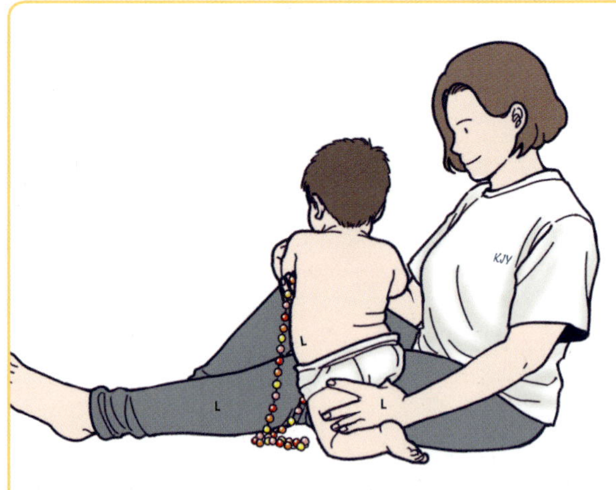

그림 9.4.7

- 아기의 몸통과 왼쪽 엉덩이가 바닥과 최대로 수직이 되도록 조절한다.
- 반무릎서기 자세가 안정적이면 코치는 왼손가락을 모두 펴서 골반과 체중지지쪽 왼쪽 다리를 잘 감싼다.
- 오른쪽 다리를 더 높이 들고 아기가 팔을 기댈 수 있는 지지면을 제공한다.

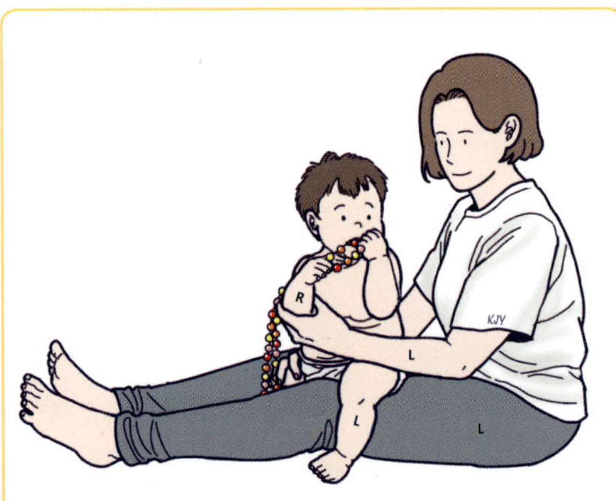

그림 9.4.8 반대쪽(왼쪽)으로 회전

- 아기의 체중지지쪽 오른쪽 다리가 코치의 다리 사이에 오도록 앉힌다.

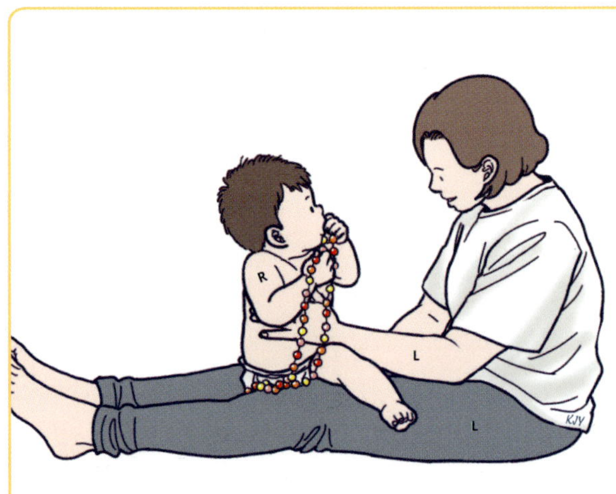

그림 9.4.9

- 코치는 오른쪽 다리를 아기의 오른쪽(뒤쪽) 엉덩이에 닿도록 모아서 엉덩이를 편 자세를 안정적으로 유지시킨다.

안정적인 왼쪽 반무릎서기 자세에서 코치는 왼손가락을 모두 펴서 골반과 체중지지쪽 왼쪽 다리를 잘 감싼다(그림 9.4.7). 코치는 오른쪽 다리를 들어 아기가 팔을 기댈 수 있는 지지면을 제공한다(그림 9.4.7).

앉기로 되돌아가기 *Return to Sitting*

아기 몸통을 돌려서 시작 자세가 되도록 코치의 다리에 앉힌다. 가이드손으로 아기의 엉덩이를 조절하고 보조손으로 아기의 몸통을 돌려서 앉힌다.

반대쪽으로 회전 *Rotation to Opposite Side*

반대쪽(왼쪽)으로 아기 몸통을 회전시킨다(그림 9.4.8과 9.4.9). 코치는 오른쪽 다리를 아기의 오른쪽(뒤쪽) 엉덩이에 닿도록 모아서 아기가 엉덩이를 편 자세를 유지할 수 있도록 안정감을 제공한다(그림 9.4.9).

조심할 점

- 아기의 몸통을 억지로 회전시키지 않는다.
- 운동을 하는 동안 아기의 몸통은 편 자세로 유지한다.
- 뒤쪽 엉덩이를 내측회전시켜 중립 자세로 만든다. 엉덩이가 외측회전된 자세에서는 엉덩이를 펼 수 없고 아기 체중을 뒤쪽 다리로 이동시킬 수 없다.
- 몸통과 신전된 엉덩이는 바닥과 최대로 수직을 이뤄야 한다. 아기 몸통을 뒤쪽으로 기울일 때 외측으로 움직일 수도 있다.
- 아기의 팔은 몸 앞에 와야 한다.

움직임의 요소적 목표

- 허벅지 위로 몸통 및 골반 회전
- 다리 분리
- 세 개의 운동면(시상면, 이마면, 수평면)에서 골반-엉덩관절의 운동성
- 뒤쪽 다리의 엉덩이 신전, 내측회전, 내전으로 중립 정렬
- 엉덩이 굴곡근, 외측회전근, 외전근의 신장
- 뒤쪽 무릎 신전근의 신장
- 앞쪽 다리의 굴곡, 외측회전, 외전으로 중립 정렬
- 앞쪽 다리의 엉덩이 신전근, 내측회전근, 내전근의 신장
- 앞쪽 다리의 무릎 신전근 신장
- 뒤쪽 다리의 발목 배측굴곡근 신장, 앞쪽 다리의 발목 저측굴곡근 신장

기능적 목표

- 앉기에서 반무릎서기, 무릎서기에서 반무릎서기로 이동 시 필요한 다리의 움직임
- 복잡한 자세 이동에 요구되는 다리 및 몸통/골반의 움직임

CHAPTER

10 아기를 공 위에 앉혀서 하는 운동

10.1 몸통-골반-엉덩이의 중립 정렬과 감각자극

Trunk-Pelvic-Hip Neutral Alignment and Sensory Preparation

이 운동의 목표는 앉은 자세에서 몸통-골반-엉덩이의 바른 정렬과 바운싱(bouncing)을 통해 감각자극을 경험시키는 것이다. 바운싱은 집중, 달래기, 교감 형성에 좋은 감각자극이다.

아기 자세 공 위에 코치와 마주 보고 아기의 엉덩이가 공 중앙에 오도록 앉힌다.

코치 자세 아기 눈높이 또는 약간 아래로 아기와 함께 체중을 이동할 수 있는 위치에 앉는다.

코치의 손 위치 및 움직임 그림 10.1.1과 10.1.2에서 가이드손과 보조손에 대한 구분이 따로 없이 양손을 사용한다.

각 손으로 아기의 몸통을 잡고 공 또는 아기 허벅지 외측에 가볍게 팔을 기댄다(그림 10.1.1). 아기 다리에 코치의 팔이 닿으면 아기는 안정감을 느낄 것이다. 또한, 공을 안정적으로 조절할 수 있다. 다리가 공과 닿아 있으면 공의 움직임을 조절하기가 좀 더 쉽다.

아기의 등이 구부정하고 목이 뒤로 젖혀졌다면(그림 10.1.1) 운동 시작 전에 자세를 먼저 교정한다. 손가락 끝 둥근면으로 척추를 따라 지그시 눌러서 등을 펴준다(그림 10.1.2). 동시에, 몸통을 앞쪽으로 이동시켜 아기의 몸통과 골반이 지지면과 최대로 수직을 이루게 한다(그림 10.1.2). 아기 몸통과 골반의 자세를 조절하면서 몸통에서 골반을 향해 아래쪽으로 힘을 가하면 지지면에 대한 지각(perception)을 높일 수 있다.

아기의 골반과 몸통이 중립 자세가 되었으면, 아기를 잘 잡고 다양한 속도로 위 · 아래로 바운싱한다. 아기의 반응을 잘 살피면서 속도를 조절하고 필요하면 멈춘다. 아기가 바운싱을 좋아하고 행동 반응이 더욱 또렷해지거나 차분해지면 공을 굴려서 아기의 자세를 다양하게 바꿔준다. 자세가 달라지면 반응하고 수축하는 근육들도 달라진다. '10.2. 몸통-골반-엉덩이 중립 정렬 상태에서 체중이동'을 참고한다.

조심할 점

- 아기를 위 · 아래로 바운싱하기 전에 몸통과 골반의 정렬 상태를 조절한다(옆에서 봤을 때, 몸통과 골반이 바닥과 최대로 수직).

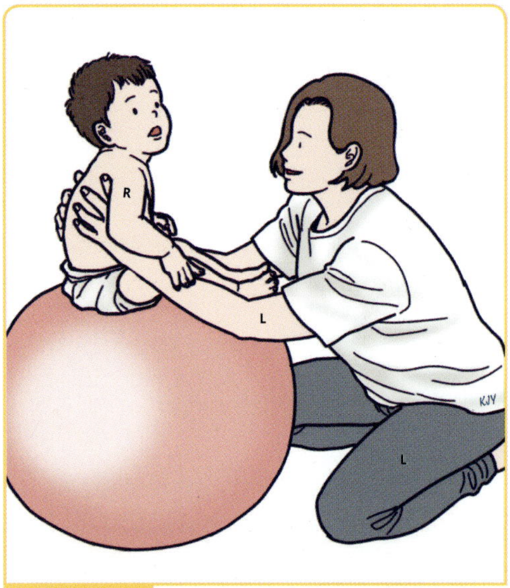

그림 10.1.1 몸통-골반-엉덩이의 중립 정렬과 감각자극

- 아기는 코치와 마주 보고 엉덩이가 공 가운데에 오도록 앉힌다.
- 양손으로 아기 몸통을 잡고 공 위 또는 허벅지 외측에 팔을 가볍게 기댄다.
- 아기의 몸이 구부정하고 목이 뒤로 젖혀졌으면 운동 시작 전에 자세를 바르게 한다.

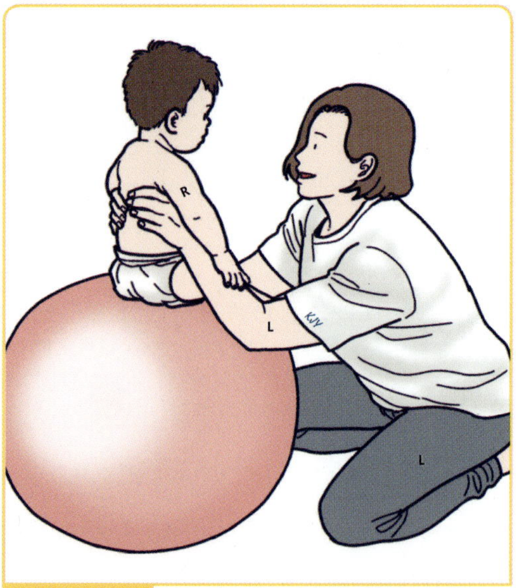

그림 10.1.2

- 손가락 끝으로 아기 등 가운데 양옆을 지그시 눌러 몸통을 펴준다.
- 동시에, 몸통이 골반 위로 오도록 몸통을 앞쪽으로 움직여 어깨와 엉덩이가 지지면과 최대로 수직을 이루게 한다.

- 아기의 표정이 일그러지거나, 울거나, 피부색/목소리/호흡패턴이 달라지면 바운싱을 멈춘다.

움직임의 요소적 목표

- 허벅지 위로 골반의 중립 정렬
- 골반 위로 척추와 머리의 중립 정렬
- 전정감각 자극
- 고유수용성감각 자극

기능적 목표

- 각성상태 증진
- 진정효과
- 아기와 교감 형성
- 전정감각 자극을 높여 아기의 행동 반응 조정
- 자세조절에 필요한 고유수용성감각 자극의 증진

10.2 몸통-골반-엉덩이 중립 정렬 상태에서 체중이동

Trunk-Pelvic-Hip Neutral Alignment: Weight Shift

이 운동의 목표는 앉은 자세에서 몸통-골반-엉덩이의 정렬을 바르게 하고 목 및 몸통의 굴곡근과 신전근의 동시 수축, 시상면에서 목, 몸통, 다리 근육의 바로잡기반응(righting reaction)을 촉진하는 것이다.

체중이 앞 · 뒤로 이동될 때 아기의 반응을 잘 살핀다. 근육 조절 능력, 감각피드백의 인식 및 처리능력을 파악한다. 반응이 없다면 운동조절 장애 또는 감각처리 장애 여부에 대한 추가적인 검사가 필요하다.

운동에 적합한 크기의 공을 선택한다. 공에서만 운동을 한다면 큰 것이 좋다. 공에서 내려와 서는 것까지 연습할 계획이라면 아기의 키를 고려해서 공의 크기를 선택한다.

아기 자세 코치와 마주 보고 아기의 엉덩이가 공 중앙에 오도록 앉힌다.

코치 자세 아기 눈높이 또는 약간 아래로 아기와 눈 맞춤을 유지하며 함께 체중을 이동할 수 있는 위치에 앉는다.

코치의 손 위치 및 움직임 그림 10.2.1~10.2.7에서 가이드손과 보조손에 대한 구분이 따로 없다.

각 손으로 아기 몸통을 잡고 공 또는 아기 허벅지 외측에 가볍게 팔을 기댄다(그림 10.2.1). 아기 다리에 코치의 팔이 닿으면 아기는 안정감을 느낀다. 또한, 공을 안정적으로 조절할 수 있다.

아기의 몸통과 골반이 최대한 지지면과 수직을 이루고 정면에서는 대칭이 되도록 자세를 조절하고 아기의 몸통에서 골반 쪽으로 힘을 전달해 안정적인 지지면을 느끼게 한다.

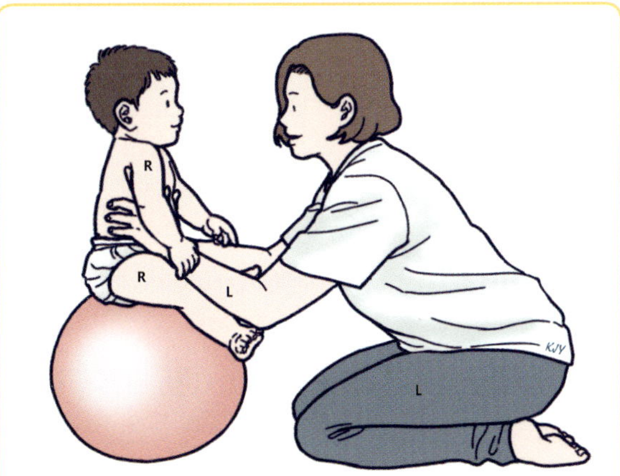

그림 10.2.1 몸통-골반-엉덩이의 중립 정렬 상태에서 체중이동

- 아기는 코치와 마주 보고 엉덩이가 공 가운데에 오도록 앉힌다.
- 각 손으로 아기의 몸통을 잡고 공 위 또는 아기 허벅지 외측에 가볍게 팔을 기댄다.
- 아기의 몸통과 골반이 옆에서 봤을 때 최대로 지지면과 수직을 이루고 정면에서는 대칭이 되도록 자세를 조절한다.

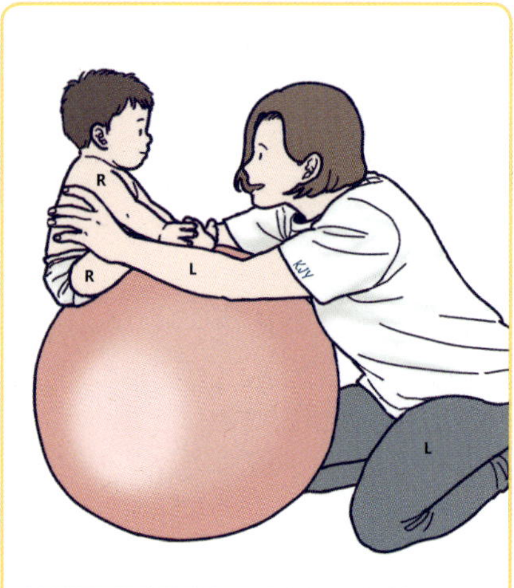

그림 10.2.2 굴곡근 활성화를 위한 뒤쪽으로 체중이동

- 양손으로 아기의 몸통을 잘 잡고 아래팔로 공이 밀리지 않게 조절하면서 아기의 몸통 및 골반이 지지면과 최대로 수직을 이룬 자세에서 아기와 공을 뒤로 움직인다.
- 공이 뒤로 움직여도 아기의 몸통은 최대로 똑바로 세운 자세가 되어야 한다.

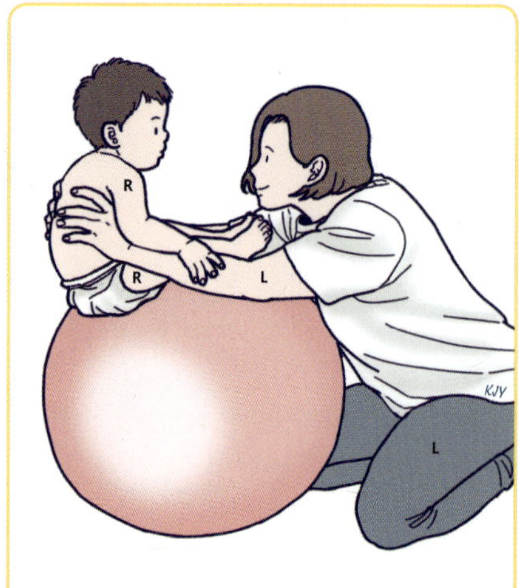

그림 10.2.3

- 공을 뒤로 움직일 때 아기의 몸통이 구부러지면 몸통 신전근은 수축하지 않고 굴곡근만 수축한 것이다.
- 코치는 다음 운동으로 진행하기 전에 이 문제부터 해결한다.

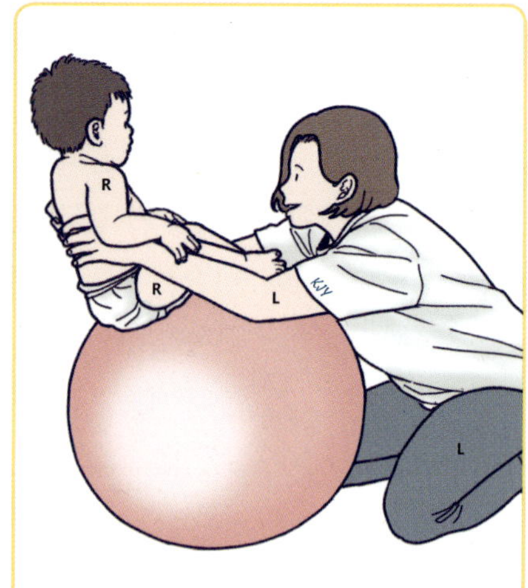

그림 10.2.4

- 양쪽 네 손가락으로 아기의 등 가운데 양옆을 좀 더 지그시 눌러 몸통을 펴준다.

굴곡근 활성화를 위한 뒤쪽으로 체중이동
Posterior Weight Shift for Activation of Flexors

코치는 각 손으로 아기의 몸통을 잘 잡고 아래팔로 공이 밀리지 않게 조절하며 아기의 몸통 및 골반이 바닥과 최대로 수직을 이룬 자세에서 아기와 공을 뒤로 움직인다(그림 10.2.2).

공이 뒤로 움직여도 아기 몸통은 최대한 똑바로 세운 자세가 되어야 한다(그림 10.2.2). 아기의 몸통이 구부러지면(그림 10.2.3), 다음 운동으로 진행하기 전에 이 문제 먼저 해결한다. 양쪽 네 손가락으로 아기의 척추 가운데 양옆을 좀 더 지그시 눌러서 몸통을 펴준다(그림 10.2.4).

공을 뒤로 움직이면 몸통을 똑바로 세우는 바로잡기반응이 나와야 한다. 이 반응은 몸통 굴곡근과 신전근이 동시에 수축할 때 가능하다(그림 10.2.2와 10.2.4). 몸통 신전근의 수축 없이 굴곡근만 수축하면 몸이 구부정해진다(그림 10.2.3). 척추를 똑바로 세워야 엉덩관절에서 움직임이 일어난다.

운동 팁 공을 앞·뒤로 움직일 때 몸통에서 골반을 향해 힘을 주면서 가볍게 바운싱을 하면 아기의 집중을 유도하거나 달래는데 도움이 된다. 노래를 불러주고 눈 맞춤을 하는 것도 아기와 교감을 형성할 수 있는 좋은 방법이다.

조심할 점

- 운동을 하는 동안 코치는 손으로 아기의 몸통을 안정적으로 잡는다.
- 운동을 하는 동안 코치는 팔을 공에 접촉한 상태로 공과 아기를 조절한다.
- 아기가 뒤로 넘어지지 않도록 조심한다.
- 아기 몸이 앞으로 구부정한 자세에서 운동을 하면 안 된다.

움직임의 요소적 목표

- 엉덩이, 몸통, 머리 굴곡 시 바로잡기반응
- 시상면에서 몸통 신전근과 굴곡근의 균형잡힌 수축
- 척추를 똑바로 세워서 유지 시 복직근의 수축
- 턱 당김(chin tuck)과 함께 머리 및 목 신전근의 신장
- 엉덩이 굴곡근의 수축
- 허벅지 위로 몸통과 골반이 함께 움직임

기능적 목표

- 앉기 조절에 필요한 몸통 근육의 활성화
- 앉은 자세에서 체중이동 시 균형반응

신전근 활성화를 위한 앞쪽으로 체중이동

Anterior Weight Shift for Activation of Extensors

아기의 몸통과 골반을 중립 자세로 유지하면서 각 손으로 몸통을 잡고 손가락으로 공이 뒤로 밀리지 않게 조절하며 아기와 공을 앞으로 움직인다(그림 10.2.5).

공을 앞으로 움직일 때 아기의 몸통은 똑바로 세운 자세를 유지하고 엉덩이는 펴져야 한다(그림 10.2.5). 공을 앞으로 움직이면 머리, 몸통, 엉덩이를 똑바로 세우는 바로잡기반응이 나와야 한다. 아기의 몸통 신전근과 몸통 굴곡근 및 엉덩이 신전근이 동시에 수축해야 한다(그림 10.2.5). 몸통 굴곡근은 수축하지 않고 신전근만 수축하면, 아기가 뒤로 넘어질 것이다. 척추를 똑바로 폈을 때 엉덩관절에서 움직임이 일어난다.

공을 앞으로 굴릴 때 엉덩이를 펴지 못하면 엉덩이에서부터 몸을 앞으로 구부릴 것이다. 공을 앞으로 움직일 때 아기가 몸을 앞으로 기울이면 코치는 각 손으로 아기 몸통을 잡고 양쪽 엄지로 가슴에서 뒤쪽으로 가볍게 힘을 준다(그림 10.2.6). 아기의 엉덩이가 공과 잘 닿은 상태에서 체중을 지지해야 한다.

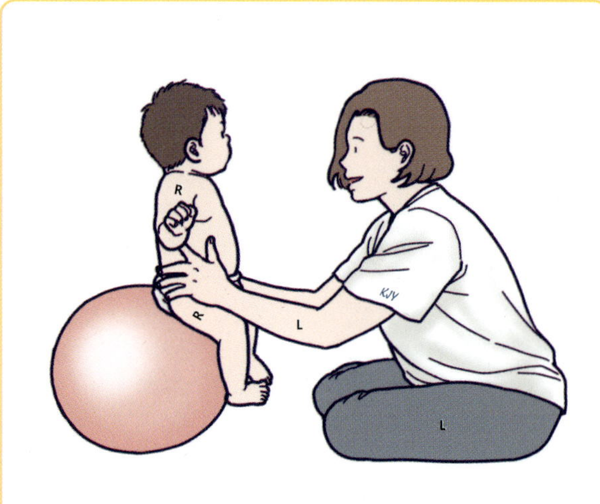

그림 10.2.5 신전근 활성화를 위한 앞쪽으로 체중이동

- 각 손으로 아기의 몸통을 잘 잡고 아래팔로 공이 밀리지 않게 조절한다.
- 아기의 몸통 및 골반이 바닥과 최대로 수직이 되도록 조절하면서 아기와 공을 앞으로 움직인다.

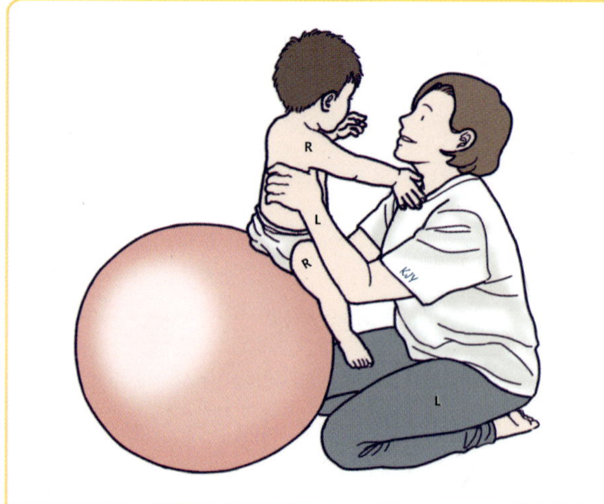

그림 10.2.6

- 공이 앞으로 움직일 때 아기 몸이 앞으로 기울지 않도록 코치는 양손으로 아기 몸통을 잡고 양쪽 엄지로 아기 가슴에서 뒤쪽으로 가볍게 힘을 준다.

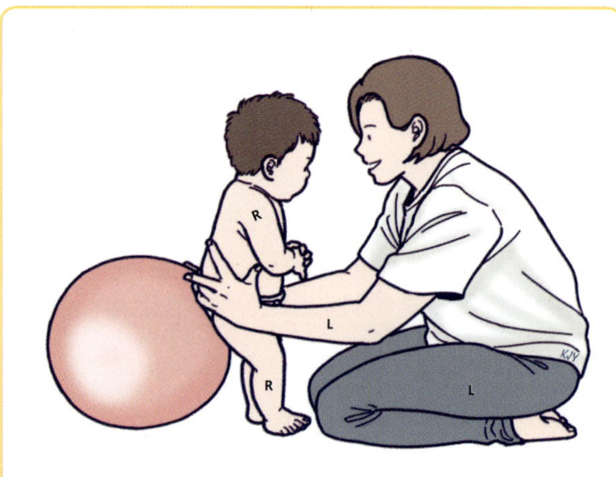

그림 10.2.7 대칭 자세로 서기

- 각 손으로 아기의 몸통과 골반을 잘 잡고 손가락을 펴서 공이 움직이지 않도록 조절한다.
- 아기 발이 바닥에 닿을 때까지 공을 앞으로 굴린다.

대칭 자세로 서기 Forward to Symmetrical Stand

아기를 세우기 위해 각 손으로 아기의 몸통과 골반을 잘 잡고 손가락을 펴서 공이 움직이지 않게 조절한다(그림 10.2.7). 공과 아기 모두 안정적인 상태에서 아기 발이 바닥에 닿을 때까지 공을 앞으로 굴린다.

아기 발이 바닥에 닿으면 공을 치우고 손가락을 아기 엉덩이로 옮겨서 잡고 잘 세운다.

공이 너무 커서 아기 발이 바닥에 닿기 어려우면 아기 발이 코치의 다리에 닿거나 "공중 서기(air standing)" 자세가 될 때까지 공을 앞으로 움직인다. 공중 서기에서 다리는 공에 대고 편 자세이지만 발은 바닥에 닿지 않는다(그림 10.2.5와 10.2.6).

아기를 세울 때 엉덩이를 공에 기대게 하고 코치는 손가락으로 공이 움직이지 않게 조절한다. 아기 엉덩이가 펴지면서 공이 엉덩이로부터 미끄러져 굴러가지 않도록 주의한다. 이를 막기 위해 공을 벽 가까이에 두거나 코치가 발로 공이 굴러가지 않도록 조절한다.

조심할 점

- 아기 엉덩이로 체중을 지지한 자세에서 공을 앞으로 움직인다.
- 코치는 팔, 손가락 또는 발로 공을 안정적으로 조절한다.
- 아기의 견갑골이 내전되지(모이지) 않게 한다.
- 엉덩이 신전근이 약하면 엉덩이부터 몸이 앞으로 기울어진다. 이 자세에서 운동을 하면 안 된다.

움직임의 요소적 목표

- 엉덩이, 몸통, 머리 신전 시 바로잡기반응
- 시상면에서 몸통 굴곡근과 신전근의 균형잡힌 수축
- 엉덩이 및 무릎 신전근의 수축
- 다리의 하방보호신전반응 촉진
- 허벅지 위로 몸통과 골반이 함께 움직임
- 서기에 필요한 다리의 체중지지

기능적 목표

- 서기를 위한 준비
- 다리의 전방보호신전반응
- 대칭적인 서기

10.3 굴곡근과 신전근의 동시 활성화를 통한 외측으로 체중이동

Lateral Weight Shifts for Simultaneous Activation of Flexion and Extension

이 운동의 목표는 외측바로잡기반응의 촉진, 머리 및 몸통의 굴곡근과 신전근의 균형잡힌 활성화, 체중지지쪽 근육의 신장을 연습시키는 것이다. 체중지지쪽 몸통과 엉덩이 근육에서는 편심성 수축 그리고 비체중지지쪽 몸통과 엉덩이 근육에서는 구심성 수축이 일어난다.

체중이 외측으로 이동될 때 아기의 반응을 잘 살핀다. 근육조절능력, 감각피드백의 인식 및 처리능력을 파악한다.

아기 자세 공 가운데 아기의 엉덩이가 닿도록 앉힌다. 발은 바닥에 닿지 않게 한다.

코치 자세 아기 눈높이 또는 약간 아래로 아기와 눈 맞춤을 유지하며 함께 체중을 이동할 수 있는 위치에 앉는다.

코치의 손 위치 그림 10.3.1에서 가이드손과 보조손의 구분이 없다. 그림 10.3.2에서 가이드손은 오른손, 보조손은 왼손이지만, 그림 10.3.3에서 가이드손은 왼손, 보조손은 오른손이다. 각 손으로 아기 몸통을 잡고 공 또는 아기 허벅지 외측에 가볍게 팔을 기댄다(그림 10.3.1). 체중지지쪽 몸통을 조절하는 손이 가이드손이며, 비체중지지쪽 몸통을 조절하는 손이 보조손이다. 아기 다리에 코치의 팔이 닿으면 아기는 안정감을 느끼며 공을 안정적으로 조절할 수 있다. 필요하면 다리를 사용해서 공의 움직임을 조절한다.

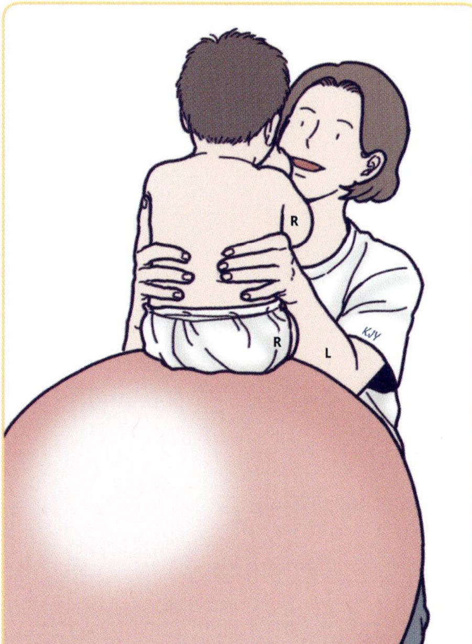

그림 10.3.1 굴곡근과 신전근의 동시 활성화를 통한 외측으로의 체중이동

- 공 가운데 아기의 엉덩이가 닿도록 앉힌다.
- 각 손으로 아기 몸통을 잡고 공 위 또는 아기 허벅지 외측에 가볍게 팔을 기댄다.

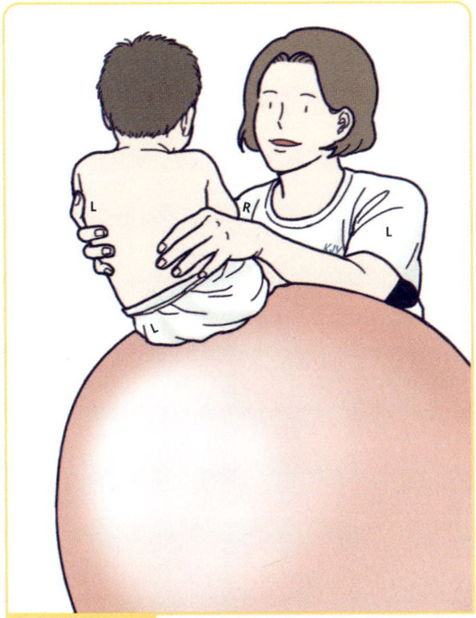

그림 10.3.2

- 각 손으로 아기 몸통을 잘 잡고 팔로 공의 움직임을 조절하면서 왼쪽 엉덩이로 체중을 이동시킨다.
- 오른손으로 아기의 왼쪽 몸통(체중지지쪽)이 길어지면서 수축하도록 조절한다.
- 왼손은 아기의 몸통을 잘 잡고 똑바로 세울 수 있게 조절한다.

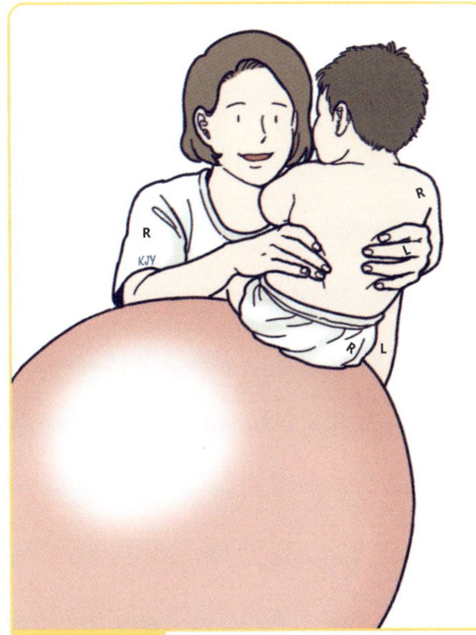

그림 10.3.3

- 오른쪽 엉덩이로 체중을 이동시킨다.
- 왼손으로 아기의 오른쪽 몸통(체중지지쪽)이 길어지면서 수축하도록 조절한다.
- 오른손은 아기의 몸통을 잘 잡고 똑바로 세울 수 있게 조절한다.

아기와 몸통과 골반은 옆에서 봤을 때, 지지면과 최대로 수직을 이루고 정면에서는 대칭이 되도록 자세를 조절하면서 몸통에서 골반을 향해 힘을 주어 안정적인 지지면을 느끼게 한다.

움직임 각 손으로 아기 몸통을 잘 잡고 팔로 공의 움직임을 조절하면서 아기와 공을 옆으로 움직인다(그림 10.3.2).

공을 옆으로 움직이면 몸통을 똑바로 세우는 외측바로잡기반응이 나온다. 체중지지쪽 몸통 근육은 길어지면서 수축하고 비체중지지쪽 몸통 근육은 짧아지며 외측굴곡 자세가 된다. 체중지지쪽 몸통 굴곡근과 신전근은 편심성으로 수축하고 비체중지지쪽 몸통 굴곡근과 신전근은 구심성으로 수축하기 때문이다.

아기 체중을 외측으로 이동시키면서 가이드손으로 체중지지쪽 근육이 길어지면서 수축하도록 조절한다(그림 10.3.2와 10.3.3).

보조손은 몸통을 잘 잡고 옆에서 봤을 때 몸통과 지지면이 최대로 수직을 이루도록 조절한다. 보조손으로 아기의 몸통이 외측굴곡되지 않게 주의한다. 아기 몸통에서 회전 움직임이 일어나면, 보조손의 엄지로 가볍게 뒤쪽으로 힘을 주어 몸통이 돌아가지 못하게 한다.

좌우로 각각 체중이동을 연습시킨다(그림 10.3.2와 10.3.3).

조심할 점

- 움직이는 동안 손으로 아기의 몸통을 안정적으로 잡는다.
- 움직이는 동안 코치의 팔은 공에 닿아 있어야 한다.
- 골반을 고정한 상태로 흉곽만 옆으로 움직이면 안 된다.
- 흉곽이 회전되면 안 된다.
- 아기가 뒤로 넘어지지 않도록 조심한다.
- 몸이 지나치게 앞으로 기울어진 자세에서 운동하지 않는다.
- 아기 체중이 엉덩이에 실린 상태에서 공을 옆으로 움직인다.
- 아기와 눈 맞춤을 유지한다.

움직임의 요소적 목표

- 머리 및 몸통의 외측바로잡기반응
- 이마면에서 몸통 굴곡근과 신전근의 균형잡힌 수축
- 체중지지쪽 몸통의 편심성 근육 수축으로 근육 길이가 길어짐
- 비체중지지쪽 몸통의 구심성 수축
- 이마면에서 골반-대퇴골(엉덩관절)의 움직임

기능적 목표

- 팔의 외측보호신전반응과 팔 뻗기에 필요한 외측바로잡기반응
- 모든 자세 이동 시 필요한 외측바로잡기반응

10.4 몸통 신전과 회전을 동반한 사선 방향으로 체중이동

Diagonal Weight Shifts: Rotation With Extension

이 운동의 목표는 아기가 수평면에서 움직일 수 있는 능력을 높여주고 척추 운동성, 골반-대퇴골 운동성, 팔의 보호신전반응, 팔로 체중지지능력을 향상시키는 것이다.

아기 자세 땅콩볼 가운데 엉덩이가 닿도록 앉힌다. 발은 바닥에 닿지 않는다(그림 10.4.1). 땅콩볼 대신 공을 사용해도 된다.

코치 자세 아기 눈 높이 또는 약간 아래로 아기와 눈 맞춤을 유지하며 함께 체중을 이동할 수 있는 위치에 앉는다(그림 10.4.1).

코치의 손 위치 그림 10.4.1에서는 가이드손과 보조손을 따로 구분하지 않으며, 그림 10.4.2에서 가이드손은 오른손, 보조손은 왼손이며, 그림 10.4.3과 10.4.4에서 가이드손은 왼손, 보조손은 오른손이다. 그림 10.4.5~10.4.8에서는 가이드손과 보조손을 따로 구분하지 않으며, 그림 10.4.9와 10.4.10에서 가이드손은 오른손, 보조손은 왼손이며, 다시 그림 10.4.11~10.4.13에서는 가이드손이 왼손, 보조손이 오른손이다.

각 손으로 아기 몸통 외측을 잡고 손가락 끝 둥근면을 등 가운데 양옆으로 댄다(그림 10.4.1). 팔을 아기 허벅지 외측에 가볍게 기대면 아기와 땅콩볼 모두 안정감 있게 조절할 수 있다. 아기가 다리를 모으는 힘이 강하면 아기 다리 사이로 팔을 넣어 벌린다.

아기 몸통과 골반은 옆에서 봤을 때 지지면과 최대로 수직을 이루고 정면에서는 대칭이 되도록 자세를 조절하면서 몸통에서 골반을 향해 아래 방향으로 힘을 주어 안정적인 지지면을 갖게 한다.

비체중지지쪽 몸통을 조절하는 손이 가이드손, 체중지지쪽 몸통을 조절하는 손이 보조손이다(그림 10.4.2에서 코치의 오른손이 가이드손, 왼손이 보조손이다).

움직임 아기의 몸통과 골반의 중립 정렬 상태를 유지하면서 가이드손으로 아기 몸통을 앞으로 회전시켜 체중을 반대쪽 엉덩이로 이동시킨다.

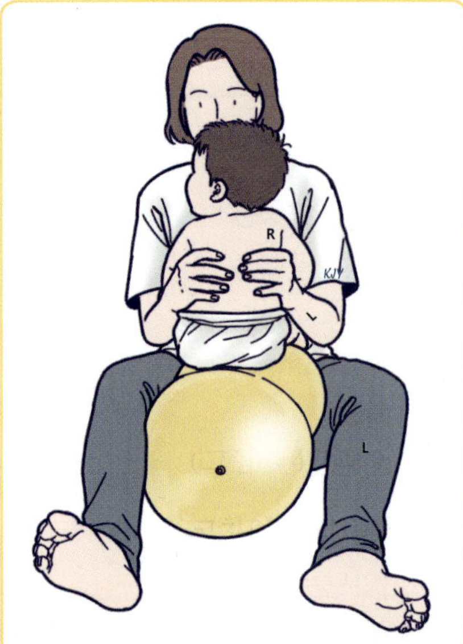

그림 10.4.1 몸통 신전과 회전을 동반한 사선 방향으로 체중이동

- 코치의 다리 사이에 땅콩볼을 놓고 아기를 코치와 마주보게 땅콩볼 가운데 앉힌다.
- 각 손으로 아기 몸통 외측을 잡고 손가락 끝을 척추 가운데 양옆에 댄다.

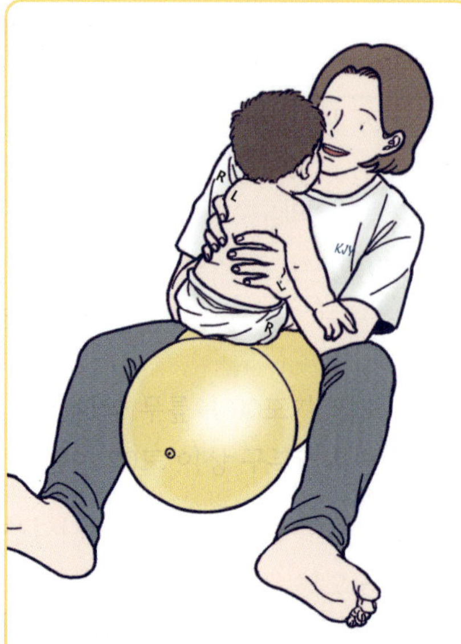

그림 10.4.2

- 아기의 몸통과 골반의 중립 상태를 유지시키면서 오른손으로 아기의 왼쪽 몸통을 앞으로 회전시켜 오른쪽 엉덩이로 체중을 이동시킨다.
- 왼손으로 오른쪽 몸통을 뒤로 회전시켜 흉곽이 골반 위에 나란히 위치하도록 조절한다.

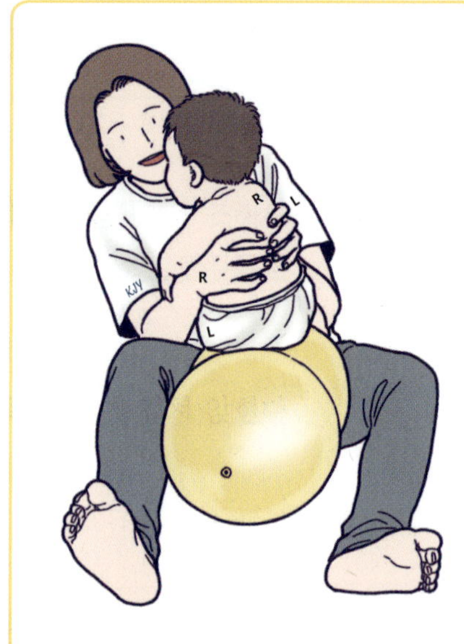

그림 10.4.3 반대편으로 몸통 회전

- 아기의 몸통과 골반의 중립 정렬 상태를 유지하면서 왼손으로 아기의 오른쪽 몸통을 앞으로 회전시켜 체중을 왼쪽 엉덩이로 이동시킨다.
- 오른손으로 왼쪽 몸통을 뒤로 회전시켜 흉곽이 골반 위에 나란히 위치하도록 조절한다.

(그림 10.4.2에서 아기 몸통을 앞으로 회전시켜 체중을 오른쪽 엉덩이로 이동시킨다. 그림 10.4.3에서 아기 몸통을 앞으로 회전시켜 체중을 왼쪽 엉덩이로 이동시킨다).

보조손은 반대쪽 몸통을 뒤로 회전시켜 흉곽이 골반 위에 나란히 위치하도록 조절한다. 골반은 고정한 채로 흉곽만 옆으로 빗겨 움직이지 못하게 한다. 회전 움직임은 주로 엉덩관절에서 일어난다.

엉덩이 신전과 함께 몸통 회전 Rotation With Hip Extension

아기가 몸통 회전과 체중이동에 잘 적응하면 비체중지지쪽 엉덩이를 신전하여 몸통 회전의 범위를 넓힌다(그림 10.4.4).

아기의 몸통과 골반을 회전시킨 다음에 오른손은 아기의 몸통을 잘 잡고 왼손은 체중이 실리지 않은 오른쪽 다리로 옮긴다(그림 10.4.4). 오른손으로 아기 몸통을 계속 회전시키면서 왼손으로 아기의 오른쪽 엉덩이를 펴면서 다리를 내측회전시키면 엉덩이의 신전 범위가 넓어진다.

대부분의 아기는 엉덩이 신전과 내측회전 범위가 제한적이므로 다리를 억지로 펴거나 회전시키면 안 된다. 아기가 불편해하지 않는 범위까지만 움직인다. 엉덩관절의 회전범위에 제한이 없더라도 중립 자세까지만 내측회전시킨다.

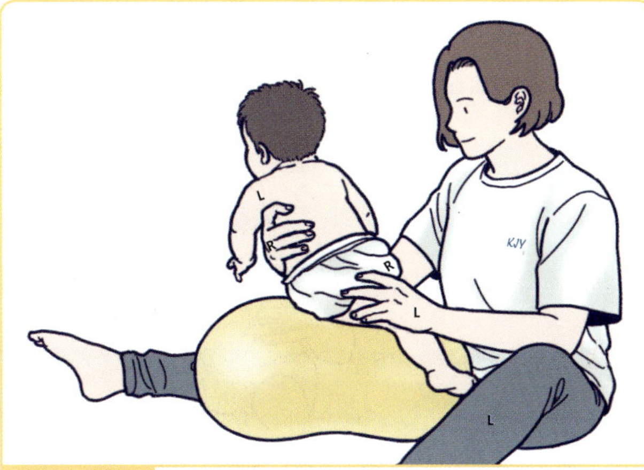

그림 10.4.4 엉덩이 신전과 함께 몸통 회전

- 아기의 몸통과 골반을 회전시킨 다음 오른손으로 아기의 왼쪽 몸통을 잘 잡고 왼손은 체중이 실리지 않은 오른쪽 다리로 옮긴다.
- 오른손은 아기 몸통을 계속 회전시키고 왼손은 아기의 오른쪽 엉덩이를 펴준다.
- 신전 범위를 넓히기 위해 오른손으로 아기의 오른쪽 엉덩이를 내측회전시킨다.

손 위치를 다르게 할 수 있어요! 아기가 몸통을 똑바로 세우거나 유지하지 못하면 아기의 팔을 몸 옆에 바짝 붙여서 잡는다(그림 10.4.5). 엄지로 위팔을 지그시 눌러주면서 바깥으로 돌리면 몸통 신전이 촉진된다(그림 10.4.5). 동시에 손가락으로 아기의 척추 양옆을 안쪽으로 지그시 눌러주면 척추가 펴진다(그림 10.4.6).

몸통을 똑바로 폈으면 각 손으로 아기 팔을 내전 및 외측회전시켜 몸통을 한쪽으로 회전시킨다(그림 10.4.7). 엄지로 아기 어깨에서 뒤쪽으로 지그시 누르는 힘을 준다(그림10.4.7). 코치도 아기와 눈 맞춤을 유지하면서 함께 움직인다.

아기 팔이 몸 가까이 있으면 처음에는 몸통 회전이 제한적인 것처럼 보인다. 하지만 이 자세는 흉추의 신전 및 회전 범위를 넓혀주고 요추의 운동성도 커진다.

팔로 체중지지 Upper-Extremity Weight Bearing

아기 자세 땅콩볼 가운데 엉덩이가 닿도록 앉힌다. 발은 바닥에 닿지 않는다(그림 10.4.8).

코치 자세 아기 앞에 무릎앉기 자세로 앉는다(그림 10.4.8). 체중을 이동하면서 아기와 눈 맞춤을 할 수 있는 자세여야 한다.

코치의 손 위치 및 움직임 코치는 아기가 팔로 체중을 지지하기 쉽도록 손 위치를 다르게 한다. 각 손으로 아기 팔을 모으고 약간 외측회전시켜 몸 가까이 붙인다(그림 10.4.8). 팔을 바깥으로 돌리면 몸통을 똑바로 세우기 쉽다.

양쪽 손가락 끝 둥근부분으로 지그시 힘을 주면서 척추를 똑바로 편다.

아기 몸통을 똑바로 편 후 양손으로 아기 팔을 몸통 옆에 붙인 자세에서 몸통을 오른쪽으로 회전시킨다(그림 10.4.9). 코치는 왼팔을 공에 기대고 아기 몸을 오른쪽으로 회전시킨다(그림 10.4.9). 아기가 손으로 공을 짚으면 왼손으로 아기 팔을 약간 바깥으로 돌린다. 왼손 엄지로 어깨 앞에서 뒤쪽으로 지그시 힘을 준다(그림 10.4.9).

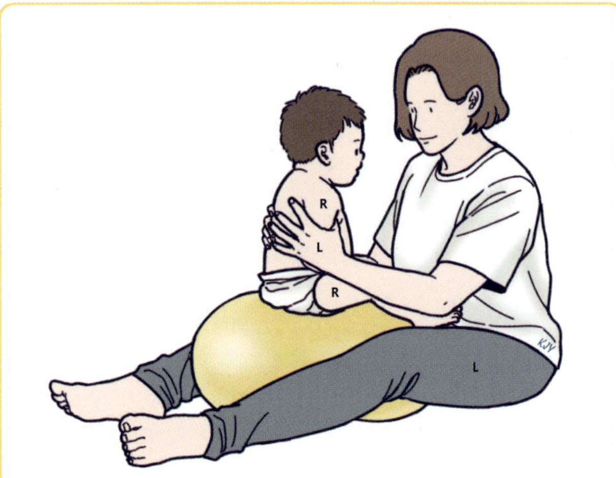

그림 10.4.5 손 위치를 다르게 할 수 있어요!

- 아기가 몸통을 펴서 유지하지 못하면 아기 팔을 몸 옆에 바짝 붙여서 잡는다.
- 양쪽 엄지로 위팔을 지그시 눌러주며 바깥으로 돌린다.

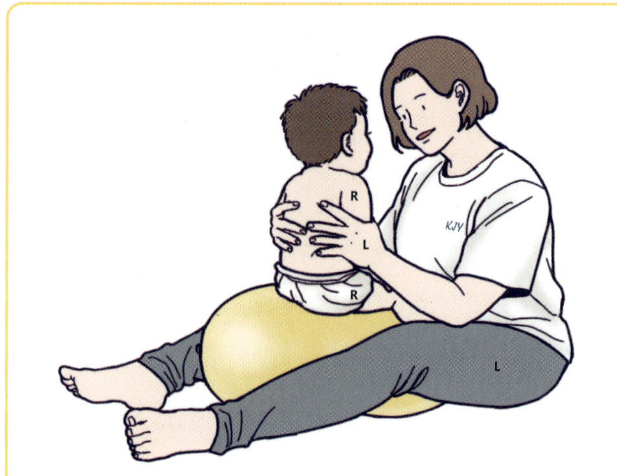

그림 10.4.6

- 아기 팔을 몸 옆에 모은 자세에서 손가락 끝으로 아기의 척추 양옆을 안쪽으로 지그시 눌러 척추를 똑바로 편다.

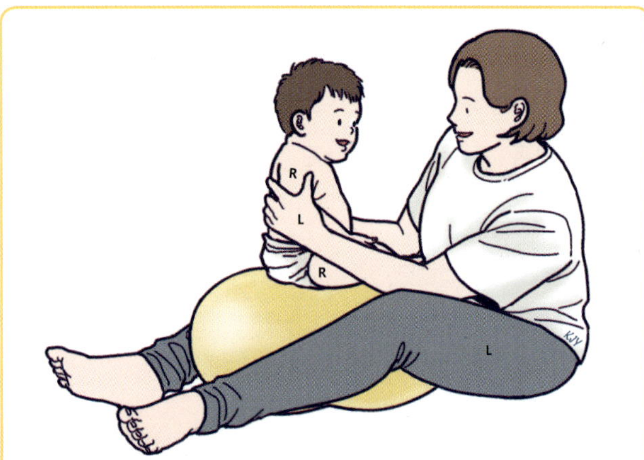

그림 10.4.7

- 아기의 몸통을 똑바로 편 자세에서, 코치는 아기의 팔을 내전, 외측회전 상태로 잡고 아기가 한쪽(오른쪽)으로 돌아보게 한다.
- 각 엄지로 아기의 양쪽 어깨에서 뒤쪽으로 지그시 힘을 준다.
- 코치도 아기의 움직임을 따라 움직이며 눈 맞춤을 유지한다.

오른손으로 아기와 공을 안정적으로 조절하며 비체중지지쪽 오른쪽 어깨가 뒤로 빠지지 않게 한다(그림 10.4.10).

팔로 체중을 지지하는 연습을 시킨 다음, 손 위치는 같게 하지만 속도를 좀 더 빠르게 몸통을 회전시켜 보호신전반응을 유도한다. 움직이는 동안 아기를 안정적으로 잡는다.

운동 팁

- 아기와 눈 맞춤을 하고 다양한 얼굴 표정으로 아기와 교감한다.
- 장난감을 좌우로 옮기면서 쳐다보게 해서 아기 스스로 몸통을 회전할 수 있는 기회를 준다.
- 엄마 또는 아빠가 공 뒤에 서서 아기 이름을 불러주며 몸통을 돌려 쳐다보도록 유도한다.
- 아기 스스로 머리를 좌우로 돌리도록 유도한다.

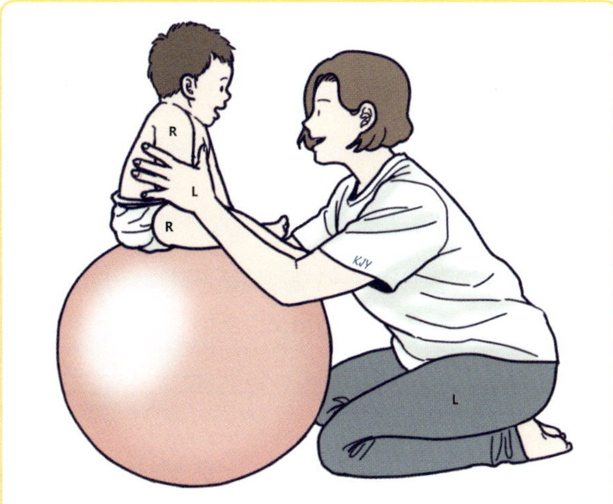

그림 10.4.8 팔로 체중지지

- 아기를 공 위에 앉히고 아기와 마주 보고 앉는다.
- 각 손으로 아기 팔을 모아서 약간 외측회전시켜 몸 가까이 붙인다.
- 손가락 끝 부분으로 몸통을 지그시 눌러 척추를 똑바로 편다.

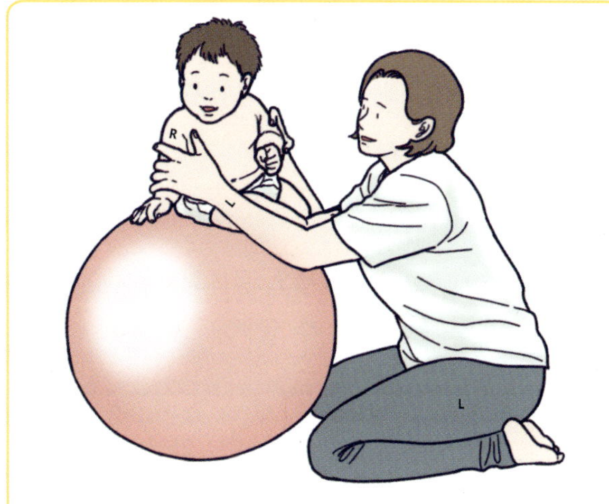

그림 10.4.9

- 앞의 자세를 유지하면서 몸통을 오른쪽으로 회전시킨다.
- 왼손으로 아기가 오른손으로 공을 짚게 하면서 팔을 약간 바깥으로 돌린다.
- 왼손 엄지로 가슴 앞에서 뒤쪽으로 지그시 힘을 준다.

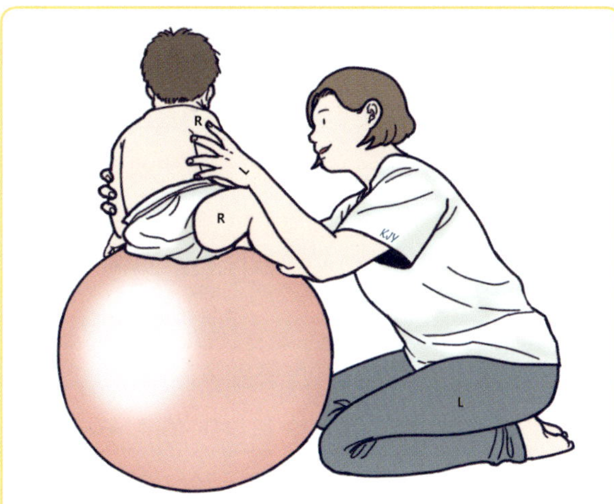

그림 10.4.10

- 각 손으로 아기의 팔을 몸 옆으로 모아서 잡고 왼쪽으로 회전시킨다.
- 오른손으로 아기와 공을 안정적으로 조절하며 비체중지지쪽 오른쪽 어깨가 뒤로 빠지지 않게 한다.

조심할 점

- 코치의 한쪽 손은 항상 아기의 몸통을 잡고 있어야 한다.
- 코치의 한쪽 팔은 항상 공 위로 걸쳐 공이 굴러가지 않게 한다.
- 체중지지쪽 허벅지 위로 골반과 몸통을 함께 움직인다.
- 골반은 고정된 채 흉곽만 움직이면 안 된다.
- 몸통이 구부정해지면 안 된다.
- 아기가 편안해하는 범위까지만 몸통을 회전시킨다.
- 아기가 편안해하는 범위까지만 엉덩이를 신전 또는 회전시킨다.
- 엄지로 위팔에 약간 힘을 주면서 외측회전시킨다.

움직임의 요소적 목표

- 수평면에서 척추 신전과 함께 회전
- 몸통 신전근의 수축
- 신전 및 회전동작으로 균형조절
- 팔로 체중지지

기능적 목표

- 앉아서 주변을 탐색하거나 장난감을 갖는데 필요한 수평면의 움직임
- 앉기에서 네발 자세 또는 앉기에서 서기로 이동 시 필요한 몸통 움직임
- 앉기에서 다른 자세로 이동 시 필요한 균형 조절
- 팔의 보호신전반응

한쪽 다리를 짚고 서서 몸통 회전 Rotation to One-Leg Stand

공이 적당히 작으면 아기의 비체중지지쪽 다리를 펴서 한쪽 다리로 서기를 촉진할 수 있다(그림 10.4.11~10.4.13). 코치는 한쪽 다리를 펴고 앉는다(그림 10.4.11).

아기 체중이 얼굴이 향한 쪽(왼쪽)으로 이동되고 비체중지지쪽(오른쪽) 다리가 펴지기 시작하면 (그림 10.4.11), 오른쪽 팔꿈치와 팔로 공과 왼쪽 다리를 안정적으로 잡는다. 공에 팔을 기대고 공의 움직임을 조절한다.

왼손을 아기 몸통에서 비체중지지쪽(오른쪽)으로 옮겨 엉덩이를 펴주면서 오른손으로 회전된 자세의 아기 몸통을 잘 잡는다(그림 10.4.12). 아기 엉덩이가 중립 자세에 오도록 내측회전시켜 신전 범위를 늘려준다. 아기가 무릎을 펴지 못하면 왼손으로 무릎을 잡고 무릎과 엉덩이를 함께 편다.

코치는 오른팔을 공에 기대어 공의 불필요한 움직임을 조절하면서 오른손으로 아기 몸통을 잡고 왼손으로 아기의 오른쪽 다리를 편다. 공을 오른쪽으로 굴려서 아기의 오른발이 바닥에 닿게 한다(그림 10.4.13).

아기 발이 바닥에 닿으면 왼손으로 엉덩이와 무릎을 펴서 발 뒤꿈치로 체중을 전달시킨다. 이제 발이 새로운 지지면이다.

움직임의 요소적 목표

- 수평면에서 척추신전 및 회전
- 몸통 신전근 및 굴곡근의 활성화
- 다리의 분리
- 수평면에서 허벅지 위로 골반의 회전

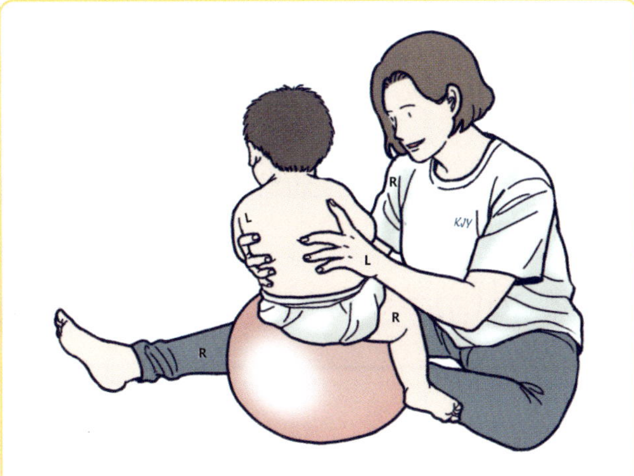

그림 10.4.11 한쪽 다리로 짚고 서서 몸통 회전

- 코치는 한쪽 다리를 펴고 앉는다.
- 아기 체중을 얼굴이 향한 쪽(왼쪽)으로 이동하고 비체중지지쪽(오른쪽) 다리가 펴지기 시작하면 오른쪽 팔꿈치와 팔로 공과 아기의 왼쪽 다리를 안정적으로 지지한다.

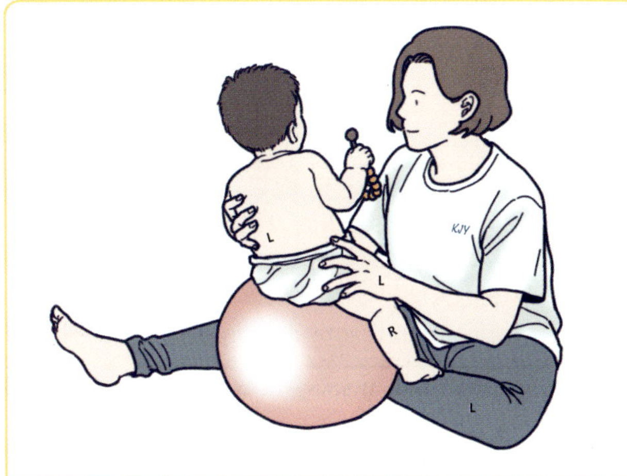

그림 10.4.12

- 오른손으로 아기의 몸통을 잡고 왼손을 아기 몸통에서 엉덩이로 옮겨서 펴준다.

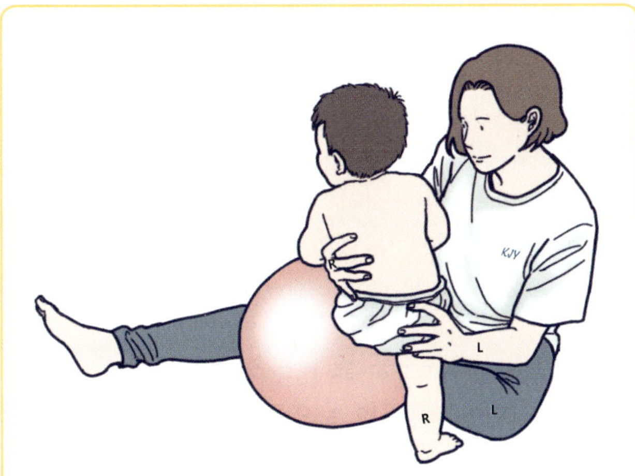

그림 10.4.13

- 오른팔을 공에 기대어 공의 불필요한 움직임을 조절하면서 오른손은 몸통을 잡고, 왼손으로 아기의 오른쪽 다리를 편다.
- 공을 오른쪽으로 굴려 아기의 오른발이 바닥에 닿게 한다.

- 골반 – 대퇴골(엉덩관절)의 움직임
- 엉덩이 내측회전으로 중립 자세에서 엉덩이 신전
- 한 발 서기에 필요한 엉덩이 및 무릎 신전
- 한 발로 체중지지

기능적 목표

- 중간입각기에 필요한 한 발 서기
- 독립 보행에 필요한 준비
- 계단 보행의 준비를 위한 다리 분리

10.5 몸통 굴곡과 회전을 동반한 사선 방향으로 체중이동

Diagonal Weight Shifts: Rotation With Flexion

이 운동의 목표는 앉은 자세에서 몸통 굴곡근 및 신전근의 사선 방향으로 활성화와 균형반응을 연습시키는 것이다. 몸통과 엉덩이 근육에서 구심성 수축과 편심성 수축이 교대로 일어난다.

지지면 내에서 무게중심이 사선 방향으로 이동할 때 아기의 반응을 잘 살핀다. 근육의 조절능력, 감각피드백의 인식 및 처리 능력을 파악할 수 있다.

아기 자세 공 가운데 엉덩이가 닿도록 앉힌다. 발은 바닥에 닿지 않는다.

코치 자세 아기의 눈 높이 또는 약간 밑에서 눈 맞춤을 할 수 있는 위치에 공을 다리 사이에 두고 앉는다(그림 10.5.1). 무릎서기 또는 서서 운동할 수 있을 정도로 큰 공을 사용해도 된다. 아기와 눈 맞춤을 유지하며 함께 몸을 움직일 수 있는 자세가 좋다.

코치의 손 위치 및 움직임 그림 10.5.1에서는 가이드손과 보조손의 구분이 따로 없으며, 그림 10.5.2에서는 가이드손이 오른손, 보조손이 왼손이며, 그림 10.5.3에서는 가이드손이 왼손, 보조손이 오른손이다.

각 손으로 아기 흉곽 및 하부 몸통의 외측을 잡고(그림 10.5.1) 팔은 공에 걸친다. 아기 몸통과 골반이 바닥과 최대로 수직을 이룬 자세에서 몸통에서 골반 쪽으로 힘을 준다.

체중지지쪽 몸통을 잡은 손이 가이드손이며, 비체중지지쪽 몸통을 조절하는 손이 보조손이다.

몸통과 골반의 중립 정렬을 유지하면서 공 위의 아기를 대각선 방향으로 뒤로 움직여 왼쪽 엉덩이로 체중을 이동시킨다(그림 10.5.2). 오른손으로 아기의 왼쪽 몸통을 약간 위로 끌어당겨서 늘려준다.

왼손은 아기의 오른쪽 몸통을 뒤로 회전시켜 체중이 왼쪽 엉덩이로 옮겨가는 것을 보조한다.

사선 방향으로 체중을 이동시키면 체중지지쪽 몸통 신전 및 근육 신장, 사선 방향의 복횡근 수축, 체중이동측과 멀어지는 방향으로 몸통 회전이 이뤄진다(그림 10.5.2에서 왼쪽으로 체중이동, 오른쪽으로 회전; 그림 10.5.3에서 오른쪽으로 체중이동, 왼쪽으로 회전).

좌우 양쪽으로 번갈아서 사선 방향으로 체중이동을 연습시킨다(그림 10.5.2와 10.5.3).

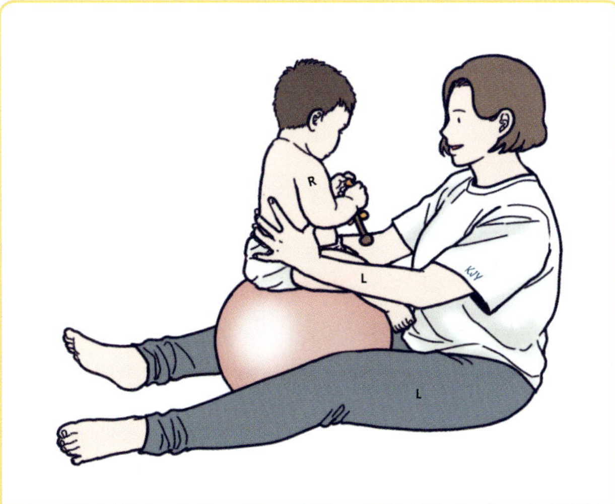

그림 10.5.1 몸통 굴곡과 회전을 동반한 사선 방향으로 체중이동

- 공 가운데 아기의 엉덩이가 닿게 앉힌다.
- 각 손으로 아기 흉곽 및 하부 몸통 외측을 잡고 팔은 공에 걸친다.
- 아기 몸통과 골반을 바닥과 최대로 수직이 되도록 조절하며 몸통에서 골반을 향해 아래 방향으로 힘을 가한다.

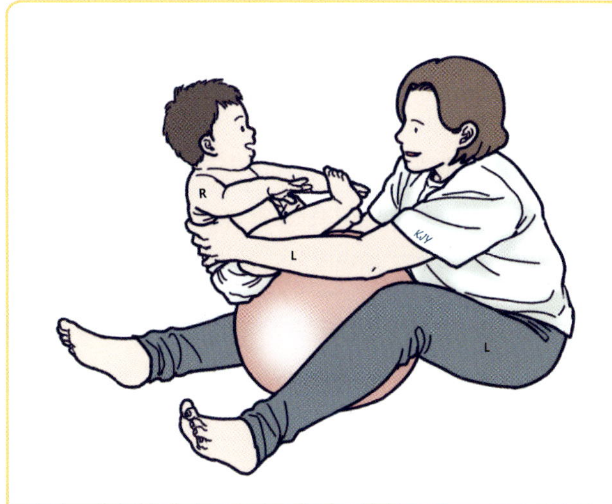

그림 10.5.2

- 각 손으로 몸통과 골반의 중립 정렬을 유지하면서 아기를 사선 방향으로 뒤로 움직여 왼쪽 엉덩이로 체중을 이동시킨다.
- 오른손으로 아기의 왼쪽 몸통을 약간 위로 끌어당겨서 신장시킨다.

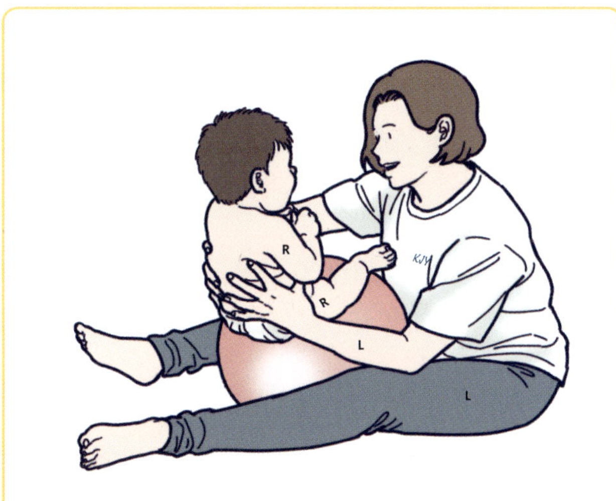

그림 10.5.3 반대 방향으로 회전

- 아기의 오른쪽 엉덩이로 체중을 이동시키고 왼쪽으로 회전시킨다.

조심할 점

- 공을 사선 방향으로 뒤쪽으로 움직인다. 공을 옆으로 움직이지 않는다. 공을 옆으로 움직이면 아기 몸은 외측굴곡, 기울어짐 또는 균형을 잃을 수 있다.
- 체중지지쪽 허벅지 위로 골반과 몸통이 함께 움직여야 한다.
- 골반은 고정된 채 흉곽만 옆으로 빗겨나듯 움직이면 안 된다.
- 흉곽을 비체중지지쪽으로 앞으로 회전시키면 안 된다.
- 체중이동으로 몸통 굴곡근이 활성화되더라도 몸통은 구부러지면 안되고 똑바로 펴져야 한다.
- 골반을 비체중지지쪽으로 앞으로 회전시키면 안 된다.

움직임의 요소적 목표

- 목 및 몸통 굴곡근과 신전근의 동시수축
- 몸통을 안정적으로 편 상태에서 복횡근 수축을 통한 몸통 회전
- 앉은 자세에서 몸통 회전 시 평형반응
- 다리의 균형반응
- 앞으로 팔 뻗기
- 흉근 수축

기능적 목표

- 옷 입기에 필요한 균형 조절
- 무게중심 이동 시 균형 유지

CHAPTER

11 아기를 볼스터에 앉혀서 하는 운동

11.1 아기를 볼스터에 앉히고 시상면에서 체중이동

Bench-Sitting on Bolster: Sagittal Plane Weight Shifts

이 운동의 목표는 앉은 자세에서 시상면의 몸통–골반–엉덩이의 바른 정렬, 목 및 몸통 굴곡근과 신전근의 동시수축(coactivation), 목, 몸통, 다리 근육에서 시상면의 바로잡기반응(righting reaction)을 촉진하는 것이다.

체중이 앞 · 뒤로 이동될 때 아기의 반응을 확인할 수 있다. 감각피드백 변화의 처리 능력과 근육 조절 능력에 따라 반응이 다를 것이다. 아기가 반응하지 않으면 운동조절장애 또는 감각처리장애 여부에 대한 정확한 진단이 필요하다.

이 운동은 "제 10장 아기를 공 위에 앉혀서 하는 운동"과 유사하지만, 볼스터는 공에 비해 움직임이 제한적이다. 아기 또는 공을 조절하는 것이 어려우면 볼스터를 사용한다.

아기 자세 코치와 마주보도록 볼스터에 앉힌다.

코치 자세 아기 눈높이 또는 약간 아래로 아기와 함께 체중을 이동하기에 편한 자세로 앉는다.

코치의 손 위치 및 움직임 그림 11.1.1~11.1.4에서 가이드손과 보조손의 구분이 따로 없이 양손을 사용한다.

양손으로 아기의 몸통, 즉 흉곽과 골반을 잡고 손목이나 아래팔을 아기의 다리에 살짝 기댄다(그림 11.1.1). 코치의 팔이 다리에 닿으면 아기는 안정감을 느낄 것이다.

아기의 몸통과 골반이 바닥과 최대로 수직을 이루고 좌우 대칭적 자세로 정렬한다. 어깨와 엉덩이가 나란한 자세에서 아기의 몸통과 골반에서 볼스터를 향해 아래 방향으로 힘을 준다.

굴곡근 활성화를 위한 뒤쪽으로 체중이동

Posterior Weight Shift for Activation of Flexors

아기의 몸통과 골반의 중립 자세를 유지하면서 손으로 아기의 몸통을 잡고 아래팔은 아기 다리 옆 볼스터 위에 댄다. 아기와 볼스터를 뒤쪽으로 움직인다(그림 11.1.2).

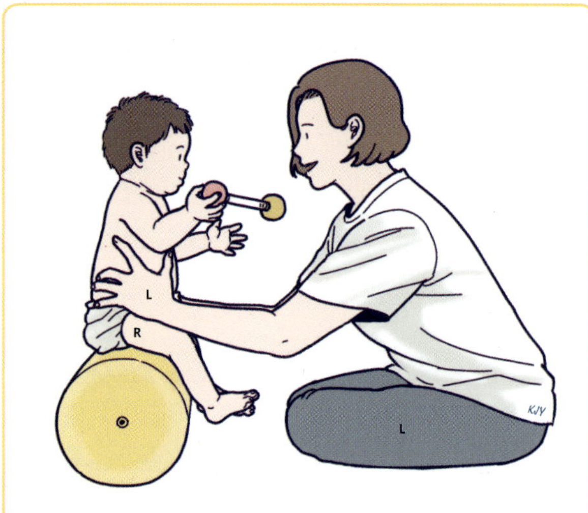

그림 11.1.1 볼스터에 아기를 앉히고 시상면에서 체중이동

- 아기를 코치와 마주보도록 볼스터에 앉힌다.
- 각 손으로 아기의 몸통, 즉 흉곽과 골반을 잡고 손목 또는 아래팔은 아기 다리에 살짝 기댄다.
- 아기의 몸통과 골반을 중립적, 대칭적 자세로 정렬해서 어깨와 엉덩이가 나란한 위치에 오게 한 다음, 아기의 몸통과 골반에서 볼스터를 향해 아래 방향으로 힘을 준다.

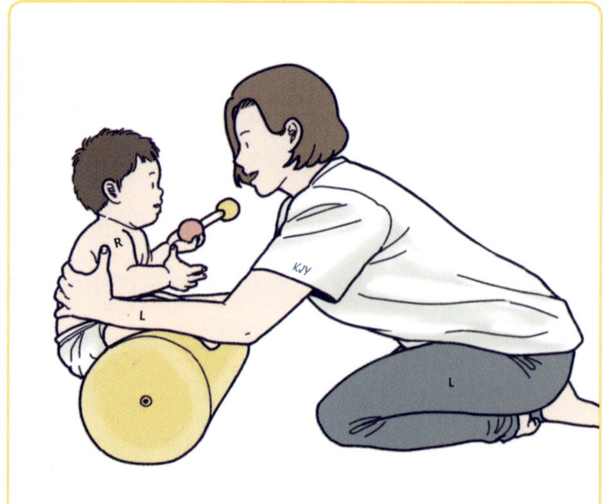

그림 11.1.2 굴곡근 활성화를 위한 뒤쪽으로 체중이동

- 아기의 몸통과 골반의 중립 자세를 유지하면서 손으로 아기의 몸통을 잡고 아래팔은 아기 다리 옆 볼스터 위에 댄다.
- 아기와 볼스터를 함께 뒤쪽으로 움직인다.

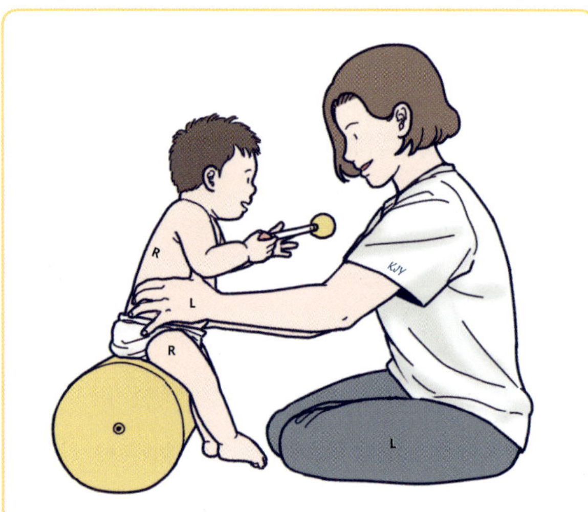

그림 11.1.3 신전근 활성화를 위한 앞쪽으로 체중이동

- 아기의 몸통과 골반의 중립 자세를 유지하면서 손으로 아기의 몸통을 잡고 아기와 볼스터를 앞쪽으로 움직인다.
- 볼스터가 앞으로 움직일 때 아기가 앞으로 기대지 못하게 한다. 각기 네 손가락으로 아기 몸통을 잡고 엄지로 아기 가슴에서 뒤쪽으로 지그시 힘을 준다.

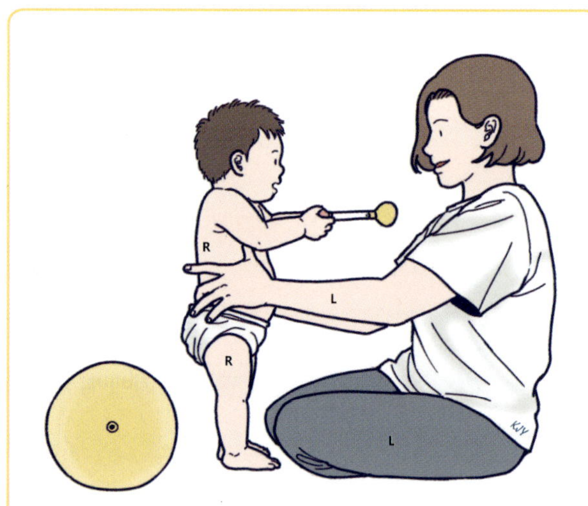

그림 11.1.4 정면을 향해 대칭적으로 세우기

- 아기의 발이 바닥에 닿으면 몸통과 엉덩이를 잘 잡고 엉덩이를 펴서 세운다.

볼스터를 뒤로 움직일 때 아기의 몸통을 최대로 세워야 한다(그림 11.1.2). 몸통이 구부러지면 코치는 손가락으로 아기의 척추 양옆을 지그시 눌러 척추를 신전시킨다.

볼스터를 뒤로 움직이면 몸통을 똑바로 세우는 바로잡기반응(몸통 굴곡근과 신전근이 동시에 수축)이 나와야 한다. 몸통 신전근은 활성화되지 않고 굴곡근만 활성화되면 몸이 앞으로 구부정해진다. 척추를 똑바로 세우고 유지할 때 엉덩관절에서 움직임이 일어난다.

신전근 활성화를 위한 앞쪽으로 체중이동

Anterior Weight Shift for Activation of Extensors

아기의 몸통과 골반의 중립 자세를 유지하면서 손으로 아기의 몸통을 잡고 아기와 볼스터를 앞쪽으로 움직인다(그림 11.1.3).

아기의 몸통과 엉덩이를 편 자세로 볼스터를 앞으로 움직인다(그림 11.1.3). 볼스터가 앞으로 움직일 때 몸통은 똑바로 세우고 엉덩이는 펴는 바로잡기반응이 나와야 한다. 이를 위해, 몸통 신전근과 굴곡근이 동시수축하고 엉덩이 신전근이 수축해야 한다. 척추를 똑바로 세운 자세에서 엉덩관절에서 움직임이 일어난다.

볼스터를 앞으로 움직일 때 엉덩이를 펴지 못하는 아기는 엉덩이를 구부려 앞으로 기대려고 할 것이다. 이 경우, 네 손가락으로 아기 몸통을 잡고 엄지로 가슴 앞에서 뒤쪽으로 지그시 눌러 자극을 준다(그림 11.1.3). 아기 엉덩이가 볼스터에 잘 닿도록 안정적으로 앉힌다.

정면을 향해 대칭적으로 세우기 Forward to Symmetrical Stand

아기를 볼스터에서 일으켜 세우기 위해 먼저 아기를 볼스터에 안정적으로 앉히고 볼스터를 앞으로 굴려서 발이 바닥에 닿게 한다(그림 11.1.3). 그 다음 엉덩이를 펴주면서 세운다(그림 11.1.4). 아기가 서서 균형을 잡을 수 있도록 몸통과 엉덩이를 잘 잡는다.

운동 팁 노래를 불러주며 아기와 눈 맞춤을 통해 아기의 참여를 유도할 수 있다.

조심할 점

- 운동을 하는 동안 손으로 아기의 몸통을 잘 잡는다.
- 아기 체중이 볼스터에 실린 상태에서 볼스터를 움직인다.
- 아기가 뒤로 넘어지지 않게 조심한다.
- 엉덩이 신전근의 조절이 부족하면 앞으로 넘어지려 하거나 엉덩이를 구부려 몸을 앞으로 기댈 것이므로 이에 유의한다.

움직임의 요소적 목표

- 엉덩이, 몸통, 머리의 굴곡 및 신전에 의한 바로잡기반응
- 시상면에서 몸통 신전근과 굴곡근의 균형잡힌 발달
- 척추를 편 상태에서 복부 근육의 활성화
- 엉덩이 굴곡근과 신전근의 교차 활성화
- 다리의 하방보호신전반응
- 서기에 필요한 다리로 체중지지

기능적 목표

- 앉기 조절에 필요한 몸통 근육의 활성화
- 앉은 자세에서 체중이동 시 균형반응
- 서기에 필요한 몸통과 엉덩이 근육의 준비
- 다리의 전방보호신전반응
- 대칭적 서기

11.2 몸통, 골반, 엉덩이의 중립 정렬

Neutral Alignment of Trunk, Pelvis, and Hips

이 운동의 목표는 앉은 자세에서 아기의 몸통, 골반, 엉덩이의 중립 정렬을 촉진하는 것이다. 신체 어느 한 분절의 정렬이 어긋나면 이를 보상하기 위해 다른 분절의 정렬도 틀어진다. 예를 들어 한 관절이 타이트하면 다른 관절의 움직임이 비정상적으로 커진다.

아기 자세 엉덩이 90도, 무릎 90도 이하 굴곡 자세로 앞을 향해 볼스터에 걸쳐 앉힌다(그림 11.2.1). 무릎이 90도 이상 굴곡되면 골반이 앞으로 기울어진다.

코치 자세 아기 뒤에 앉는다.

코치의 손 위치 및 움직임 그림 11.2.1과 11.2.2에서는 가이드손과 보조손의 구분이 따로 없이 양손을 사용하며, 그림 11.2.3에서는 가이드손이 오른손, 보조손이 왼손이다. 아기가 등과 허리를 똑바로 펴지 못하고 골반이 뒤로 기울어진 자세로 앉으면(그림 11.2.1), 각 네 손가락으로 아기의 몸통을 잡고 엄지는 척추 양옆에 댄다. 손가락으로 아기 등을 똑바로 세워주고 엄지로 척추를 지그시 눌러 펴준다(그림 11.2.2). 아기의 몸통을 신전시킨 다음 흉곽에서 골반을 향해 아래 방향으로 힘을 준다. 이때 아기 몸통이 구부러지지 않도록 주의한다.

아기 몸통을 최대로 신전시키기 위해 오른손(가이드손)으로 아기 몸통을 잘 잡고 왼손으로 아기의 왼쪽 팔을 잡는다(그림 11.2.3).

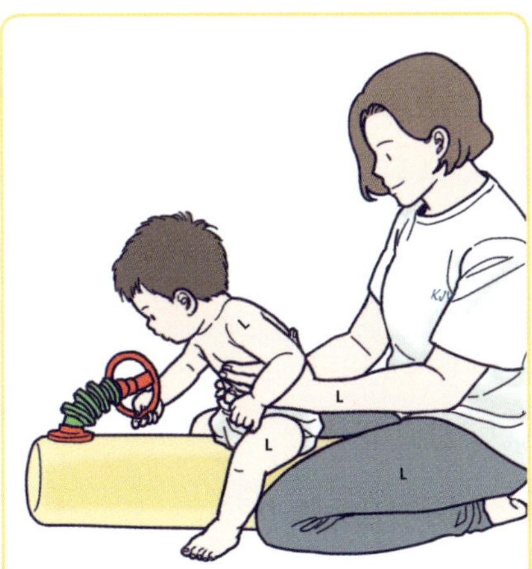

그림 11.2.1 몸통, 골반, 엉덩이의 중립 정렬

- 아기는 엉덩이 90도, 무릎 90도 이하로 구부려 앞을 향해 볼스터에 걸쳐 앉힌다.
- 각 네 손가락으로 아기 몸통을 잡고 양쪽 엄지를 아기의 척추 양옆에 댄다. 등과 허리를 앞으로 구부리지 않고 골반이 뒤로 기울어지지 않게 조절한다.

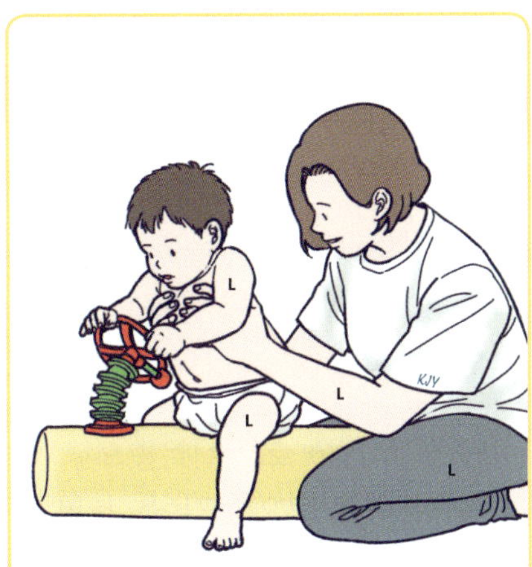

그림 11.2.2

- 각 네 손가락으로 아기 등을 똑바로 세우고 엄지로 아기의 척추 양옆을 지그시 눌러서 펴준다.
- 아기의 몸통을 신전시킨 다음 흉곽에서 골반을 향해 아래 방향으로 힘을 준다.

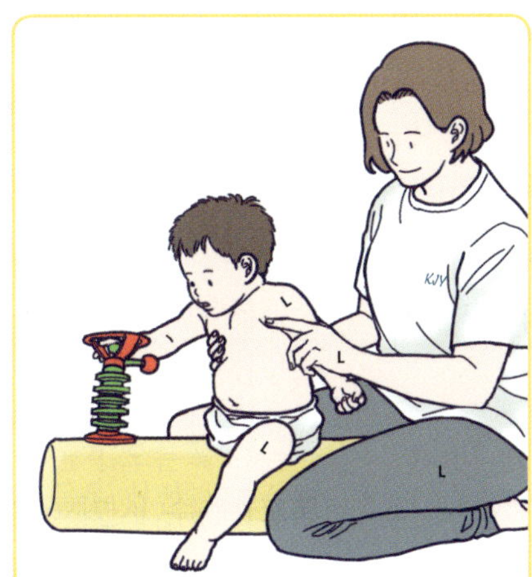

그림 11.2.3

- 오른손 엄지로 척추를 계속 가볍게 눌러서 아기 몸통을 최대로 똑바로 세우고, 네 손가락으로 등이 펴지도록 조절한다.
- 왼손으로 아기의 왼쪽 위팔을 내전 및 외측시킨 다음 뒤쪽으로 약간 힘을 준다.

오른손 엄지로 척추 가운데 양옆을 지그시 누르면서 네 손가락으로 등이 펴지도록 조절한다. 왼손은 아기의 왼쪽 위팔을 잡고 내전, 외측회전시키면서 뒤쪽으로 약간 힘을 준다(그림 11.2.3). 팔이 외측회전되면 몸통의 신전이 촉진된다.

몸통과 골반의 중립 자세에서 다른 방향으로 움직임을 촉진할 수 있다.

운동 팁

- 그림 11.2.3은 아기가 몸을 똑바로 펴고 한 손을 사용하는데 도움이 되는 운동방법이다.
- 볼스터에 장난감을 붙여두고 아기의 관심과 참여를 유도한다.

조심할 점

- 몸통을 신전시킬 때 흉곽을 위로 끌어 올리면 안 된다.
- 엄지로 지그시 힘을 준다.
- 아기가 편안해 하는 범위까지 팔을 외측회전시킨다.

움직임의 요소적 목표

- 흉추 굴곡에서 신전으로 몸통 신전
- 척추 및 머리가 골반과 최대로 수직을 이룬 자세
- 골반이 앞이나 뒤로 기울어지지 않은 중립 자세
- 팔 사용 시 몸통의 신전 자세 유지
- 머리 및 몸통의 대칭적 자세

기능적 목표

- 기능적 앉기에 필요한 몸통 신전
- 팔 사용과 먹기에 필요한 똑바로 앉기

11.3 볼스터에 아기를 앉혀서 앞쪽으로 체중이동

Sitting on Bolster: Anterior Weight Shifts

운동발달이 지연되는 많은 아기들이 앞으로 팔 뻗기와 일어서기 시 엉덩관절에서부터 움직임을 시작하지 못한다. 보상작용으로 흉추에서 움직임이 시작되므로 척추후만증(kyphosis)이 증가한다. 요추에서 움직임이 시작될 경우, 골반 전방경사(pelvic anterior tilt)와 요추전만(lumbar lordosis)이 증가한다.

이 운동의 목표는 팔을 앞으로 뻗거나 일어설 때 엉덩관절에서부터 움직임이 시작될 수 있는 능력을 키워주는 것이다. 또한 시상면에서 골반-대퇴골 운동성, 능동적 척추 신전, 몸통과 골반을 허벅지를 지나 앞으로 움직이는 능력을 증진시키는 것이다.

아기 자세 엉덩이 90도, 무릎 90도 이하로 굴곡하고 앞을 향해 볼스터에 걸쳐 앉힌다(그림 11.3.1). 무릎을 90도 이상 구부리면 골반이 앞으로 기울어진다.

척추는 시상면에서 최대한 중립 자세가 되어야 한다. 즉, 옆에서 봤을 때 바닥과 수직을 이루면 가장 좋다(11.2, 몸통, 골반, 엉덩이의 중립 정렬 참고). 척추 어느 한 분절이 굴곡 또는 신전되면 다른 관절의 운동성이 지나치게 커질 수 있다. 운동발달지연이 있는 경우 흔한 문제이다.

볼스터를 바닥에 편평하게 또는 기울여서 놓는다.

코치 자세 아기 뒤에 앉는다.

코치의 손 위치 및 움직임 그림 11.3.1~11.3.8에서는 가이드손과 보조손의 구분이 따로 없이 양손을 사용하며, 그림 11.3.9에서는 가이드손이 왼손, 보조손이 오른손이며, 그림 11.3.10에서는 가이드손이 오른손, 보조손이 왼손이다.

아기마다 조절이 필요한 분절에서 전방으로 체중이동을 촉진한다. 장난감을 향해 앞으로 팔을 뻗게 하거나 어깨 높이 또는 더 높은 위치로 놀이 활동을 유도해 몸을 앞으로 움직이게 한다. 볼스터로 경사를 만들어 사용한다면 볼스터 맨 꼭대기에 장난감을 놓아둔다.

몸통으로부터 촉진 Facilitation From the Trunk

아기가 팔로 자유롭게 장난감에 손을 뻗을 수 있지만 몸통과 골반을 함께 움직이는 것이 어렵다면(근육긴장도가 낮은 아기에게서 흔한 문제) 코치는 양손으로 아기의 흉곽과 골반의 정렬을 바르게 해서 잘 잡는다. 각 손을 아기 몸통에 대고 손가락을 벌려서 아기 흉곽과 골반 사이를 감싼다(그림 11.3.2).

요추가 과신전된 경우, 검지와 중지로 흉곽을 지그시 누른 다음 흉곽을 뒤쪽으로 움직여 골반과 함께 지지면에 최대로 수직이 되게 한다. 이를 통해 요추가 굴곡되므로 중립 자세가 된다. 하지만, 요추가 지나치게 굴곡되면 골반이 후방경사되고 후만증이 생길 수 있다.

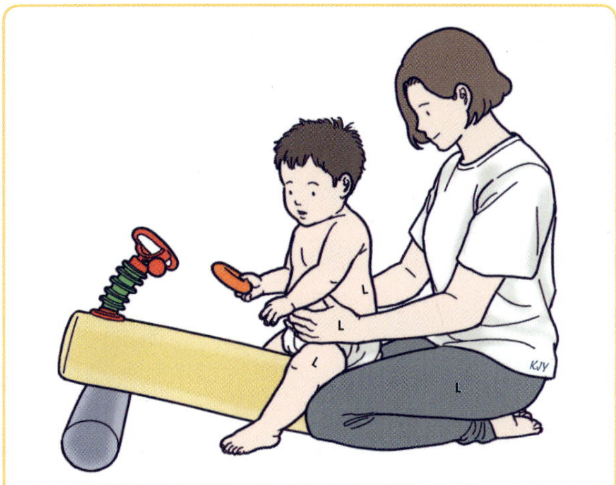

그림 11.3.1 볼스터에 아기를 앉혀서 앞쪽으로 체중이동

- 아기는 엉덩이 90도, 무릎 90도 이하로 구부려 앞을 향해 볼스터에 걸쳐 앉힌다.

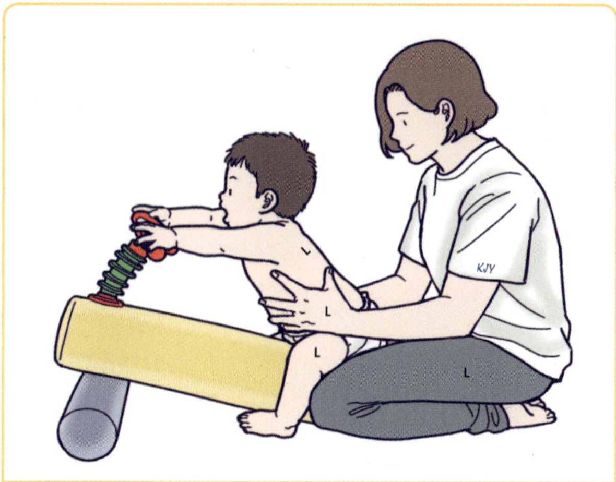

그림 11.3.2 몸통으로부터 촉진

- 양쪽 네 손가락을 벌려 흉곽과 골반을 감싼다.
- 아기가 양팔을 볼스터에 붙은 장난감으로 뻗을 때 코치는 아기 몸통을 엉덩관절에서부터 앞쪽으로 움직인다.

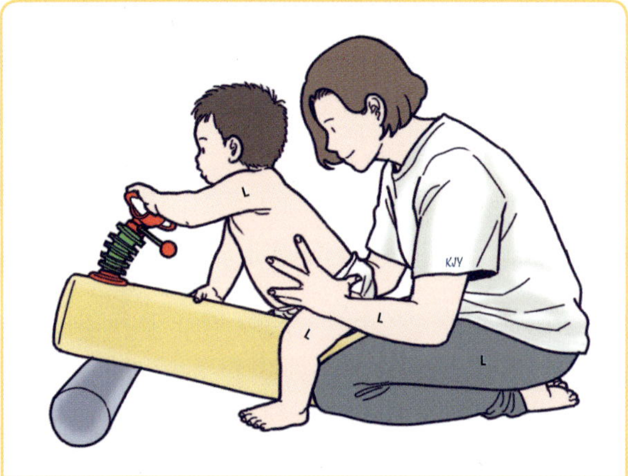

그림 11.3.3 몸통 촉진하여 일으켜세우기

- 아기 발이 바닥에 닿은 상태에서 아기가 앞으로 손을 뻗을 때 코치는 양쪽 네 손가락으로 아기의 몸통을 잡고 흉곽이 골반과 나란하도록 조절한다.
- 양쪽 엄지를 아기 엉덩이로 옮겨 아기 체중이 발로 옮겨지도록 촉진한다.

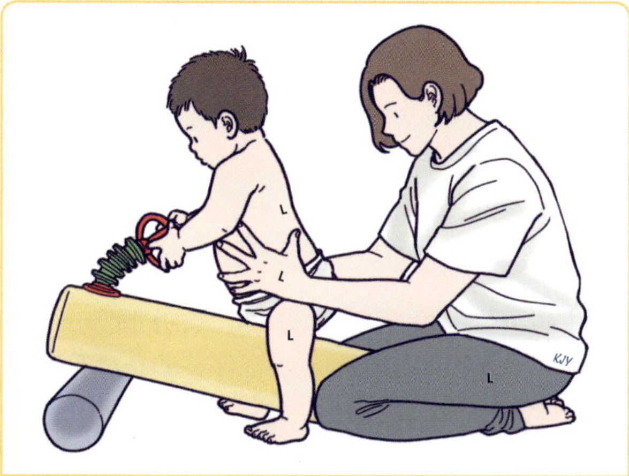

그림 11.3.4

- 아기가 다리로 체중을 지지하고 서면 대둔근이 능동적으로 수축한다.
- 코치는 계속해서 손가락으로 아기가 몸통을 똑바로 펴도록 조절한다.

허리가 굴곡된 경우, 엄지로 아기의 흉곽 뒷면을 지그시 누른 다음 흉곽을 앞쪽으로 움직여 골반과 최대로 수직 위치가 되게 한다. 이런 식으로 요추를 중립 자세로 조절한다. 하지만, 요추가 과신전되면 골반이 전방경사된다.

아기의 흉곽과 골반의 중립 정렬을 유지하며 아기가 앞으로 양팔을 뻗을 때 몸통을 엉덩관절에서부터 앞으로 움직여준다(그림 11.3.2). 앞으로 팔 뻗기 시 그리고 몸을 똑바로 세워 다시 앉을 때 몸통의 바른 정렬 상태가 유지되어야 한다. 엉덩관절에서부터 움직임이 시작돼야 한다는 점을 기억한다.

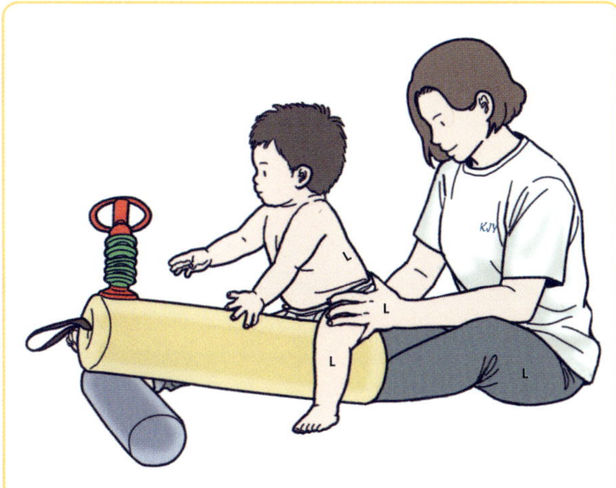

그림 11.3.5 골반으로부터 촉진

- 각 손으로 아기 골반의 외측을 잡고 엄지는 골반의 뒷면에 댄다.
- 손가락으로 아기의 허벅지를 안정적으로 잡는다.

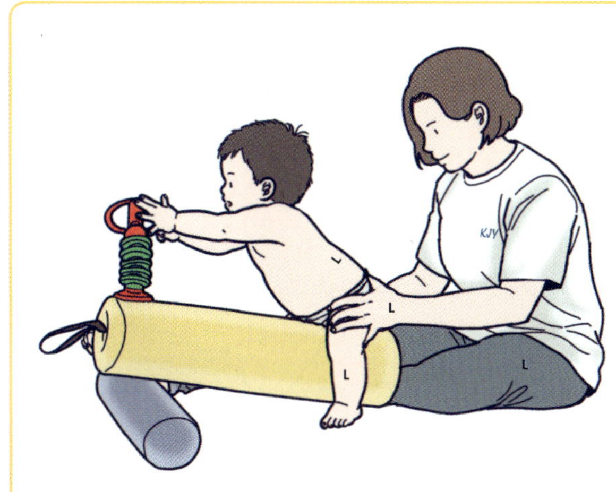

그림 11.3.6

- 아기가 양팔을 앞으로 뻗을 때, 엄지로 아기 골반이 허벅지를 지나 앞으로 움직이도록 조절한다.
- 골반과 몸통의 바른 정렬 상태를 유지한다.

볼스터에서 일어서기 *Rise to Stand*

볼스터에서 일어서기를 촉진하기 위해 먼저 아기 발이 바닥에 닿아야 한다(그림 11.3.2). 아기가 앞으로 팔을 뻗을 때 코치는 손가락을 아기의 몸통 앞쪽에 대고 흉곽이 골반과 최대로 수직을 이루도록 조절한다. 엄지를 아기 엉덩이로 옮겨 아기의 체중이 발로 옮겨지도록 촉진한다(그림 11.3.3).

아기가 다리로 체중을 지지한 상태에서 엄지는 엉덩이 신전, 네 손가락은 몸통 신전을 계속 촉진한다(그림 11.3.4). 아기가 일어설 때까지 그리고 대둔근이 능동적으로 수축해서 엉덩이가 펴질 때까지 엄지와 손가락으로 계속 지그시 눌러준다. 아기가 일어서면 아기의 흉곽과 엉덩이를 잘 잡는다. 아기의 대둔근이 능동적으로 수축하면 코치는 손을 아기 엉덩이에서 몸통으로 옮긴다(그림 11.3.4).

골반으로부터 촉진 Facilitation From the Pelvis

아기가 어느 정도 팔을 사용하고 몸통 상부를 조절하더라도 골반을 허벅지 앞으로 움직이지 못하면 코치는 각 손으로 아기 골반 외측을 잡고 엄지는 골반 뒤쪽에 댄다(그림 11.3.5).

아기가 두 팔을 앞으로 뻗을 때, 엄지로 아기 골반이 허벅지 앞으로 움직이도록 가이드한다(그림 11.3.6). 네 번째, 다섯 번째 손가락으로 아기의 허벅지를 안정적으로 잡는다(그림 11.3.5와 11.3.6). 다리가 외전 및/또는 신전되는 경향이 있을 때는 특별히 대퇴골의 안정화에 신경쓴다.

주의: 골반을 지나치게 앞으로 움직이면, 골반이 전방경사되고 요추가 신전되므로 주의한다. 골반과 몸통의 바른 정렬 상태를 유지한다(그림 11.3.6).

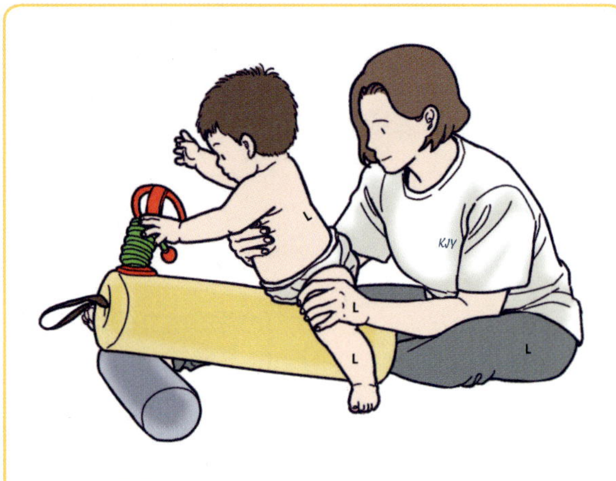

그림 11.3.7 골반에서부터 촉진을 통해 볼스터에서 일어서기

- 아기가 팔을 앞으로 뻗을 때 코치는 각 손을 아기 골반에서 허벅지로 옮겨 손가락은 허벅지를 잡고 엄지는 엉덩이에 댄다.
- 손가락으로 아기의 허벅지를 잘 잡고 발쪽으로 체중을 전달되도록 힘을 주면서 엄지로 아기의 엉덩이를 위쪽, 안쪽 방향으로 지그시 눌러 엉덩이를 펴준다.
- 오른손을 아기의 흉곽 앞쪽으로 옮겨 흉곽과 골반의 정렬을 맞춰 골반 전방경사 및 요추 과신전을 방지하고 체중을 뒤쪽으로 이동시켜 몸통이 골반 및 다리와 나란한 위치에 오게 한다.

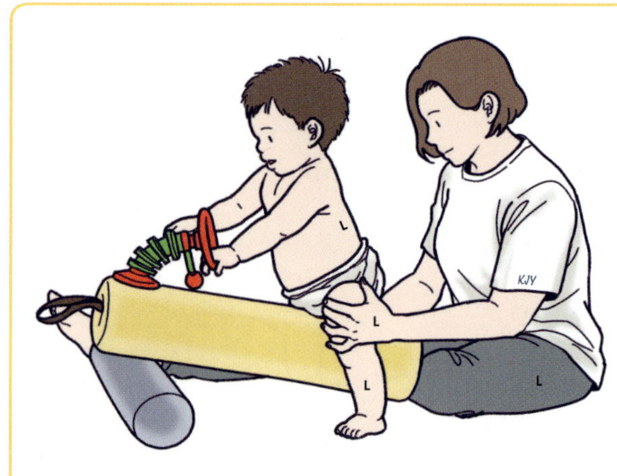

그림 11.3.8

- 아기가 앞의 자세를 유지하면 코치는 오른손을 다시 아기의 오른쪽 허벅지로 옮겨서 양쪽 허벅지를 잡고 엄지는 엉덩이에 댄다.
- 엄지로 아기 엉덩이에서 위쪽, 안쪽 방향으로 지그시 힘을 주어 엉덩이를 펴주면서 손가락으로 허벅지를 외측회전시키며 발쪽으로 힘을 주어 아기 발의 외측으로 체중을 이동시킨다.

볼스터에서 일어서기 *Rise to Stand*

볼스터에서 일어서기를 촉진하기 위해 먼저 아기 발이 바닥에 닿아야 한다(그림 11.3.6). 아기가 팔을 앞으로 뻗을 때 코치는 양손을 아기 골반에서 허벅지로 옮긴다(그림 11.3.7). 손가락은 허벅지를 잡고 엄지는 엉덩이에 댄다. 손가락으로 아기의 허벅지를 안정적으로 잡고 발 쪽으로 체중이 전달되도록 힘을 주고 엄지로 아기의 엉덩이를 위쪽, 안쪽 방향으로 지그시 눌러 엉덩이를 펴준다.

요추가 과신전 또는 골반이 전방경사된 경우, 아기의 허벅지를 잡고 있던 오른손을 아기의 흉곽 앞쪽으로 옮겨 흉곽과 골반의 정렬을 바르게 한다(그림 11.3.7). 왼손은 계속해서 아기의 허벅지를 잡고 엄지로 엉덩이를 지그시 눌러서 자극한다.

아기의 체중을 뒤쪽으로 이동시켜 몸통이 골반 및 다리와 나란한 위치에 오게 한다. 아기가 이 자세를 유지하면 코치는 오른손을 다시 아기의 허벅지로 옮겨서 양쪽 허벅지를 잡고 엄지는 엉덩이에 댄다(그림 11.3.8).

엄지로 아기 엉덩이에 위쪽, 안쪽으로 힘을 주고 엉덩이를 펴준다. 손가락으로 아기 허벅지를 외측회전시키며 발쪽으로 힘을 주어 발의 외측으로 체중을 이동시킨다(그림 11.3.8).

조심할 점

- 앞으로 움직일 때 몸통과 골반이 시상면에서 중립 자세, 즉 옆에서 봤을 때 지지면과 최대로 수직을 이뤄야 한다.
- 흉곽과 골반은 함께 움직여야 한다.
- 움직임은 엉덩관절, 즉 허벅지 위로 골반에서 일어난다.
- 움직일 때 흉추가 굴곡되면 안 된다.
- 요추가 굴곡 또는 과신전되면 안 된다.
- 골반이 전방 또는 후방으로 기울어지면 안 된다.

움직임의 요소적 목표

- 어깨 굴곡하며 팔 뻗기
- 몸통 신전
- 몸통과 골반을 허벅지 앞으로 움직이기
- 시상면에서 골반-엉덩관절의 운동성
- 무릎 신전을 위한 대퇴사두근의 단계적 조절(graded control)
- 선 자세에서 뒤허벅지근과 비복근의 신장
- 엉덩이 신전근의 편심성 수축

기능적 목표

- 앉아서 앞으로 팔 뻗기에 필요한 엉덩이 및 몸통의 조절력 증진
- 골반-엉덩관절의 운동성 및 전방 이동 움직임(예: 앉기에서 서기 또는 앉기에서 네발기기)의 조절력 증진

선 자세에서 외측으로 체중이동 Lateral Weight Shifts in Standing

그림 11.3.9에서 가이드손은 왼손, 보조손은 오른손, 그림 11.3.10에서 가이드손은 오른손, 보조손은 왼손이다. 아기가 선 자세를 안정적으로 유지하면, 걷기에 필요한 한 발 서기(single-limb stance)를 연습한다.

각 손으로 아기의 엉덩이 외측을 잡아 네 손가락은 허벅지, 엄지는 엉덩이(대둔근)에 댄다(그림 11.3.8). 손가락을 엉덩이 굴곡근에 대지 않도록 주의한다.

왼손은 체중지지쪽 왼쪽 엉덩이를 잡는다(그림 11.3.9). 오른손은 오른쪽 엉덩이를 잡는다(그림 11.3.9).

양손으로 아기 체중을 왼쪽 다리로 이동시킨다. 아기 체중이 이동됨에 따라, 왼손 엄지로 아기 엉덩이를 지그시 눌러 엉덩이가 펴지도록 자극하고 왼쪽 손가락은 아기의 왼쪽 허벅지를 안정적으로 잡고 발 쪽으로 아래 방향으로 힘을 준다(그림 11.3.9).

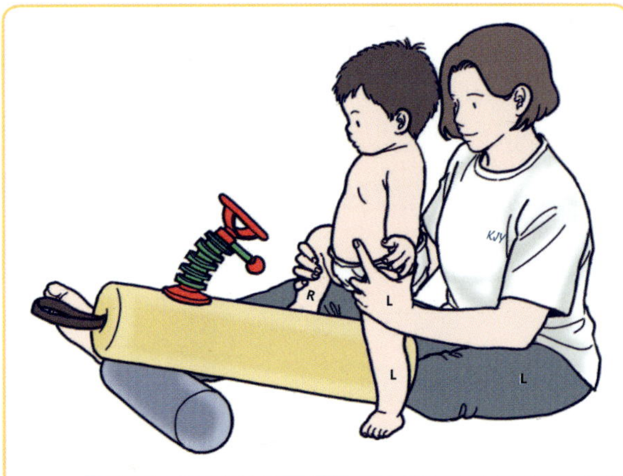

그림 11.3.9 선 자세에서 외측으로 체중이동

- 양손으로 아기 체중을 왼쪽 다리로 이동시킨다.
- 왼손으로 아기의 엉덩이를 잘 잡고 다리를 펴서 왼발 체중지지 자세를 촉진한다.
- 이때, 왼손 엄지로 아기의 왼쪽 대둔근을 지그시 눌러 엉덩이가 펴지도록 자극한다.
- 오른손도 아기 체중이 왼쪽 다리로 이동되도록 가이드하면서 아기의 오른쪽 엉덩이와 무릎을 구부려서 오른발을 볼스터 위에 올려 놓는다.

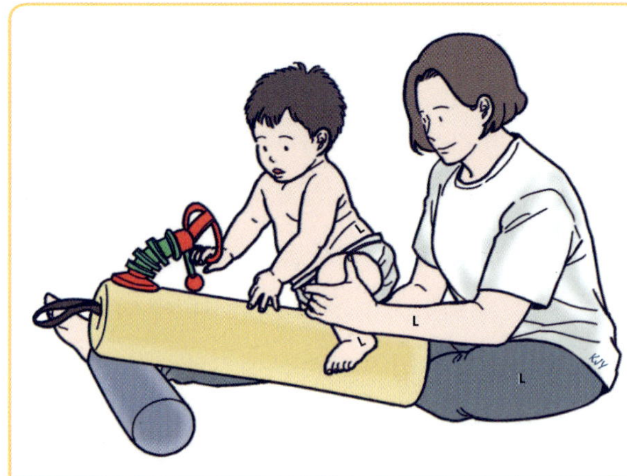

그림 11.3.10

- 반대쪽도 외측으로 체중이동을 연습한다.

보조손도 아기 체중이 한쪽 다리로 이동되도록 가이드하면서 체중을 지지하지 않은 쪽 엉덩이와 무릎을 구부려서 발을 볼스터 위에 올려 놓는다(그림 11.3.9와 11.3.10).

양쪽 모두 외측으로 체중이동을 연습한다(그림 11.3.9와 11.3.10).

조심할 점

- 외측으로 움직일 때 몸통과 골반이 시상면에서 중립 자세, 즉 옆에서 봤을 때 지지면과 최대로 수직이 되어야 한다.
- 흉곽과 골반은 엉덩관절 위에서 함께 움직여야 한다.
- 엉덩관절에서부터 움직임이 시작되어야 한다.
- 움직이는 동안 흉추가 외측으로 굴곡되면 안 된다.

움직임의 요소적 목표

- 몸통 신전
- 무릎 신전을 위한 대퇴사두근의 단계적 조절
- 엉덩이 외전근 및 신전근의 편심성 수축

기능적 목표

- 보행에 필요한 외측 체중이동
- 선 자세에서 균형조절

11.4 볼스터를 이용한 반무릎서기

Half-Kneeling From a Bolster

이 운동의 목표는 반무릎서기에 필요한 몸통, 엉덩이, 다리 움직임과 조절력을 증진시키고 반무릎서기 자세에서 아기의 균형 능력을 높여주는 것이다. 궁극적으로 아기가 바닥에서 반무릎서기 자세를 거쳐 혼자 일어설 수 있게 하는 것이다.

아기 자세 아기는 엉덩이 및 무릎을 90도로 굽히고 앞을 향해 볼스터에 걸쳐 앉힌다(그림 11.4.1). 아기 무릎은 90도 이상 굴곡되지 않도록 주의한다.

볼스터 높이는 아기의 허벅지 높이 정도가 적당하다. 볼스터가 너무 크면, 다리를 걸치고 반무릎서기 자세를 취하기 어려울 것이다. 너무 작으면 다리의 분리 자세를 지지하기 어렵다.

코치 자세 아기 뒤에 앉는다.

코치의 손 위치 및 움직임 그림 11.4.1~11.4.7에서 가이드손은 왼손, 보조손은 오른손이다.

몸통/척추를 회전 및 신전하여 반무릎서기 자세를 유도한다. 볼스터는 아기의 다리를 분리시키는데 유용하다.

양손으로 아기의 흉곽을 잡고 몸통을 시상면에서 바르게 정렬시킨다(그림 11.4.1). 아기의 흉곽 앞쪽을 잡고 조절하는 손이 보조손이다. 아기의 몸통 뒤쪽을 조절하는 손이 가이드손이다. 아기가 몸통을 구부리면 양손으로 펴준다. 몸통을 편 자세에서, 아기가 지지면을 느낄 수 있도록 골반과 엉덩이 쪽으로 아래 방향으로 지그시 힘을 준다.

아기의 몸통을 펴서 흉곽과 골반의 정렬을 바르게 하고 왼손으로 아기의 몸통을 앞으로 회전시킨다(그림 11.4.2). 척추가 회전되면 얼굴이 향한 쪽 허벅지 위로 골반도 함께 돌아간다. 골반은 고정된 채 흉곽만 회전시키면 안 된다. 척추에서 불필요한 움직임이 일어날 수 있다.

몸통을 앞으로 회전시킬 때, 아기가 어깨를 뒤로 빼려고 하면 왼쪽 손가락으로 아기 팔을 몸 앞으로 잡는다(그림 11.4.2).

오른손도 아기 몸통이 앞쪽으로 회전되도록 그리고 흉곽이 골반과 나란하도록 조절한다. 골반은 고정된 채 흉곽만 움직이면 안 되며 골반을 그대로 있고 흉곽만 외측으로 움직여도 안 된다. 오른손으로 아기 흉곽을 뒤로 끌어당기지 않도록 주의한다.

아기 몸통이 회전되면서 아기 체중이 얼굴이 향한 오른쪽 다리에 실리면 오른손으로 아기의 왼팔을 몸 앞으로 잡는다(그림 11.4.3). 왼손을 아기의 왼쪽 다리로 옮기고 손가락으로 무릎 가까이 종아리 위쪽을 잡고 엄지는 허벅지와 수직을 이루도록 댄다(그림 11.4.3). 왼손으로 아기의 왼쪽 다리를 신전, 내측회전하여 중립 자세로 만들고 무릎은 구부려 바닥에 닿게 한다(그림 11.4.4). 오른쪽 다리는 볼스터에 걸친 자세에서 발끝이 오른쪽을 향하게 한다.

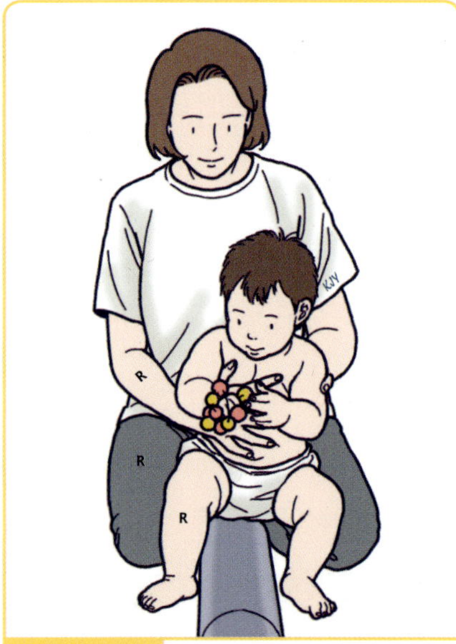

그림 11.4.1 볼스터를 이용한 반무릎서기

- 아기는 엉덩이 90도, 무릎 90도 이하로 구부려 볼스터에 정면을 향해 걸쳐 앉힌다.
- 왼손은 아기의 몸통 뒷면에, 오른손은 아기의 몸통 앞에 대고 양손으로 시상면에서 몸통 자세를 정렬시킨다(옆에서 볼 때 바닥과 최대로 수직).

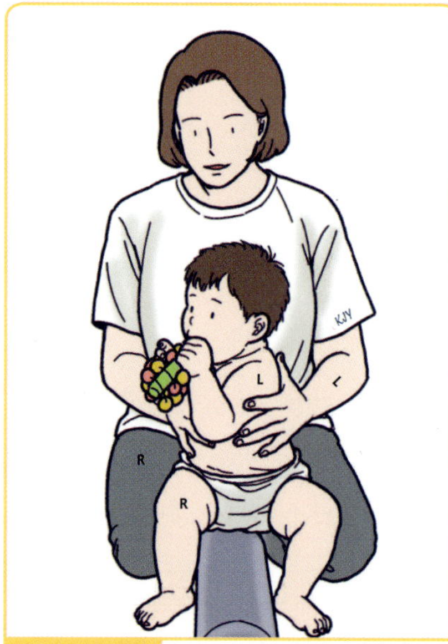

그림 11.4.2

- 왼손으로 아기의 몸통을 앞으로 회전시킨다.
- 이때 아기의 왼쪽 어깨가 뒤로 빠지지 않도록 왼쪽 손가락으로 아기 팔을 몸 앞으로 잡는다.
- 오른손도 몸통 회전을 보조하며 흉곽과 골반이 나란하도록 조절한다.

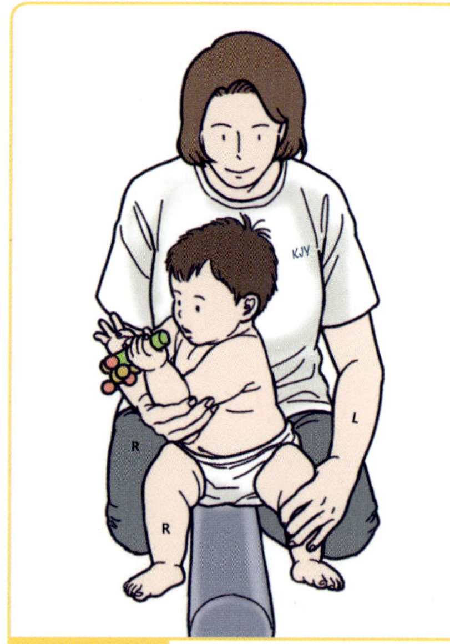

그림 11.4.3

- 아기 몸통이 회전되면서 아기 체중이 얼굴이 향한 오른쪽 다리에 실리면 오른손으로 아기의 왼팔이 몸 앞에 나오도록 잡는다.
- 왼손을 비체중지지쪽 왼쪽 다리로 옮겨 손가락으로 무릎 가까이 종아리 윗부분을 잡고 엄지는 허벅지와 수직을 이루도록 잡는다.

아기가 왼쪽 무릎으로 체중을 지지하면 코치는 왼손을 아기의 왼쪽 엉덩이로 옮긴다(그림 11.4.5). 오른손은 아기의 팔 또는 흉곽 전면에 대고 몸통과 왼쪽(체중지지쪽) 엉덩이가 지지면과 수직을 이루도록 조절한다(그림 11.4.5). 아기의 양팔이 몸 앞에 있으면 코치는 오른손을 흉곽 앞쪽으로 옮겨 몸통을 더욱 신전시켜 자세 안정성을 높여준다.

뒤쪽으로 체중이동 *Posterior Weight Shifts*

아기가 왼쪽 반무릎서기 자세를 안정적으로 유지하도록 코치는 오른손으로 아기의 몸통 전면을 잡고 왼손으로 아기의 왼쪽 엉덩이를 펴서 잘 잡는다(그림 11.4.5). 이 자세를 유지하면서 오른손으로 아기 체중을 뒤쪽으로 이동시킨다(그림 11.4.6). 이와 함께, 왼손으로 골반과 체중을 지지하는 왼쪽 허벅지가 지지면과 수직을 이루도록 조절한다(그림 11.4.6).

아기의 체중이 뒤쪽으로 옮겨지면 볼스터에 걸친 아기의 앞쪽(오른쪽) 다리의 뒤넙다리근이 신장된다(그림 11.4.6).

앞쪽으로 체중이동 *Anterior Weight Shifts*

아기가 왼쪽 반무릎서기 자세를 안정적으로 유지할 수 있도록 코치는 오른손으로 아기의 몸통 전면을 잡고 왼손으로 아기의 왼쪽 엉덩이를 펴서 잘 잡는다(그림 11.4.5).

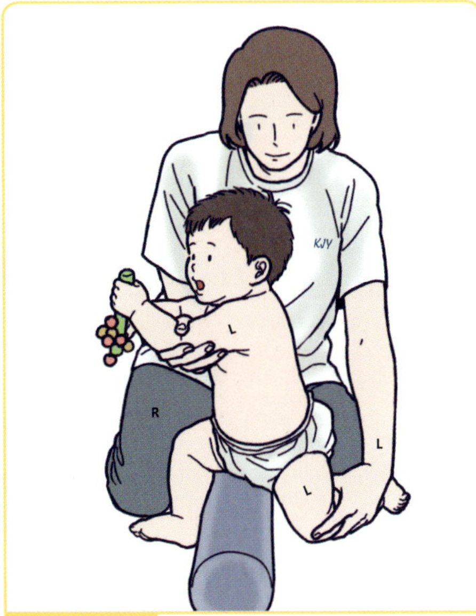

그림 11.4.4

- 왼손으로 아기의 왼쪽 다리를 신전, 내측회전시켜 중립 자세에 오게 하고 무릎은 구부려 바닥에 닿게 한다.

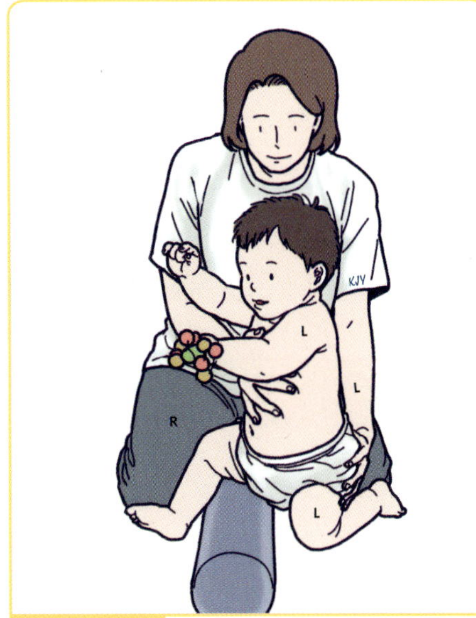

그림 11.4.5

- 아기가 왼쪽 무릎으로 체중을 지지하면 코치는 왼손을 아기의 왼쪽 엉덩이로 옮긴다.
- 오른손은 아기의 팔 또는 몸통 전면에 대고 몸통과 왼쪽(체중지지쪽) 엉덩이가 지지면과 최대로 수직을 이루도록 조절한다.

이 자세를 유지하면서 오른손으로 아기 체중을 앞으로 이동시키고 왼손은 아기의 왼쪽 허벅지로 옮겨 엉덩이와 무릎을 펴준다(그림 11.4.7). 아기가 팔을 앞-위쪽 또는 앞-아래쪽으로 뻗어 장난감을 만질 수 있도록 미리 장난감을 준비한다.

아기의 체중을 앞으로 이동하기 전에 아기의 엉덩이와 무릎을 신전시켜서 자세를 안정화시키지 않으면 순식간에 다리를 당겨 구부릴 것이다.

볼스터에 다시 앉기 *Return to Sitting*

보조손으로 아기 몸통을 회전하여 시작 자세처럼 몸을 똑바로 편 상태로 볼스터 위에 앉힌다.

움직임의 요소적 목표

- 허벅지 위에서 몸통 및 골반 회전
- 다리 분리
- 세 가지 운동면(시상면, 이마면, 수평면)에서 골반-엉덩관절의 운동성
- 엉덩이의 모든 근육 활성화
- 뒤쪽 다리의 엉덩이 신전, 내측회전, 내전으로 중립 자세
- 뒤쪽 다리의 엉덩이 굴곡근 및 무릎 신전근의 신장
- 앞쪽 다리의 엉덩이 굴곡, 외측회전, 외전으로 중립 자세

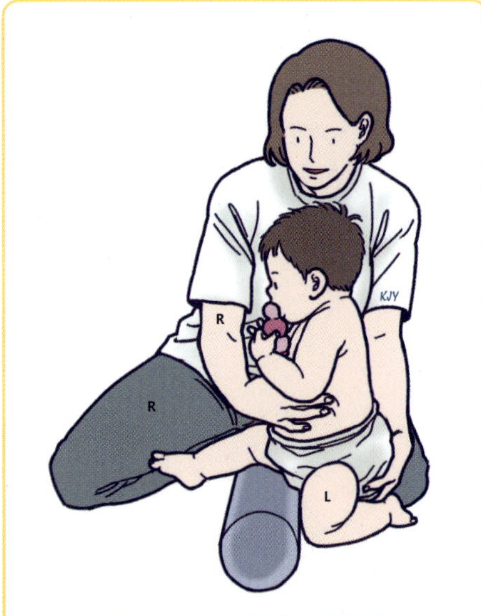

그림 11.4.6 뒤쪽으로 체중이동

- 오른손으로 아기 체중을 뒤쪽으로 이동시키고 왼손으로 체중을 지지하는 왼쪽 엉덩이를 잘 잡아 왼쪽 반무릎서기 자세를 안정적으로 만들어준다.

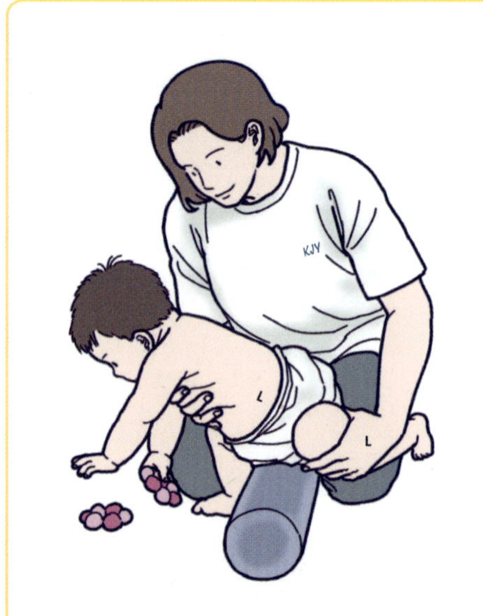

그림 11.4.7 앞쪽으로 체중이동

- 왼쪽 반무릎서기 자세에서 오른손으로 아기의 가슴 앞쪽을 잡고 체중을 앞으로 이동시킨다. 왼손은 아기의 왼쪽 허벅지를 잡고 엉덩이와 무릎을 펴준다.

- 앞쪽 다리의 엉덩이 및 무릎의 신전근 신장
- 양쪽 다리의 엉덩이 내전근 신장
- 뒤쪽으로 체중이동 시 앞쪽 다리의 뒤넙다리근 신장
- 앞쪽으로 체중이동 시 뒤쪽 다리의 엉덩이 굴곡근 신장
- 앞쪽 발목을 기준으로 경골의 전방 움직임

기능적 목표

- 무릎서기에서 반무릎서기로 이동 시 필요한 다리의 움직임
- 복잡한 움직임 수행에 필요한 다리와 몸통/골반의 움직임
- 반무릎서기 자세에서 단계적으로 무릎 펴서 일어서기

11.5 몸통 회전하며 일어서서 한 발 딛기

Rotation to Step Stance: Face-Side Weight Shift

이 운동의 목표는 앉은 자세에서 일어서기 그리고 걸음떼기에 필요한 몸통, 골반, 다리의 움직임을 촉진하는 것이다.

아기 자세 엉덩이 90도, 무릎 90도 이하로 굴곡하고 앞을 향해 볼스터에 걸터앉힌다(그림 11.5.1).

코치 자세 아기 뒤에 앉는다.

코치의 손 위치 및 움직임 그림 11.5.1에서 가이드손과 보조손의 구별이 없고 그림 11.5.2~11.5.5에서 가이드손은 오른손, 보조손은 왼손이다.

아기가 볼스터에 안정적으로 앉을 수 있도록 양손으로 아기의 몸통, 다리, 팔을 바르게 정렬시킨다(그림 11.5.1).

자세가 안정되면 왼손으로 아기의 왼쪽 겨드랑이를 지나 오른팔을 잡는다(그림 11.5. 2). 왼팔로 아기의 몸통을 지지하면서 몸통을 앞으로 회전시켜 얼굴이 향한 왼쪽으로 체중을 이동시킨다(그림 11.5.2). 골반과 흉곽을 함께 움직인다.

오른손은 아기의 흉곽과 골반이 지지면과 최대로 수직을 이루도록 조절한다(그림 11.5.2).

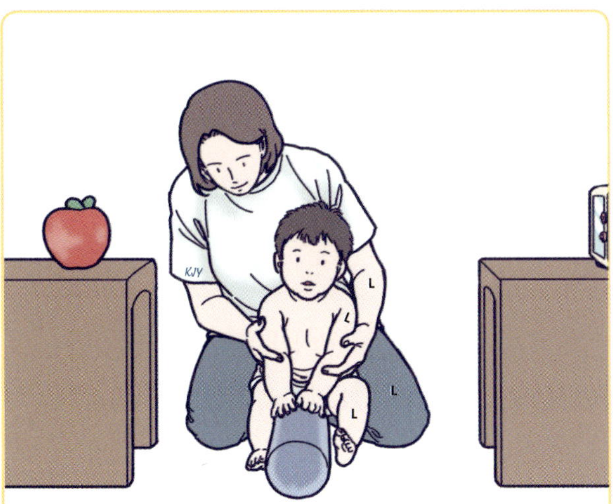

그림 11.5.1 몸통 회전하며 일어서서 한 발 딛기

- 아기는 엉덩이 90도, 무릎 90도 이하로 구부려서 앞을 향해 볼스터에 걸터앉힌다.
- 각 손으로 아기의 몸통과 다리의 자세를 안정적으로 잡고 양손으로 볼스터를 짚게 한다.

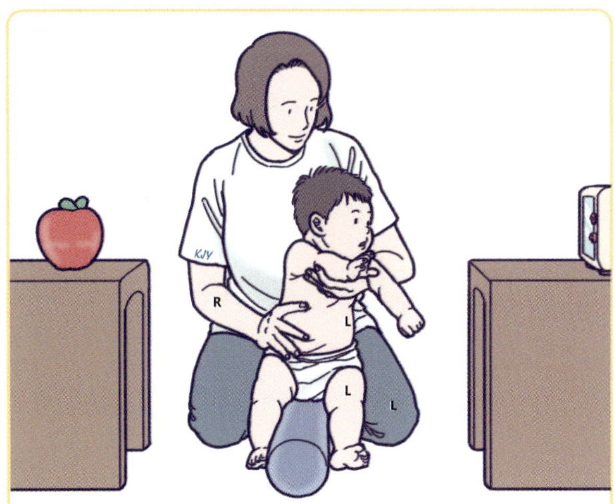

그림 11.5.2

- 아기의 몸통을 얼굴이 향한 왼쪽으로 회전시킨다.
- 왼손은 아기의 왼쪽 겨드랑이를 지나 오른팔을 잡는다.
- 왼손과 왼팔로 아기의 골반과 흉곽을 함께 회전시킨다.
- 오른손은 아기의 흉곽과 골반이 지지면과 최대로 수직을 이루도록 조절한다.

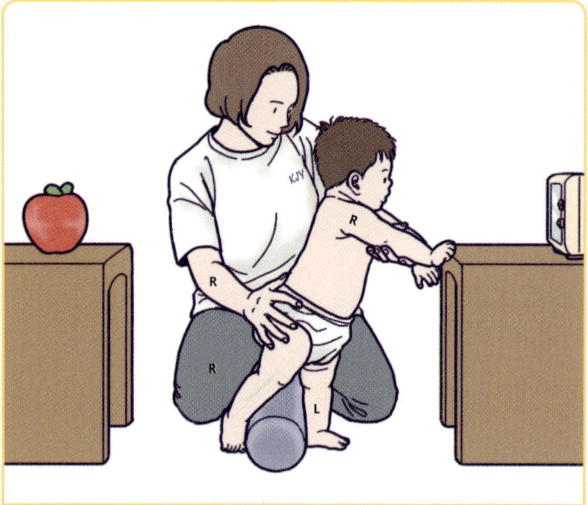

그림 11.5.3 볼스터에 다리 걸치고 앞쪽 다리로 한 발 서기

- 왼손으로 아기의 몸통을 앞으로 회전 및 신전시켜 볼스터에서 일으켜 왼발로 체중을 딛고 서게 한다.
- 오른손을 아기의 오른쪽 엉덩이/허벅지로 옮겨 엉덩이를 펴주고 오른발이 볼스터를 넘어가지 않게 조절한다.

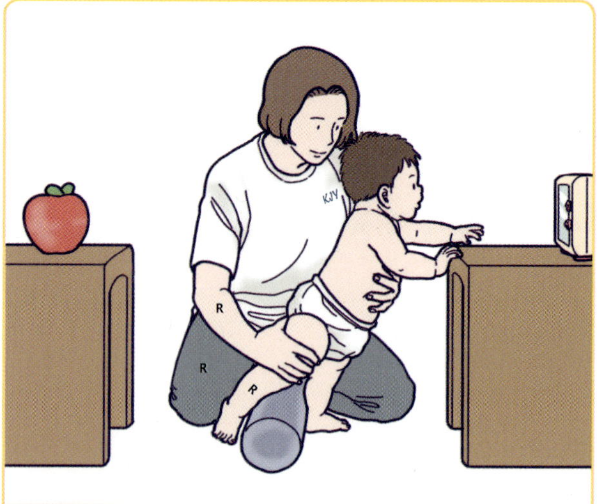

그림 11.5.4

- 아기가 일어서면 코치는 오른쪽 네 손가락으로 허벅지 아래부분을 감싸고 엄지는 허벅지와 수직을 이루도록 엉덩이에 댄다.
- 오른손으로 아기의 오른쪽 엉덩이를 신전 및 내측회전시켜 중립 자세로 만들고 무릎은 펴주면서 아기 체중을 앞쪽(왼쪽) 다리로 이동시켜 체중을 지지하게 한다.
- 왼손은 아기의 몸통 전면으로 옮겨 안정적으로 잡는다.

볼스터에 다리 걸치고 앞쪽 다리로 한 발 서기 Single-Limb Stance: Forward Leg

아기 몸통을 회전시켜 얼굴이 향한 왼쪽 다리로 체중을 이동시킨 다음, 양손을 앞에 놓인 장난감을 향해 뻗도록 유도한다. 코치는 왼손으로 아기의 몸통을 회전 및 신전시키면서 볼스터에서 일으켜 왼발로 체중을 딛고 서게 한다(그림 11.5.3). 아기가 벤치를 잡고 일어서게 하고 코치는 왼손을 아기의 몸통 전면으로 가져가 안정적으로 잡는다(그림 11.5.4).

아기 몸통을 회전시키고 오른손을 아기의 오른쪽 엉덩이/허벅지로 옮겨 엉덩이를 펴주면서 오른발이 볼스터를 넘어가지 않게 한다(그림 11.5.3). 아기가 일어서면, 코치는 오른쪽 네 손가락으로 허벅지 아래쪽을 감싸고 엄지는 허벅지와 수직을 이루도록 엉덩이에 댄다(그림 11.5.4). 오른손으로 아기의 오른쪽 엉덩이를 신전 및 내측회전시켜 중립 자세로 만들고 무릎은 펴준다(그림 11.5.4).

아기 체중을 앞쪽(왼쪽) 다리로 이동시켜 체중을 지지하게 한다. 앞쪽(왼쪽) 다리의 엉덩이와 무릎은 편 자세로 유지되어야 한다. 이 운동을 좌우로 여러 차례 반복한다.

운동 팁 아기가 섰을 때 손을 뻗어 닿을 수 있는 높이에 장난감을 놓아두면 체중이동을 유도할 수 있다.

조심할 점 아기 팔만 끌어당겨 몸통을 회전시키면 안 된다.

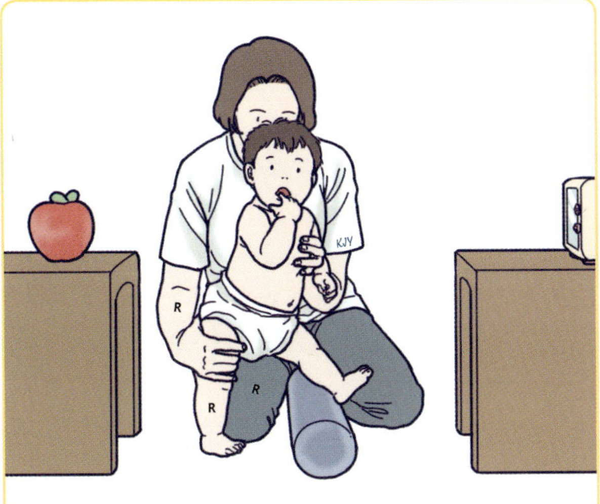

그림 11.5.5 볼스터에 다리를 걸치고 뒤쪽 다리로 한 발 서기

- 왼손으로 아기의 몸통을 뒤쪽으로 회전시켜 아기의 오른쪽 다리와 몸통이 지지면과 최대로 수직을 이루게 한다.
- 동시에, 오른손으로 아기의 오른쪽 엉덩이와 무릎을 펴주고 뒤꿈치가 바닥에 닿도록 발바닥 쪽으로 지그시 힘을 준다.
- 오른발로 체중을 지지하면 오른손으로 아기의 오른쪽 허벅지를 외측회전시켜 오른발 외측에 체중이 실리게 한다.
- 오른손 엄지로 아기의 오른쪽 엉덩이를 계속 지그시 눌러서 엉덩이가 펴진 자세를 유지시킨다.

움직임의 요소적 목표

- 골반-엉덩관절의 움직임, 특히 회전
- 양쪽 엉덩이 내전근의 신장
- 앞쪽 다리의 대퇴사두근의 단계적 조절
- 발의 중립 자세에서 체중지지(앞쪽다리)
- 몸통 신전
- 앞쪽에 놓인 다리의 발목을 지나가는 골반과 몸통의 전방 움직임

기능적 목표

- 앉기에서 일어서기
- 전방 체중이동을 통한 한 발 서기
- 중간입각기 시 필요한 발과 다리의 준비 활동

볼스터에 다리를 걸치고 뒤쪽 다리로 한 발 서기 Single-Limb Stance: Back Leg

볼스터 앞쪽의 왼쪽 다리에 체중을 지지하고 선 자세에서, 아기 체중을 뒤쪽의 오른쪽 다리로 이동시킨다(그림 11.5.4와 11.5.5).

아기 체중을 뒤쪽(오른쪽) 다리로 옮기기 위해 오른손으로 아기 엉덩이와 무릎을 신전하여 엉덩이를 중립회전시키고 약간 뒤쪽으로 당겨서 오른발가락이 바닥에 닿게 한다. 왼손은 아기의 몸통을 펴서 팔과 함께 잘 잡는다(그림 11.5.4에서 코치의 손과 아기의 발 위치 참고).

오른발이 바닥에 닿으면, 왼손으로 아기의 몸통을 뒤쪽으로 움직여 아기의 오른쪽 다리와 몸통이 지지면과 최대로 수직이 되게 한다. 동시에, 오른손으로 아기의 오른쪽 엉덩이와 무릎을 펴서 뒤꿈치가 바닥에 닿도록 발바닥 쪽으로 지그시 힘을 준다(그림 11.5.5).

아기가 발을 바닥에 대고 체중을 지지하며 몸통을 똑바로 세우면 코치는 오른손으로 아기의 오른쪽 허벅지를 외측회전시켜 체중이 오른발 외측으로 옮겨가게 한다. 오른손 엄지로 아기의 오른쪽 엉덩이를 지그시 눌러 계속 자극하면서 엉덩이의 신전 상태를 유지시킨다.

아기 체중을 뒤쪽을 이동시키면서 가벼워진 앞쪽(왼쪽) 다리를 볼스터 위에 올려놓도록 유도한다. 볼스터에 한 쪽 다리를 걸치고 선 자세에서 뒤넙다리근육이 신장된다(그림 11.5.5).

볼스터에 앉아서 몸을 돌려 일어나는 운동을 좌우로 반복하면 운동성과 조절력이 증진된다. 이후로, 걷는데 필요한 더욱 복잡한 움직임을 연습할 수 있다.

움직임의 요소적 목표

- 몸통 신전
- 골반과 엉덩관절의 움직임, 특히 회전
- 양쪽 다리의 엉덩이 내전근의 신장
- 뒤쪽으로 체중이동 시 앞쪽 다리의 뒤넙다리근 신장
- 비복근 및 발가락 굴곡근의 신장
- 뒤쪽 다리의 엉덩이 및 무릎 신전(중간입각기와 유사함)
- 발의 중립 자세에서 체중지지(뒤쪽 다리)

기능적 목표

- 중간입각기 시 필요한 발과 다리의 준비
- 말기입각기, 전유각기(pre-swing)에 필요한 발과 다리(뒤쪽 다리)의 준비 활동
- 앞쪽 다리의 유각기 자세(뒤쪽으로 체중이동 시)

CHAPTER
12 서기와 걷기를 위한 운동

아기는 잡고 일어선 후에도 시상면, 이마면, 수평면 순으로 움직임을 연습한다. 혼자 걷기를 위한 준비이다.

먼저, 엉덩이와 무릎을 구부리고 발은 바닥을 딛고 서서 몸을 위 · 아래로 바운스하며 시상면에서 움직인다. 아기 스스로 가구를 잡고 일어서면 바닥으로 내려 앉기 또는 쪼그려 앉기 같은 시상면에서 움직이는 연습을 한다. 처음에는 엉덩이와 무릎을 굽히는 범위가 매우 제한적이지만 차차 완전 범위에 걸쳐 구부리고 펴는 움직임을 수행한다. 이 같은 시상면의 움직임은 하지, 특히 대퇴사두근과 엉덩이 신전근의 편심성-구심성(eccentric-concentric) 근육 조절에 의한 것으로 연습을 통해 조절 능력이 좋아지게 된다. 편심성 근육조절은 근육의 길이가 길어지는 방향으로 움직이는 것이고 구심성 근육조절은 근육의 길이가 짧아지는 방향으로 움직이는 것이다. 예를 들어 잡고 서서 놀이를 하다가 바닥으로 쪼그려 앉으면 대퇴사두근과 엉덩이 신전근의 길이가 길어지는 편심성 수축이 일어나고, 앉아서 놀이를 한 후 일어설 때는 대퇴사두근과 엉덩이 신전근이 짧아지는 구심성 수축이 일어난다.

시상면에서 움직이는 연습을 충분히 한 다음, 선 자세에서 한쪽 다리로 체중을 이동하는 이마면의 움직임을 연습한다. 외측으로 체중을 이동하는 연습을 하면 엉덩이 외전근, 내전근, 신전근의 조절능력이 향상된다. 또한 외측 체중이동으로 발의 내번(inversion)과 외번(eversion)이 발달한다. 가구를 잡고 옆으로 이동하면서 이마면에서 근육 조절을 충분히 연습해야 한다.

그 다음은 선 자세에서 몸통과 골반을 회전하면서 수평면에서 움직임을 연습한다. 체중을 지지한 쪽 다리를 기준으로 몸통과 골반이 외측으로 회전하면 허벅지와 종아리도 외측으로 돌아간다. 이 같은 연결 동작에 따라 발에서도 수평면의 움직임이 발달한다. 체중을 지지한 자세에서, 고개가 돌아간 쪽 발의 전족부(forefoot)는 내전되며 뒤쪽의 다른 발의 전족부는 외전된다.

이 장은 주로 아기가 서서 연습하는 움직임에 관한 내용이다. 앞에서 다룬 대부분의 운동방법도 혼자 걷기에 필요한 준비 움직임이다.

앞으로 걷기를 너무 서둘러 연습시킬 필요는 없다. 아기들은 걷기 전에 기능적 활동, 즉 일상의 놀이를 통해 세 가지 운동면에서 복합적으로 일어나는 움직임을 충분히 연습한 후에 걷기 시작한다.

아기가 서서 놀 수 있게 도와준다. 아기가 참여할수록 운동의 효과는 커진다. 아기가 기능적 활동을 즐기도록 유도한다. 코치의 역할은 아기를 걷게 하는 것이 아니라 걷는 법을 익히도록 촉진하는 것이다.

아기의 운동능력에 따라 보조기가 필요할 수 있다. 아기의 엉덩이를 잡고 걷기 운동을 시킬 수 있으면 보조기는 필요 없다. 아기의 엉덩이를 잡고 움직임을 조절하기 어렵다면 보조기를 고려해야 할 것이다.

12.1 대칭적으로 선 자세에서 발의 외측으로 체중이동

Symmetrical Stance: Weight Shift to the Lateral Borders of the Feet

이 운동의 목표는 선 자세에서 대둔근을 활성화시켜 엉덩이를 펴고 발의 외측으로 체중을 이동시키는 것이다.

이 운동은 발의 내측으로 체중이 쏠리는 아기(발의 회내, 허벅지 내측회전)에게 좋다(보기 12.1).

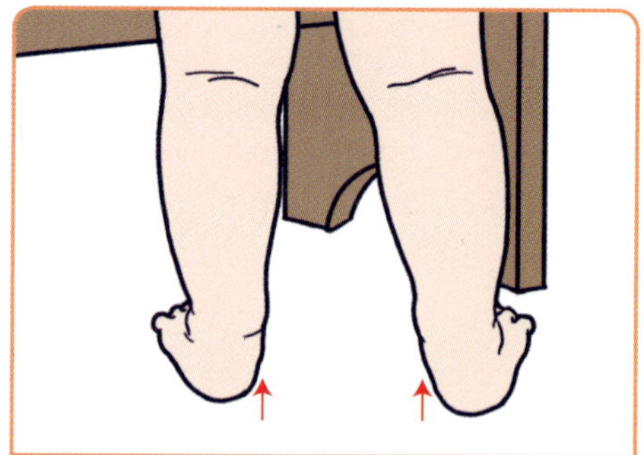

보기 12.1 발의 내측으로 체중지지하고 선 자세 (발의 회내: 발의 내측으로 체중이 쏠림)

아기 자세 아기를 코치 앞에 세운다. 두 손으로 테이블을 짚게 하고 좀 더 안정적으로 세워도 된다(그림의 아기는 짚고 서지 않았다. 그 이유는 독자가 아기와 코치의 움직임의 여러 요소들을 잘 볼 수 있게 하기 위해서다).

코치 자세 아기 뒤에 반고리 자세(그림 12.1.1과 12.1.3) 또는 무릎앉기 자세로 앉아서 아기의 허벅지를 잘 잡는다(그림 12.1.2).

코치의 손 위치 및 움직임 그림 12.1.1~12.1.3에서 가이드손과 보조손을 별도로 구분하지 않고 양손을 사용한다.

네 손가락으로 아기의 무릎 바로 위, 허벅지를 수직이 되도록 잡고 엄지는 엉덩관절에 걸치거나 허벅지와 나란히 해서 엄지 끝부분으로 엉덩이를 향해 위쪽으로 힘을 주며 엉덩이와 무릎을 조절한다(그림 12.1.1). 엄지를 허벅지와 나란히 하면 엉덩이의 신전(폄)을 촉진하기 쉽다. 엄지가 허벅지와 수직을 이루면 엉덩이와 무릎의 굴곡이 촉진된다.

양쪽 엄지로 엉덩이를 향해 안쪽, 위쪽으로 힘을 주면서 네 손가락으로 아기의 무릎을 펴고 허벅지를 약간 바깥으로 돌려서(외측회전) 대둔근을 활성화시킨다. 아기의 체중이 발의 외측으로 이동될 수 있게 다리를 외측회전시킨다. 그림 12.1.2와 12.1.3에서 코치는 아기의 왼쪽 다리를 오른쪽보다 많이 외측회전시켜 체중을 왼발의 외측으로 이동시키고 있다.

무릎이 과신전되지 않도록(뒤로 빠지지 않도록) 주의한다. 엄지로 대둔근을 자극해 엉덩이를 펴는 힘보다 네 손가락으로 무릎을 신전시키는 힘이 강하면 무릎이 과신전되기 쉽다.

무릎이 과신전되면, 손가락으로 무릎을 뒤로 미는 힘은 줄이고 무릎 바로 위에 닿아 있는 손바닥 끝부분으로 무릎이 약간 구부러지도록 조절한다.

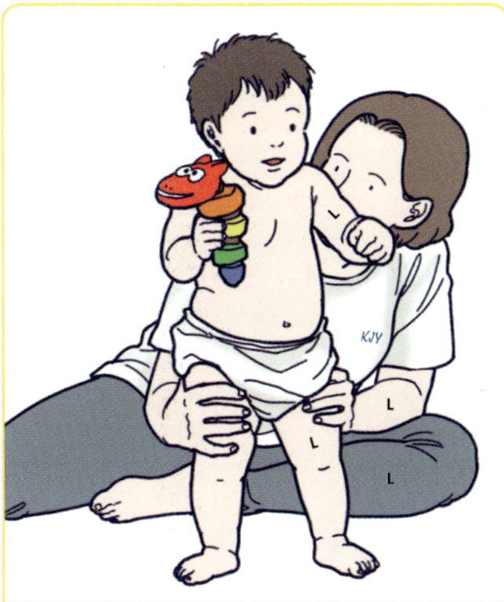

그림 12.1.1 대칭적으로 선 자세에서 발의 외측으로 체중이동

- 각 손을 아기의 무릎 바로 위 허벅지에 대고 네 손가락은 허벅지와 수직이 되도록 잡는다.
- 엄지는 엉덩관절에 걸치거나 허벅지와 나란히 해서 엄지로 엉덩이를 지그시 눌러준다.

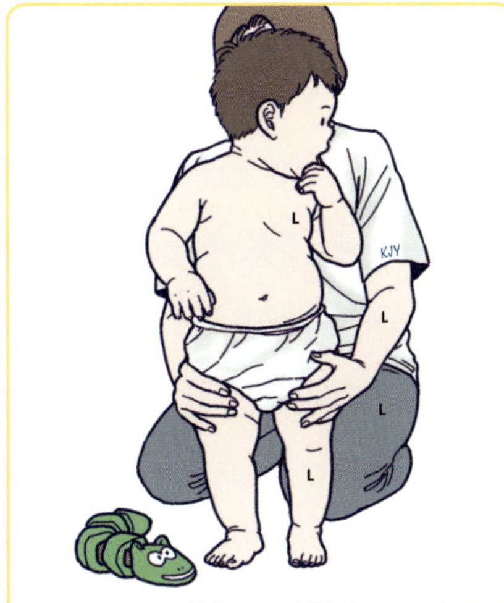

그림 12.1.2

- 양쪽 엄지로 엉덩이에 안쪽 및 위쪽으로 지그시 힘을 준다.
- 양쪽 네 손가락으로 아기의 무릎을 펴고 허벅지를 약간 바깥으로 돌려주면 대둔근이 활성화되어 아기의 체중이 발의 외측으로 이동된다.

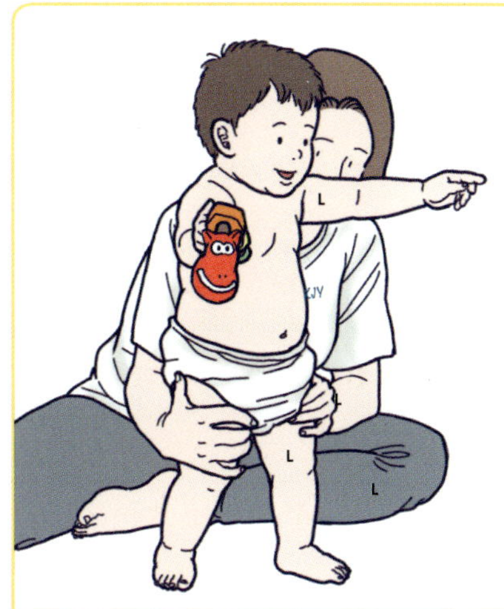

그림 12.1.3

- 왼쪽 다리를 오른쪽에 비해 많이 외측회전시켜서 왼발의 외측으로 체중을 이동시킨다.

조심할 점

- 엄지로 힘을 줄 때, 골반이 앞이나 뒤로 기울어지지 않게 한다. 골반이 기울어지면 대둔근을 자극하는 위치를 달리한다.
- 엄지로 눌러주는 힘이 강하면 발목이 저측굴곡될 수 있다. 이때는 대둔근을 누르는 힘의 세기를 줄인다.
- 엄지로 힘을 줄 때 무릎이 과신전되지 않도록 주의한다. 무릎이 과신전되면 무릎 바로 위에 대고 있는 손바닥 끝부분으로 무릎이 약간 구부러지도록 조절한다.
- 손가락으로 뒤쪽으로 힘을 줄 때 무릎이 과신전되면 안 된다. 무릎이 과신전되면 힘을 줄인다.

움직임의 요소적 목표

- 엉덩이와 무릎 신전 및 발목 배측굴곡
- 대둔근 및 중둔근의 활성화
- 발의 외측으로 체중이동

기능적 목표

- 서서 하는 모든 활동에 필요한 엉덩이 신전근 조절
- 보행 시 발에서 체중이동에 필요한 대둔근의 조절

12.2 선 자세에서 앉기

Standing to Sitting

이 운동의 목표는 선 자세에서 앉기를 연습시키는 것이다. 또한 복근 및 발목 배측굴곡근의 활성화와 함께 대퇴사두근과 엉덩이 신전근의 점진적 편심성 조절에 있다. 이 운동에서 아기는 시상면에서 움직이는 연습을 할 수 있다.

아기의 엉덩이를 잡고 발을 조절하기 어렵다면 보조기를 신겨서 운동시키는 것이 좋다.

아기 자세 테이블 등 단단한 물건을 잡고 세운다.

코치 자세 아기 뒤에 앉아서 양손으로 아기의 허벅지를 대칭적으로 잘 잡는다.

코치의 손 위치 및 움직임 그림 12.2.1~12.2.4에서는 가이드손과 보조손을 별도로 구분하지 않고 양손을 사용한다. 각 손으로 아기의 허벅지를 잡는다. 손가락을 벌려 엄지를 아기의 대둔근에 대고 지그시 눌러주고 다섯째 손가락으로 아기의 무릎 뒤쪽을 받쳐 준다(그림 12.2.1). 나머지 세 손가락으로 아기의 허벅지를 감싸 쥔다. 코치가 손가락을 얼마나 벌리느냐에 따라 네 번째 손가락이 아기의 무릎 뒤쪽 또는 허벅지 앞쪽에 온다.

선 자세에서 앉기를 촉진하기 위해 두 손으로 아기의 골반을 뒤로 약간 끌어당긴다(그림 12.2.2). 다섯째 손가락으로 무릎을 지그시 눌러 엉덩이와 무릎이 구부러지도록 촉진한다. 엄지로 아기의 대둔근에 계속 힘을 주어 편심성 수축이 일어나도록 조절한다.

다섯째 손가락으로 조절하는 것이 힘들면 아기의 체중을 뒤로 옮기면서 손바닥 끝 둥근 부위로 아기의 허벅지를 앞으로 밀어 무릎이 구부러지게 한다.

아기가 코치 무릎에 앉는 과정에서 체중은 뒤쪽으로 이동되고 다리는 구부린 자세를 유지해야 한다(그림 12.2.3). 아기가 단계적 무릎 굴곡 및/또는 편심성 조절을 잘하지 못하면, 코치는 아기 엉덩이 높이에 맞게 다리를 세워 엉덩이를 받쳐주고 아기의 능력에 맞게 차차 다리높이를 낮춰서 단계적으로 무릎을 구부리는 연습을 시킨다.

아기가 코치의 무릎에 앉은 후에도 계속해서 다리 자세를 조절한다(그림 12.2.4). 무릎 굴곡, 엉덩이 외전, 발목 90도 배측굴곡이 되어야 한다.

아기의 종아리(경골)가 발목 앞으로 나오면 안 된다. 즉, 발목이 90도 이상 배측굴곡되서는 안 된다. 아기의 체중과 무게중심이 뒤쪽으로 옮겨져서 발뒤꿈치로 체중을 지지하고 발목 90도 자세가 되면 배측굴곡근이 활성화된다. 능동적으로 발목이 배측굴곡되면 종아리 뒤쪽 근육(비복근/가자미근)이 신장된다.

종아리가 발목 앞으로 위치해 발목이 90도 이상 배측굴곡되면 비복근/가자미근은 일시적으로 신장되지만, 체중과 무게중심이 발의 앞쪽으로 옮겨지므로 실제로는 발목이 저측굴곡된다.

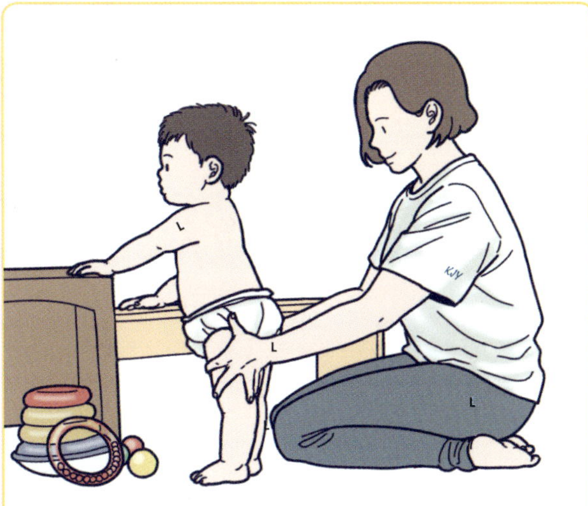

그림 12.2.1 선 자세에서 앉기

- 아기 뒤에 앉아서 각 손으로 허벅지를 잡는다.
- 엄지로 대둔근을 지그시 눌러주고 넷째 , 다섯째 손가락으로 아기 무릎 뒤를 받쳐 준다.
- 두 번째, 세 번째 손가락은 허벅지를 감싼다.

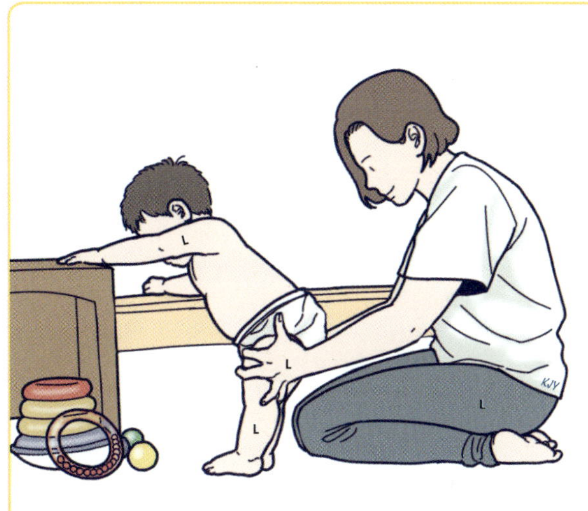

그림 12.2.2

- 각 손으로 아기의 체중을 뒤쪽, 아래쪽으로 약간 이동시키면서 다섯째 손가락으로 아기의 무릎을 지그시 눌러 엉덩이와 무릎을 구부린다.
- 엄지로 계속 대둔근을 지그시 눌러 편심성(근육의 길이가 길어지는) 수축을 유도한다.

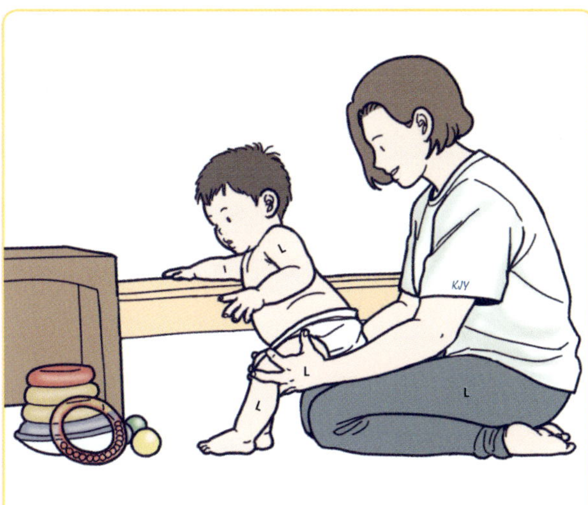

그림 12.2.3

- 아기를 앉힐 때는 체중은 뒤쪽으로 이동시키면서 다리를 구부려서 코치의 무릎에 앉힌다.

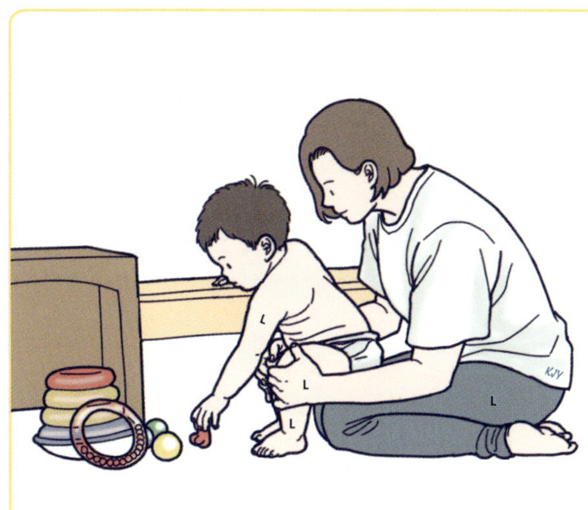

그림 12.2.4

- 무릎에 앉힌 다음에도 무릎 굴곡, 엉덩이 외전, 발목 90도 배측굴곡이 되도록 계속 조절한다.

운동 팁 아기가 좋아하는 장난감을 바닥에 준비해 놓고 장난감을 줍도록 유도하면서 선 자세에서 앉기를 연습시킬 수 있다.

조심할 점

- 아기의 몸통은 똑바로 편 상태에서 엉덩이와 무릎을 굴곡시킨다.
- 아기의 엉덩이가 발 뒤쪽에 오도록 체중을 이동시킨다.
- 발목을 90도로 유지한다.
- 코치는 다리 높이를 다양하게 조절해서 아기가 다양한 운동범위에서 엉덩이 및 무릎 굴곡, 대둔근 및 대퇴사두근의 편심성 조절을 경험하게 한다.

움직임의 요소적 목표

- 대둔근과 대퇴사두근의 점진적 편심성 조절, 엉덩이 및 무릎 굴곡
- 전경골근 및 복근 활성화

기능적 목표

- 서기에서 앉기에 필요한 대퇴사두근과 대둔근의 점진적 편심성 조절
- 보행에 필요한 전경골근의 활성화

12.3 한쪽 엉덩이 굴곡하여 외측으로 체중이동

Lateral Weight Shift With Unilateral Hip Flexion

가구를 잡고 옆으로 이동하기 및/또는 계단 올라가기를 위해 필요한 운동이다.

이 운동의 목표는 선 자세에서 외측으로 체중이동, 한 발 딛기(single-limb stance)에서 자세 조절을 연습시키는 것이다. 또한, 몸통 근육과 대둔근 및 중둔근의 활성화, 선 자세에서 발 근육의 활성화, 서서 하는 활동 시 발의 외측으로 체중이동을 위한 준비 등이다. 이와 같은 체중이동을 연습시킬 때, 아기가 발의 외측에서 체중을 지지하지 못하면 보조기를 신기고 운동시키는 것이 좋다.

아기 자세 테이블 등 단단한 것을 잡고 세운다.

코치 자세 아기 뒤에 앉아서 각 손으로 아기의 허벅지와 무릎 바깥쪽을 잡는다.

코치의 손 위치 및 움직임 그림 12.3.1과 12.3.2에서 가이드손은 왼손, 보조손은 오른손이며, 그림 12.3.3에서 가이드손은 오른손, 보조손은 왼손이다.

각 손으로 아기의 무릎 위 허벅지를 잡는다. 손가락은 허벅지와 수직을 이루도록 허벅지를 감싸고 엄지는 허벅지와 나란히 손가락 끝으로 엉덩이를 향해 위쪽으로 힘을 준다(그림 12.3.1).

가이드손으로 잡고 조절하는 쪽이 체중지지측이다(그림 12.3.1에서 왼쪽 다리). 왼손으로 아기의 체중을 왼발의 외측으로 옮긴다. 오른쪽 다리에는 체중이 실리지 않을 만큼 왼발 외측으로 충분히 체중을 이동시킨다.

아기의 발 외측으로 체중을 옮기기 어려울 때는 손가락으로 아기의 허벅지를 외측회전시킨다. 그 다음 아기의 체중이 발의 외측으로 옮겨졌는지 확인한다. 다리 전체가 외측회전되면 안 된다. 체중지지쪽 외측으로 체중이 이동된 다음, 비체중지지쪽 다리를 구부려서 들어준다.

체중이 외측으로 이동되면, 오른손으로 아기의 비체중지지쪽 엉덩이와 무릎을 굴곡시킨다(그림 12.3.2). 처음에는 엉덩이와 무릎을 아주 약간만 굴곡시킨다. 여러 차례 연습하면서 차차 엉덩이의 굴곡 범위를 넓혀 나간다. 엉덩이와 무릎을 굴곡한 자세로 다리를 들거나 아기의 발 앞에 낮은 테이블을 놓고 발을 올리게 한다.

엉덩이의 굴곡 범위가 커지고 아기가 잘 적응하면 시상면에서 골반의 조절능력도 향상된다. 양쪽 다리의 분리가 뚜렷해지면(한쪽 엉덩이 최대 굴곡과 반대편 엉덩이 신전) 골반이 전방경사 또는 후방경사 자세로 '고정(fixing)'되지 않는다.

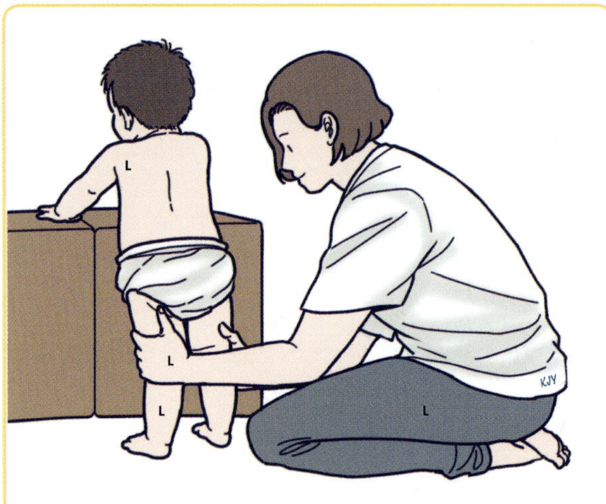

그림 12.3.1 한쪽 엉덩이 굴곡하여 외측으로 체중이동

- 각 손으로 아기의 무릎 위쪽을 잡는다. 손가락은 허벅지와 수직으로 허벅지를 감싸고 엄지는 허벅지와 나란히 손가락 끝으로 엉덩이를 향해 위쪽으로 힘을 준다.
- 왼손으로 아기의 왼쪽 다리를 잡고 오른쪽 다리에 체중이 실리지 않을 때까지 왼발 외측으로 체중을 이동시킨다.

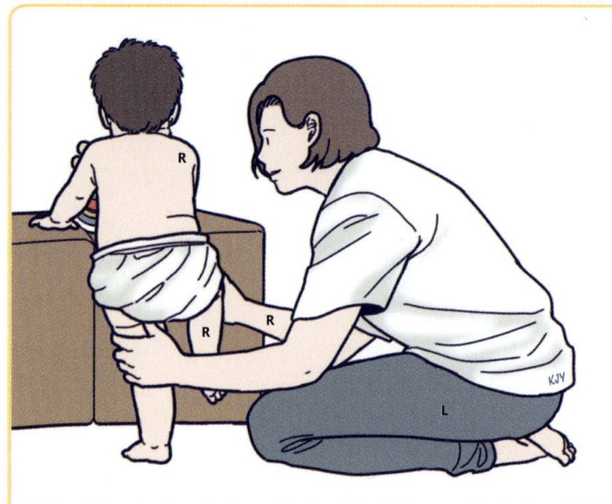

그림 12.3.2

- 오른손으로 아기의 오른쪽 엉덩이와 무릎을 굴곡시켜서 든다.

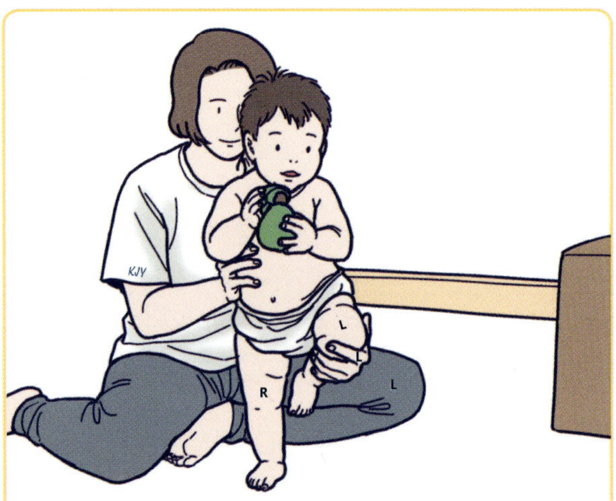

그림 12.3.3 전면

- 왼손으로 아기의 왼쪽 다리를 굴곡시킨다.
- 오른손은 아기의 몸통을 잘 잡고 안정적으로 세운다.

그림 12.3.3은 코치가 왼손으로 아기의 왼쪽 다리를 구부려서 들어준 모습이다.

주의: 아기가 팔로 짚고 서지 않았으므로 오른손으로 아기의 몸통을 안정적으로 잘 잡는다.

양쪽 모두 연습시킨다. 체중이 미드라인을 지나 각기 발의 외측으로 이동되어야 한다.

조심할 점

- 체중지지쪽 발의 외측에서 체중을 유지하는 동안 비체중지지쪽 다리는 굴곡자세이다.
- 체중이동이 이뤄진 다음에 비체중지지쪽 다리를 들어 굴곡시킨다.
- 처음에는 아기가 편안해하는 범위에서 엉덩이와 무릎을 구부리고, 차차 범위를 늘려간다.

움직임의 요소적 목표

- 한쪽 발로 체중이동
- 발의 외측으로 체중이동
- 대둔근 및 중둔근의 활성화
- 다리 분리
- 시상면에서 골반 조절

기능적 목표

- 보행의 입각기 수행을 위한 몸통, 엉덩이, 다리 신전
- 보행에 필요한 다리에서의 체중이동
- 계단 보행에 필요한 비체중지지쪽 다리의 굴곡
- 보행과 계단 보행의 구성 요소인 한 발 딛기에 필요한 자세 및 균형 조절

12.4 대칭적으로 선 자세에서 얼굴이 향한 쪽으로 몸통 회전

Symmetrical Stance: Face-Side Rotation

이 운동의 목표는 수평면에서 아기의 몸통, 골반, 엉덩이, 발의 운동성과 조절 능력을 높여 주고 발 근육을 활성화시키는 것이다.

체중이동을 촉진할 때, 체중을 발의 외측으로 옮기거나 체중을 지지하는 것이 어렵다면 보조기를 신기고 운동시키는 것이 좋다.

아기 자세 테이블 등 단단한 물건을 잡고 세운다.

코치 자세 아기 뒤에 앉아서 아기의 무릎 위쪽을 잡는다.

코치의 손 위치 및 움직임 그림 12.4.1에서 가이드손과 보조손의 구분이 없다. 그림 12.4.2~ 12.4.4에서 가이드손은 오른손, 보조손은 왼손이다. 각 손으로 아기의 무릎 위쪽을 잡는다. 네 손가락은 허벅지와 수직을 이루도록 감싸 쥐고 엄지는 허벅지와 나란히 한다. 엄지 끝 부분에서 엉덩이를 향해 위쪽으로 힘을 준다(그림 12.4.1~12.4.4).

가이드손으로 잡고 조절하는 쪽이 체중지지쪽이다(그림 12.4.2~12.4.4에서 오른쪽 다리). 오른손으로 아기의 오른쪽 허벅지를 바깥으로 돌려서(외측회전시켜) 체중을 오른발 외측으로 이동시킨다(그림 12.4.2와 12.4.4). 아기가 체중이 옮겨가는 쪽을 쳐다보게 하거나 팔을 뻗게 해서 몸통의 회전을 촉진한다(그림 12.4.4).

허벅지와 종아리가 외측회전되면 체중지지쪽 발은 약간 내번 및 내전된다(그림 12.4.2, 오른발).

왼손으로 체중을 덜 지지하는 왼쪽 다리는 엉덩이 외전, 무릎 신전 자세로 잘 잡는다(그림 12.4.2, 왼쪽 다리). 왼쪽 다리는 약간 내측회전(안쪽으로 돌아감)되더라도 괜찮다. 가능하다면, 발이 바닥에 닿는 것이 좋다. 왼발은 외번과 외전 쪽으로 움직인다(그림 12.4.2).

양쪽 발을 번갈아서 미드라인을 지나 체중이동을 연습시킨다.

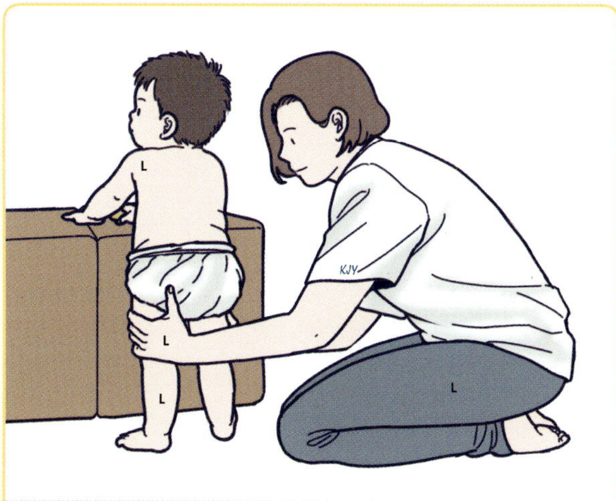

그림 12.4.1 대칭적으로 선 자세에서 얼굴이 향한 쪽으로 몸통 회전

- 각 손으로 아기의 무릎 위쪽을 잡는다.
- 양쪽 네 손가락은 허벅지와 수직이 되도록 감싸고 엄지는 허벅지와 나란히 한다.
- 엄지로 엉덩이를 향해 위쪽으로 힘을 준다.

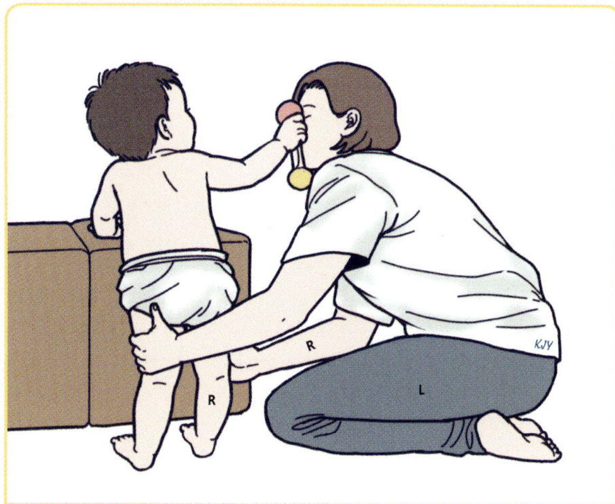

그림 12.4.2

- 오른손으로 곧 체중을 지지할 오른쪽 다리를 잡는다.
- 오른손은 아기의 허벅지를 외측회전시켜 체중을 오른발의 외측으로 이동시킨다.
- 오른쪽 허벅지와 종아리가 외측회전되면서 체중을 지지하는 오른발이 약간 내번 및 내전된다.
- 왼손은 아기의 왼쪽 다리의 엉덩이를 약간 벌리고 무릎은 잘 펴서 잡는다.

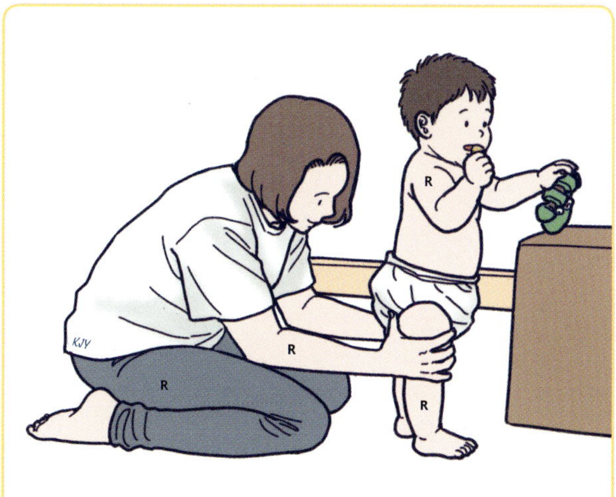

그림 12.4.3

- 아기의 오른쪽 다리를 외측회전시키는 코치의 오른손을 옆에서 본 그림이다.

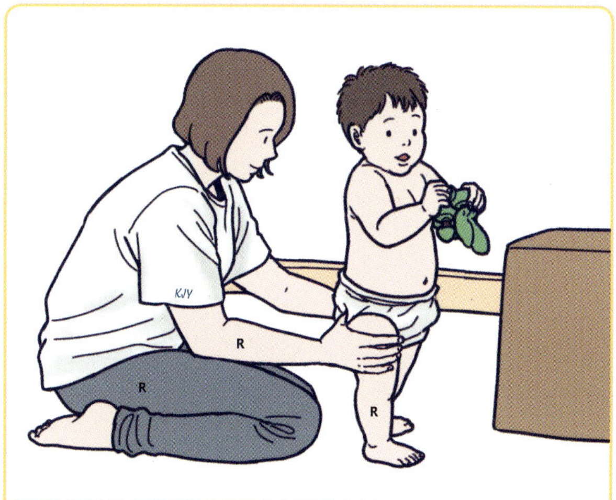

그림 12.4.4

- 오른손으로 아기의 오른쪽 허벅지를 바깥으로 돌려 체중을 발 외측으로 이동시킨다.
- 왼손은 아기의 왼쪽 다리를 엉덩이는 약간 벌리고 무릎은 펴서 잘 잡는다.
- 아기가 오른쪽으로 고개를 돌리면 오른쪽으로 체중이동이 더욱 촉진된다.

조심할 점

- 무릎관절이 아니라 반드시 엉덩관절을 회전시킨다.
- 체중을 덜 지지하는 쪽 다리는 약간 내측회전되어도 괜찮지만 다리가 심하게 안쪽으로 돌아가면 안 된다.
- 체중을 덜 지지하는 쪽 다리의 엉덩이는 외전 그리고 무릎은 신전 자세이다. 엉덩이와 무릎이 굴곡되면서 다리가 내전되지 않도록 주의한다.

움직임의 요소적 목표

- 몸통 회전에 따른 발쪽으로 체중이동
- 골반–엉덩관절 운동성 및 조절
- 비체중지지쪽 다리에서 엉덩관절 신전, 외전, 약간의 내측회전 자세로 균형반응

기능적 목표

- 보행을 위한 몸통 회전에 수반되는 체중이동
- 체중지지쪽 하지에서 중간입각기 조절 준비
- 선 자세에서 신전 및 회전을 통한 평형반응
- 말기입각기에 필요한 비체중지지쪽 다리의 신전

12.5 외측으로 체중이동하며 가구 잡고 옆으로 걷기

Lateral Weight Shifts: Sideward Cruising

가구를 잡고 옆으로 이동하는 것은 아기가 똑바로 서서 이동하는 첫 수단이다. 옆으로 걷기를 통해 이마면에서 다리, 몸통, 팔 근육의 조절능력이 발달한다. 옆으로 움직이며 한쪽 다리로 체중을 지지하면 다른 쪽 다리를 움직일 수 있다는 것을 배우게 된다.

앞으로 걷기를 급하게 촉진하기보다는 옆으로 잡고 걷는 것을 충분히 연습시키는 것이 좋다. 걷기에 필요한 기본적인 요소들을 학습할 수 있다. 가구 잡고 옆으로 걷기를 연습하면서 회전동작(수평면에서의 움직임)이 발달한다. 회전동작의 범위가 커지면서 옆으로 걷기에서 앞으로 걷기로 발달한다.

이 운동의 목표는 몸통 근육의 활성화와 함께 대둔근과 중둔근의 활성화, 선 자세에서 발 근육의 활성화, 서서 움직일 때 발의 외측으로 체중이동의 준비 등이다. 아기가 발의 외측으로 체중을 이동하고 유지하는 것이 어렵다면, 보조기를 신기고 운동시키는 것이 좋다.

아기 자세 코치 앞에 테이블 등 단단한 물건을 잡고 세운다.

코치 자세 아기와 움직일 수 있는 편한 자세로 아기 뒤에 앉는다.

코치의 손 위치 그림 12.5.1과 12.5.3에서는 가이드손과 보조손을 따로 구분하지 않고 양손을 사용하며, 그림 12.5.2와 12.5.4에서는 가이드손이 오른손, 보조손이 왼손이다.

양손으로 아기의 무릎 위쪽을 잡는다. 네 손가락은 허벅지와 수직을 이루도록 감싸 쥐고 엄지는 허벅지와 나란히 한다. 엄지 끝으로 엉덩이를 향해 위쪽으로 힘을 준다(그림 12.5.1).

가이드손으로 잡고 조절하는 쪽이 체중지지측이다. 오른손으로 아기의 오른쪽 다리를 잡는다. 아기가 왼쪽으로 이동한다면, 먼저 오른쪽 다리로 체중을 이동하게 된다(그림 12.5.2). 왼손은 곧 체중을 지지하지 않게 될 왼쪽 다리를 잡는다. 오른발 외측으로 체중을 이동시킨 다음 왼쪽 다리를 벌린다(외전시킨다).

움직임 코치는 오른손으로 아기의 왼쪽 다리에 체중이 실리지 않을 때까지 오른발 외측으로 체중을 충분히 이동시킨다(그림 12.5.2). 그 다음, 왼쪽 다리를 벌린다.

아기의 오른발 외측으로 체중을 이동시킨다. 발 외측으로 체중을 옮기는 것이 쉽지 않다면, 코치는 손가락으로 아기의 오른쪽 허벅지를 외측회전시킨다. 발의 외측으로 체중이 이동될 때까지 허벅지를 바깥으로 돌린다. 다리 전체가 외측회전되지 않도록 주의한다.

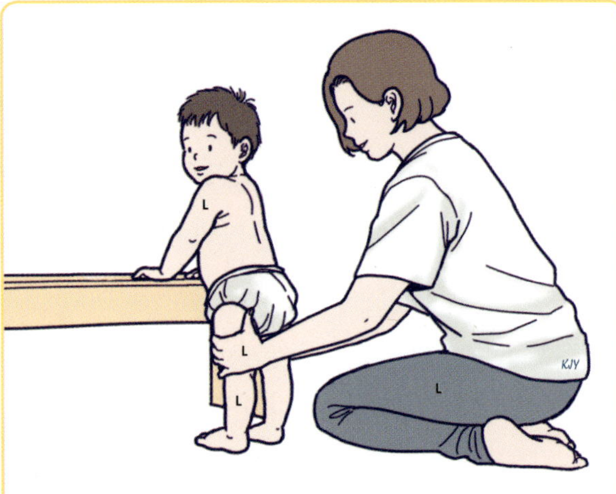

그림 12.5.1 외측으로 체중이동하며 가구 잡고 옆으로 걷기

- 각 손으로 아기의 무릎 위쪽 허벅지를 잡는다.
- 양쪽 네 손가락은 허벅지와 수직이 되도록 감싸고 엄지는 허벅지와 나란히 한다.
- 엄지로 엉덩이를 향해 위쪽으로 힘을 준다.

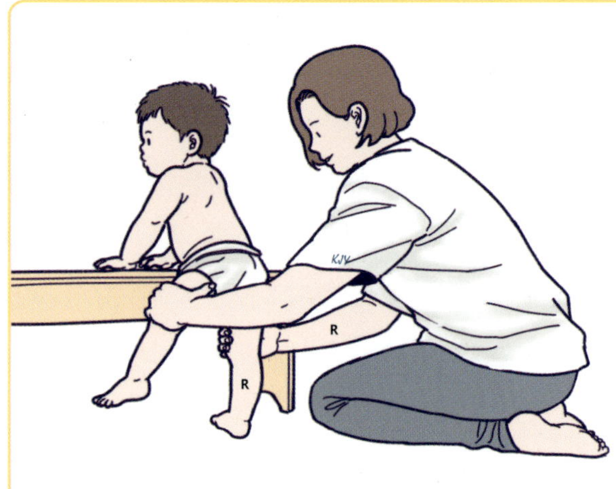

그림 12.5.2

- 오른손으로 아기의 오른쪽(체중지지쪽) 다리를 잡고 왼쪽 다리가 쉽게 들릴 때까지 체중을 오른발 외측으로 옮긴다. 체중이 오른발 외측으로 옮겨져야 왼쪽 다리가 벌어진다.
- 왼손으로 아기의 왼쪽(비체중지지쪽) 엉덩이와 무릎을 펴서 다리를 벌린다.

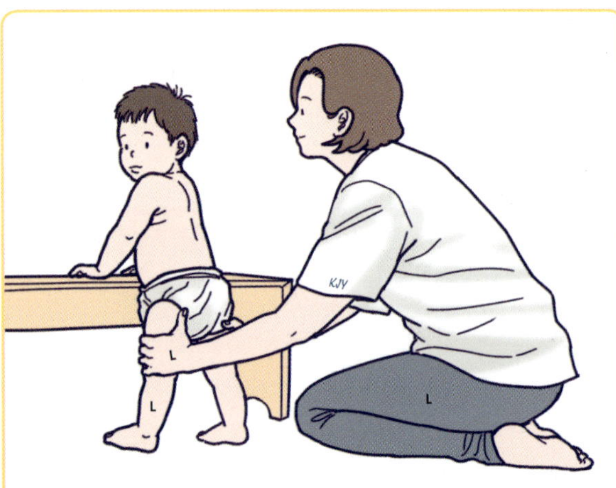

그림 12.5.3

- 각 손으로 아기의 다리를 잘 잡는다.
- 아기의 왼발도 바닥을 딛게 해서 대칭적 서기 자세를 유도한다.

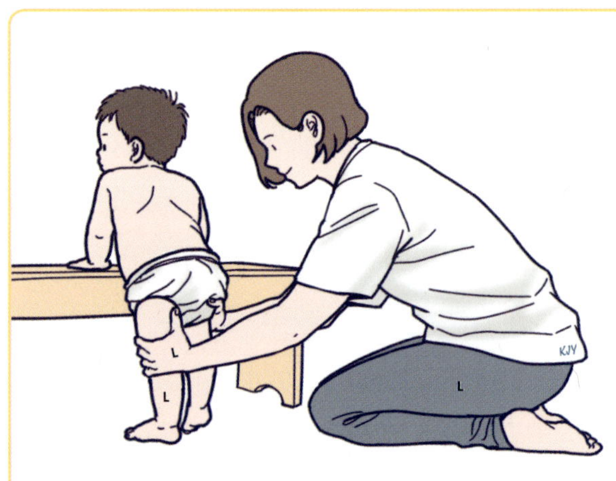

그림 12.5.4

- 대칭적으로 선 자세에서 왼손으로 아기의 왼쪽 엉덩이와 무릎을 펴서 잘 잡고 아기의 체중을 왼발 외측으로 옮긴다.
- 왼손으로 아기의 왼쪽 엉덩이가 펴지도록 위쪽으로 힘을 주면서 네 손가락으로 허벅지를 외측회전시켜 체중을 왼발 외측으로 이동시킨다.
- 오른손으로 아기의 오른쪽 다리를 벌린 다음 다시 모아서 두 발로 딛고 선 자세가 되게 한다.

아기의 왼쪽 다리를 벌린 자세에서 왼발도 바닥을 딛게 하여 대칭적 선 자세가 되게 한다(그림 12.5.3). 코치는 계속해서 아기의 다리를 잡고 있는다.

아기가 대칭적으로 선 자세에서 코치는 왼손으로 아기의 왼쪽 엉덩이와 무릎을 편 상태로 잘 잡고 체중을 왼발의 외측으로 옮긴다(그림 12.5.4). 왼손으로 아기의 왼쪽 엉덩이가 펴지도록 위쪽으로 힘을 주면서 네 손가락으로 허벅지를 외측회전시켜 체중을 왼발 외측으로 옮긴다.

아기의 체중을 왼발로 옮긴 다음, 오른손으로 아기의 오른쪽 다리를 벌린 다음 다시 모아서 양발로 딛고 선 자세가 되게 한다(그림 12.5.4). 양발로 선 자세에서 지금까지의 촉진과정을 다시 반복한다.

좌우 양쪽으로 반복하며 엉덩이 근육의 구심성 및 편심성 수축을 모두 연습시킨다. 아기는 목표(예: 벤치 끝에 있는 장난감 갖기)에 대한 흥미가 있어야 움직인다. 아기가 가구를 잡고 옆으로 걷도록 만들어 줄 수는 없다. 대신, 가구를 잡고 옆으로 이동하는 운동기술 발달을 촉진할 수는 있다.

조심할 점

- 비체중지지쪽 다리를 벌린 상태에서 체중지지쪽 발 외측으로 체중을 지지하게 한다.
- 아기의 발 외측에서 체중을 지지해야 한다.
- 비체중지지쪽 다리는 약간만 벌린다. 너무 많이 벌리면 그쪽으로 다시 체중을 옮기기 어렵다.
- 비체중지지쪽 발로 바닥을 디딜 때도 발 외측으로 체중을 지지해야 한다.

움직임의 요소적 목표

- 몸통, 엉덩이, 발의 이마면 조절
- 한쪽 발로 체중이동
- 발의 외측으로 체중이동
- 엉덩이 외전근의 편심성 수축 및 딛고 선 다리의 내전근의 구심성 수축
- 대둔근 수축
- 비체중지지쪽 엉덩이 외전근의 구심성 수축

기능적 목표

- 가구 잡고 이동을 위한 외측으로 체중이동
- 앞으로 걷기를 위한 준비 활동

12.6 시상면에서 흉곽과 골반 조절

Facilitation From the Rib Cage and Pelvis: Sagittal Plane Control

이 운동의 목표는 아기가 앞으로 걸을 때 시상면에서 아기의 몸통과 골반의 바른 자세를 촉진하는 것이다.

아기 골반이 앞이나 뒤로 기울어진 경우, 코치는 손으로 아기의 갈비뼈, 골반, 엉덩이가 시상면에서 바른 자세가 되도록 조절한다(그림 12.6.1).

아기 자세 코치 옆에 세운다. 아기의 팔은 자유롭게 몸 옆에 두거나 앞으로 뻗어 손으로 단단한 지지면을 짚고 세운다.

팔을 앞으로 뻗고 체중이 발뒤꿈치로 전달되면 몸통 앞쪽 근육이 활성화된다. 팔과 어깨를 뒤로 뺀 자세에서는 체중이 발가락 밑 둥근 부위(balls of the feet)로 전달되어 발목이 저측굴곡되므로 몸통 뒤쪽 근육이 수축한다.

코치 자세 아기 옆에 무릎앉기 자세로 앉거나 이동용 스툴(의자)에 앉는다. 아기와 함께 움직일 수 있는 편안한 자세가 좋다.

코치의 손 위치 및 움직임 그림 12.6.1~12.6.3에서 가이드손은 오른손, 보조손은 왼손이다.

오른손으로 아기의 흉곽 아래부분과 배를 잡고 아래로 약간 힘을 주어 흉곽과 골반을 나란히 정렬시킨다(그림 12.6.1과 12.6.2). 몸통이 구부정해지거나 골반이 뒤쪽으로 기울어지지 않게 한다.

왼손은 양쪽 엉덩관절(천골이 아님)에 걸쳐 대둔근에 대고 엉덩이가 펴지도록 촉진한다(그림 12.6.1). 네 손가락을 한쪽 대둔군에 대고 엄지나 손바닥 끝부분을 나머지 한쪽 대둔근에 대고 지그시 눌러준다.

흉곽과 골반이 나란한 상태에서는 몸통이 안정화되므로 어깨가 뒤로 빠지지 않는다(그림 12.6.1과 12.6.2).

흉곽-골반의 바른 정렬 상태를 유지하면서 양손으로 아기의 체중을 오른발 외측으로 이동시킨다(그림 12.6.1). 체중이 실리지 않은 왼발은 앞으로 움직일 수 있다(그림 12.6.2). 아기의 왼쪽 다리가 앞으로 움직이면 체중을 왼쪽으로 옮겨 이번에는 오른발이 앞으로 들리게 한다(그림 12.6.3).

아기가 앞으로 걸을 때 흉곽-골반은 중립 자세가 유지되어야 한다. 아기의 팔은 자유롭기 때문에 다리와 교대로 움직일 수 있다. 코치는 아기가 걸을 때 배 근육과 엉덩이 신전근이 수축하는 것을 느낄 수 있어야 한다. 아기 스스로 다리를 움직이면 배근육과 엉덩이 근육이 활성화되므로 코치는 손으로 자세 정렬만 유지시킨다.

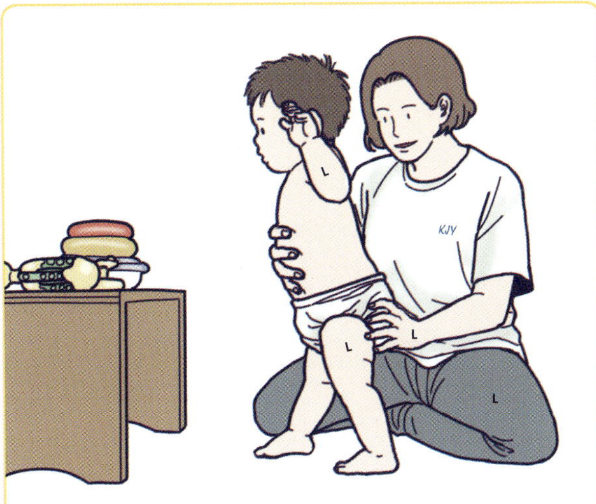

그림 12.6.1 시상면에서 흉곽과 골반 조절

- 오른손은 아기의 흉곽 아래 부분과 배를 잡고 밑으로 힘을 주면서 흉곽과 골반을 나란히 정렬시킨다.
- 왼손은 양쪽 엉덩관절을 걸쳐 네 손가락은 왼쪽 대둔근에 엄지는 오른쪽 대둔근에 대고 엉덩이가 펴지도록 지그시 누른다.
- 흉곽-골반의 나란한 정렬을 유지하면서 코치는 양손으로 아기의 체중을 오른발 외측으로 이동시킨다.

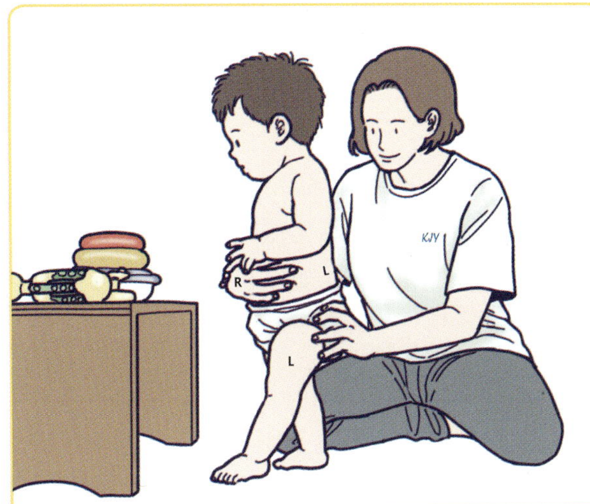

그림 12.6.2 카운터 로테이션

- 왼쪽 다리가 앞으로 들리도록 코치는 오른 손가락으로 왼쪽 흉곽을 뒤쪽으로 회전시킨다.

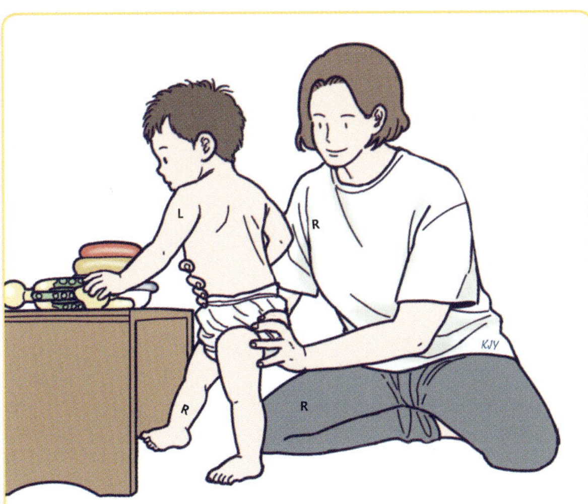

그림 12.6.3 카운터 로테이션

- 아기의 체중을 왼쪽 다리로 옮긴다.
- 오른쪽 다리가 앞으로 들리도록 코치는 오른쪽 손바닥 끝부분으로 아기의 오른쪽 흉곽을 뒤쪽으로 회전시킨다.

카운터 로테이션 Counterrotation

카운터 로테이션(counterrotation)은 몸통 상부와 하부를 서로 반대 방향으로 돌리는 동작이다. 오른쪽 골반이 앞으로 돌아가면 오른쪽 흉곽은 뒤로 돌아간다. 몸통에서 일어나는 카운터 로테이션은 팔 · 다리를 교차해서 움직이는 패턴과 같다. 오른쪽 다리를 앞으로 들면 오른팔은 뒤로 뻗게 된다.

아기가 앞으로 걸을 때 카운터로테이션이 잘 일어나지 않으면, 245쪽에서 설명한 손 위치대로 카운터로테이션을 촉진시킨다. 오른손으로 흉곽 회전을 촉진하고 왼손으로 엉덩이를 편 상태로 유지한다.

그림 12.6.1과 12.6.2에서 코치는 아기의 체중을 오른쪽 다리로 옮긴 다음 오른손가락으로 왼쪽 흉곽을 뒤쪽으로 회전시키며 왼쪽 다리가 앞으로 들리게 한다(그림 12.6.2). 그림 12.6.3은 코치가 아기의 체중을 왼쪽 다리로 옮긴 다음, 오른손바닥 끝부분으로 아기의 오른쪽 흉곽을 뒤쪽 회전시키며 오른쪽 다리가 앞으로 들리도록 조절하고 있다.

왼손은 아기의 대둔근에 대고 체중을 지지하는 쪽 엉덩이가 펴지도록 지그시 눌러주면서 반대쪽 다리가 앞으로 들리게 한다. 외측으로 체중을 이동시킬 때 아기의 엉덩이가 불안정해서 신전 자세로 유지가 어려우면, 왼손으로 엉덩이 신전근을 좀 더 지그시 눌러서 엉덩이의 안정성을 높여준다.

왼손으로 아기의 골반을 회전시키지 않도록 조심한다. 아기의 비체중지지쪽 다리가 조금이라도 앞으로 들리면 같은 쪽 골반이 앞으로 회전된다.

조심할 점

- 아기의 아래쪽 갈비뼈를 너무 세게 누르면 골반이 뒤쪽으로 기울어질 수 있으므로 주의한다.
- 아기 엉덩이를 앞쪽으로 지나치게 밀면 엉덩이가 과신전되거나 골반이 앞으로 기울어질 수 있으므로 주의한다.
- 아기의 천골 또는 요추를 잡으면 골반이 앞으로 기울어지고 엉덩이가 굴곡되므로 주의한다.
- 다리를 앞으로 들고 있다면 같은 쪽 흉곽은 뒤쪽으로 회전되어야 한다.
- 손으로 골반을 회전시키지 않도록 주의한다.

움직임의 요소적 목표

- 골반 위로 흉곽 똑바로 펴기
- 골반의 중립 위치
- 엉덩이 신전과 함께 복사근의 협력적 수축
- 허벅지와 발 위로 몸통과 골반이 외측으로 체중이동
- 하부 몸통에 대한 상부 몸통의 카운터 로테이션
- 교차성 팔 흔들기

기능적 목표

- 흉곽, 골반, 엉덩이를 시상면에서 바른 정렬 상태로 유지하며 앞으로 걷기 (옆에서 봤을 때 흉곽, 골반, 엉덩이가 바닥과 수직을 이루면 가장 이상적)
- 아기 스스로 팔을 흔들며 혼자 걷기를 위한 준비

12.7 이마면에서 흉곽과 골반 조절

Facilitation From the Rib Cage and Pelvis: Frontal Plane Control

이 운동의 목표는 아기가 앞으로 걸을 때 이마면에서 아기의 몸통과 골반의 바른 자세를 촉진하는 것이다.

흉곽이 옆으로 기울어지거나 엉덩이 외전근이 약하면, 흉곽, 골반, 엉덩이가 이마면에서 중립 자세(정면에서 봤을 때 좌우 대칭)가 되도록 조절한다(그림 12.7.1)

아기 자세 코치 앞에 세운다. 아기의 팔은 자유롭게 몸 옆에 두거나 앞으로 뻗어 손으로 단단한 지지면을 짚고 세운다.

코치 자세 아기 뒤에서 아기의 움직임을 조절하기에 편한 자세로 무릎앉기 자세로 앉거나 이동용 스툴에 앉는다. 손으로 아기의 흉곽, 골반, 엉덩이 외측을 잡는다.

코치의 손 위치 및 움직임 그림 12.7.1과 12.7.2에서는 가이드손과 보조손을 별도로 구분하지 않고 양손을 사용한다.

각 손으로 아기의 흉곽–골반–엉덩이가 좌우 대칭을 이루도록 잡고 체중을 외측으로 옮긴다. 양손의 검지를 번갈아 사용해서 흉곽의 회전 동작을 촉진한다.

양쪽 손바닥은 아기 골반과 엉덩관절에, 엄지는 골반 뒤쪽, 검지는 흉곽 외측에 오도록 아기의 몸통 외측을 잡는다. 나머지 세 손가락은 잘 벌려서 아기 복부 외측과 허벅지를 잡는다(그림 12.7.1과 12.7.2). 엉덩관절 굴곡근에는 손가락을 대지 않는다.

손으로 안쪽, 아래쪽으로 힘을 주며 아기의 몸통, 골반, 엉덩이를 안정적으로 조절한다(그림 12.7.1과 12.7.2). 아기가 앞으로 걸을 때 흉곽–골반–엉덩이의 정렬 상태를 바르게 유지할 수 있도록 조절한다.

아기가 체중을 외측으로 이동시키지 못하면 손으로 체중이동을 촉진한다. 체중을 지지하는 쪽 다리 위로 몸통과 골반이 같이 움직이면서 체중이 이동되어야 한다. 가슴이 앞이나 옆으로 기울어지지 않게 한다. 엉덩관절의 안정성을 유지해야 한다.

카운터 로테이션 Counterrotation

골반과 흉곽이 서로 카운터 로테이션 방향으로 움직이지 않으면 코치가 검지로 촉진시킨다. 손의 위치와 안정성을 제공해주는 지점은 일정하게 한다.

양쪽 엄지로 아기의 골반을 잘 잡고, 다리를 든 쪽 흉곽에 검지를 대고, 약간 뒤쪽으로 힘을 주어 카운터 로테이션을 촉진시킨다.

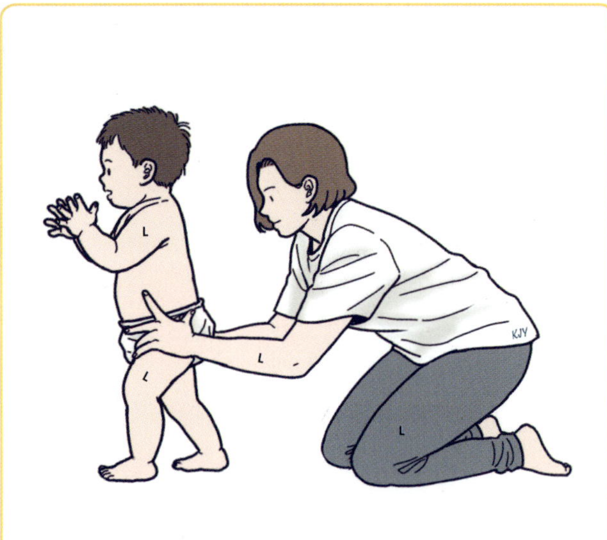

그림 12.7.1 이마면에서 흉곽과 골반 조절

- 양쪽 손바닥은 아기 골반과 엉덩관절에, 엄지는 골반 뒷면, 검지는 흉곽 외측에 오도록 아기 몸통의 외측을 잡는다.
- 나머지 세 손가락은 벌려서 아기의 배와 허벅지를 잡는다.

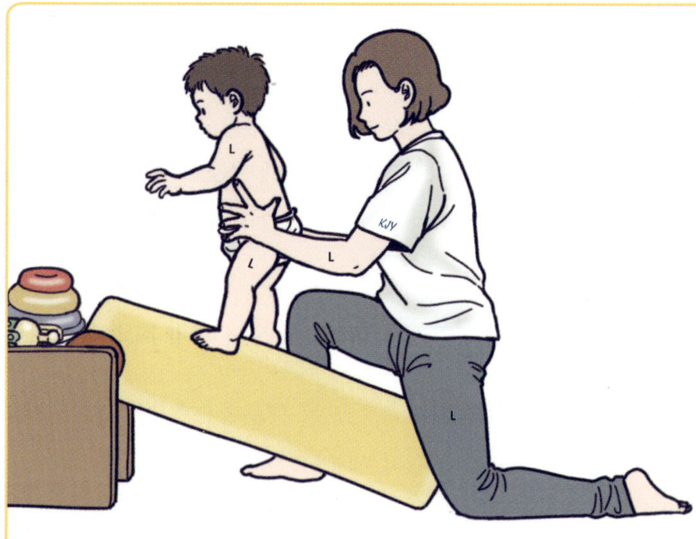

그림 12.7.2

- 아기가 경사진 볼스터 위에서 앞으로 걸어 갈 때 코치는 손으로 안쪽, 아래쪽으로 힘을 주어 아기의 몸통, 골반, 엉덩이의 안정성을 높여준다.

아기가 왼쪽 다리로 체중을 지지하면, 오른쪽 다리가 들리므로 코치는 오른손 검지로 아기의 오른쪽 흉곽이 뒤로 회전될 수 있게 약간 힘을 준다. 양쪽 엄지로 아기의 골반을 안정적으로 잡는다.

아기가 오른쪽 다리로 체중을 지지하면, 왼쪽 다리가 들리므로 코치는 왼손 검지로 아기의 왼쪽 흉곽이 뒤로 회전될 수 있게 약간 힘을 준다. 양쪽 엄지로 아기의 골반을 안정적으로 잡는다.

아기가 앞으로 걷는 리듬에 맞춰 손을 교대로 움직인다.

운동 팁 볼스터로 경사로를 만들어서 걷게 하면 아기는 새로운 환경에 흥미를 느낄 것이다(그림 12.7.2). 볼스터가 흔들리거나 떨어지지 않도록 의자에 잘 걸친다.

움직임의 요소적 목표

- 보행 시 이마면에서 흉곽–골반–엉덩이의 바른 정렬(좌우 대칭)
- 보행 시 흉곽과 골반의 카운터 로테이션
- 팔 교대로 흔들기

기능적 목표

- 보행 시 팔과 다리의 카운터 로테이션
- 팔 교대로 흔들기

12.8 엉덩이 잡고 걷기 조절

Facilitation From the Hips

이 운동의 목표는 아기가 걸을 때 골반과 대퇴골의 바른 정렬 상태를 유지하면서 다리의 움직임을 조절하는데 있다.

아기의 허벅지를 잡고 발을 조절하기 어렵다면 보조기를 신기고 운동시키는 것이 좋다.

아기 자세 코치 앞에 세운다. 아기의 팔은 자유롭게 몸 옆에 두거나 앞으로 뻗어 손으로 단단한 지지면을 짚고 세운다.

코치 자세 아기 뒤에서 움직임을 조절하기 편한 자세로 앉거나 이동용 스툴에 앉는다.

코치의 손 위치 및 움직임 그림 12.8.1과 12.8.3에서 가이드손은 오른손, 보조손은 왼손이며, 그림 12.8.2에서는 따로 구분이 없이 양손을 사용한다.

양손을 아기의 엉덩이 외측에 대고 외전근을 감싼다. 네 손가락은 허벅지를 감싸고 엄지는 대둔근에 댄다(그림 12.8.1과 12.8.2). 손으로 안쪽, 아래쪽으로 힘을 주면서 아기의 엉덩관절에 안정성을 제공한다. 걷기를 촉진하는 동안 양손의 위치는 위와 같이 유지한다.

체중을 지지하는 쪽 다리를 잡은 손이 가이드손이다. 엄지로 아기의 엉덩이 신전근을 지그시 눌러서 자극하고, 네 손가락으로 발을 향해 아래 쪽으로 힘을 주며 허벅지를 외측으로 회전시킨다(바깥으로 돌린다). 아이가 앞으로 걷는 리듬에 맞게 양쪽 손이 번갈아 가며 가이드손이 된다.

보조손의 위치도 가이드손의 위치와 같다.

양손으로 아기의 체중이 한쪽 다리로 옮겨가게 한다. 이때, 가이드손의 엄지로 아기의 대둔근을 지그시 눌러 엉덩이가 펴지도록 촉진하며 골반을 약간 앞으로 움직인다.

체중을 외측으로 이동시켜 아기 발의 외측에 체중이 실리게 한다. 이것이 어렵다면, 가이드손의 손가락으로 허벅지를 외측으로 회전시킨다. 아기가 발로 체중을 지지하고 무릎을 펴면, 허벅지가 외측회전됨에 따라 종아리도 외측회전이 촉진되므로 체중은 발의 외측으로 옮겨진다.

아기의 체중이 이동되면, 가이드손으로 아기의 체중지지쪽 다리의 신전과 외측회전을 유지하면서 비체중지지쪽 다리를 앞으로 들어 바닥을 딛게 한다(그림 12.8.1과 12.8.3).

아기가 다리를 들지 못하면, 손은 아기의 엉덩이에 댄 채로 보조손의 새끼손가락을 비체중지지쪽 허벅지 뒤쪽에 대고 발을 들어 바닥을 디딜 때까지 앞으로 움직여준다.

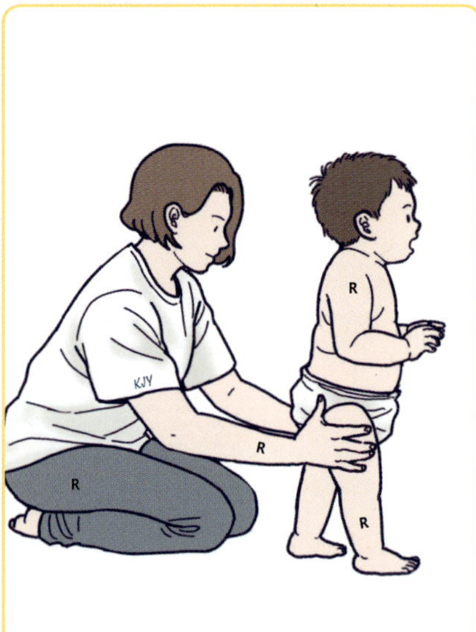

그림 12.8.1 엉덩이 잡고 걷기 조절

- 오른손으로 아기의 오른쪽 다리를 잡고 체중을 이동시킬 준비를 한다.
- 양손으로 아기의 체중을 오른쪽 다리로 이동시키면서 엄지로 대둔근을 자극해서 엉덩이가 펴지도록 촉진하며 골반을 약간 앞으로 움직인다.

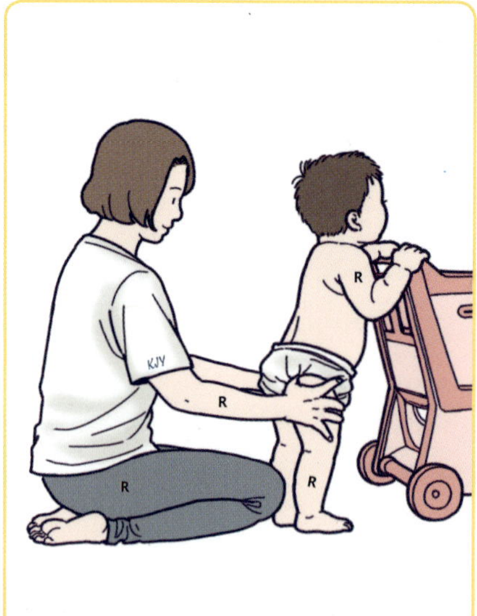

그림 12.8.2

- 유아용 쇼핑카트를 밀 때 어깨가 뒤로 빠지지 않게 한다.
- 손은 엉덩관절 외측과 외전근, 허벅지를 감싸고 엄지는 대둔근에 댄다.
- 손으로 안쪽 및 발 쪽으로 힘을 주면서 엉덩관절의 안정성을 높여준다.

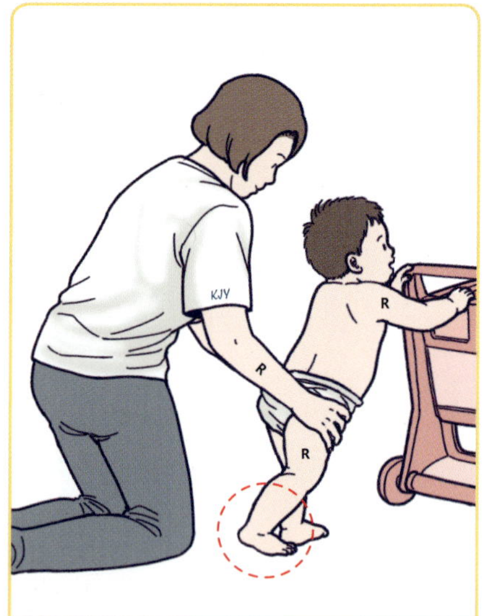

그림 12.8.3

- 아기가 왼발로 체중을 지지한 상태에서 코치는 오른손으로 아기의 오른쪽 다리를 약간 뒤로 펴서 체중이 왼쪽 다리로 완전히 옮겨가게 한다.
- 오른쪽 다리를 뒤로 펼수록 체중이 빌가락 끝으로 옮겨가므로 말기입각기(terminal stance) 자세가 된다.

발이 바닥에 닿으면 가이드손으로 아기의 뒤쪽 다리를 편 상태로 유지하면서 아기 체중을 앞쪽 다리로 옮겨준다(그림 12.8.1과 12.8.3).

아기의 뒤쪽(오른쪽) 엉덩이가 신전될수록 체중이 발가락 쪽으로 옮겨져 말기입각기(발끝 닿기) 자세가 되고(그림 12.8.3), 엉덩이 굴곡근, 발가락 굴곡근, 발바닥 근막이 신장된다.

운동 팁 유아용 쇼핑카트를 사용하면 앞으로 걷기가 쉽고 팔도 자연스럽게 앞으로 뻗을 수 있다(그림 12.8.3). 하지만, 쇼핑카트에 지나치게 기대려는 아기에게는 사용하지 않는 것이 좋다.

조심할 점

- 비체중지지쪽 다리를 들어 앞으로 딛는 동안, 체중지지쪽 발의 외측으로 체중을 이동시키고 엉덩이를 편 상태로 유지한다.
- 아기가 자연스럽게 엉덩이를 구부리고 무릎을 펴서 다리를 들도록 유도한다.
- 코치는 장골극(iliac crest) 또는 엉덩관절 위쪽 골반을 잡지 않도록 주의한다. 엉덩관절이 불안정해질 수 있다.

움직임의 요소적 목표

- 한쪽 발로 체중이동
- 체중을 지지하고 선 자세에서 발의 외측으로 체중을 이동할 때 골반－엉덩관절의 근육 조절
- 발의 외측으로 체중이동
- 체중지지쪽 대둔근 및 중둔근 활성화
- 보행 시 엉덩이 외전근의 편심성 조절
- 유각기측 엉덩이의 능동 굴곡
- 뒤쪽 다리의 엉덩이 굴곡근, 발가락 굴곡근, 발바닥 근막 신장
- 다리의 좌우 분리

기능적 목표

- 앞으로 걷기
- 보행 시 체중지지쪽 다리에서 외측으로 조절된 체중이동
- 말기입각기 시 엉덩이, 무릎, 발목, 발가락 신전
- 물건 밀면서 걷기

찾아보기

찾아보기